L'ENFANT

HYGIÈNE ET SOINS MATERNELS

POUR LE PREMIER AGE

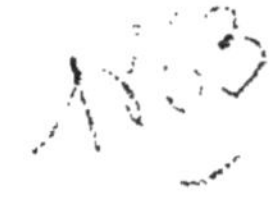

L'ENFANT

HYGIÈNE

ET

SOINS MATERNELS

POUR LE PREMIER AGE

A l'usage des Jeunes Mères et des Nourrices

PAR

ERMANCE DUFAUX DE LA JONCHÈRE

AUTEUR DU *Savoir-Vivre*

Avec une introduction

Orné de 135 gravures sur bois

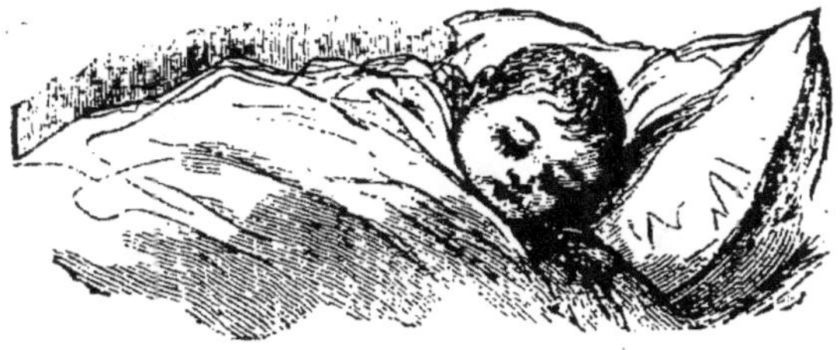

PARIS

GARNIER FRÈRES, LIBRAIRES-ÉDITEURS

6, RUE DES SAINTS-PÈRES, 6

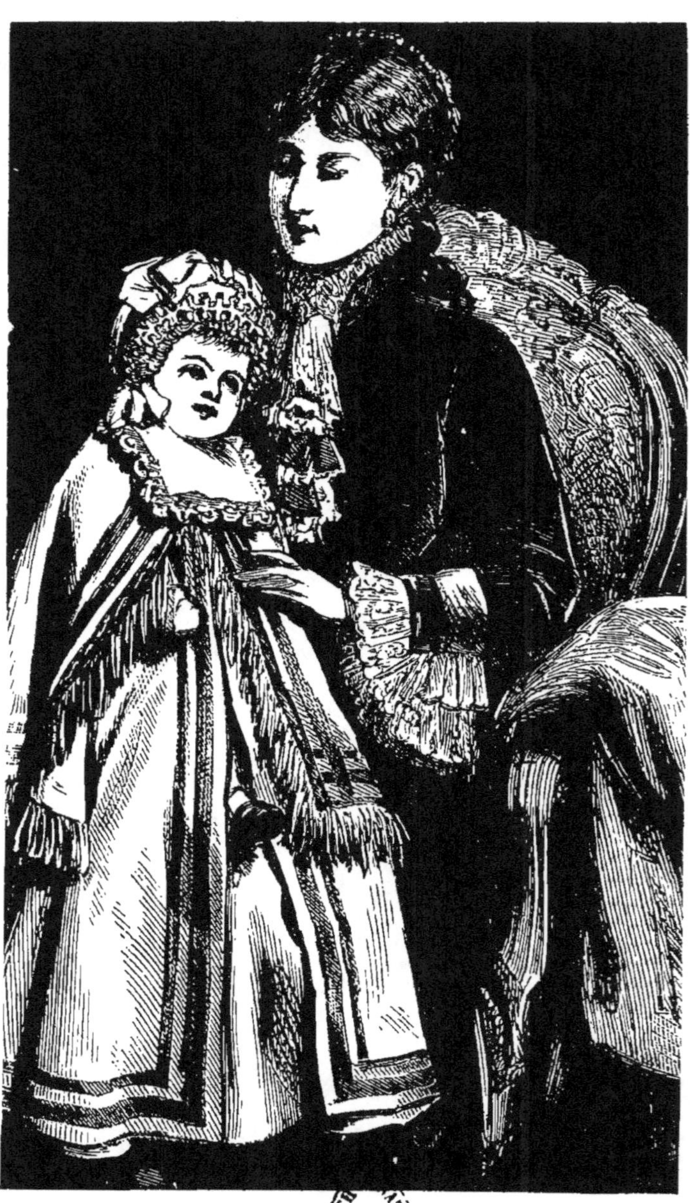

L'ENFANT

HYGIÈNE

ET

SOINS MATERNELS

POUR LE PREMIER AGE

A l'usage des Jeunes Mères et des Nourrices

PAR

HERMANCE DUFAUX DE LA JONCHÈRE

Auteur du *Savoir-Vivre*

___

Avec une introduction

Orné de 135 gravures sur bois

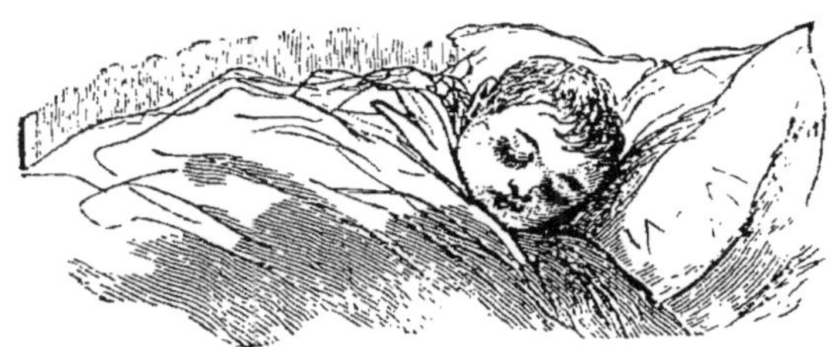

PARIS

GARNIER FRÈRES, LIBRAIRES-ÉDITEURS

6, RUE DES SAINTS-PÈRES, 6

___

1886

INTRODUCTION

On peut ranger en deux catégories les publications déjà fort nombreuses qui ont été offertes au public sur l'hygiène et la médecine de la première enfance. Les unes ont pour auteurs des médecins qui, naturellement, se sont particulièrement attachés au côté scientifique de la question. Elles conviennent de préférence aux praticiens. Les autres, plutôt faites pour les mères de famille, s'occupent des mille petits soins qui doivent entourer l'enfant et de tout ce qui l'intéresse au point de vue de l'hygiène : vêtements, nourriture, etc. La partie scientifique y est un peu sacrifiée et reléguée tout au moins au second plan.

Des femmes intelligentes ont essayé de satisfaire aux deux indications en s'associant à des médecins plus ou moins familiers avec la pathologie infantile, de manière à fournir aux mères tous les renseignements nécessaires pour entourer l'enfant des conditions les plus favorables à son développement et, en cas d'indispositions, ou de maladies, donner tout au moins les premiers soins nécessaires.

Le livre que nous présentons aux familles est composé à ce double point de vue. Les mères y trouveront des conseils pratiques, éclairés, qui les guideront sûrement et leur éviteront bien des tâtonnements, bien des essais plus ou moins préjudiciables à l'enfant. Nous croyons sincèrement qu'à cet égard peu de livres sont plus complets et révèlent plus de goût et plus d'expérience. La partie médicale est traitée d'une manière moins magistrale, et ce n'est pas un défaut pour nous. Tout ce qui a rapport à l'allaitement, au choix des nourrices, à la dentition et à ses accidents y est très suffisamment exposé. L'auteur a puisé aux meilleures sources et ne s'est aventuré qu'avec précaution sur ce terrain un peu dangereux, insistant sur la nécessité de recourir à l'homme de l'art, toutes les fois que quelque symptôme morbide éveille la sollicitude maternelle, et inspirant une salutaire défiance de toute intervention personnelle.

L'ouvrage remplit donc son double but. Il offre aux mères un guide pratique et leur signale les dangers d'une confiance exagérée dans une expérience nécessairement incomplète.

« Être utile et surtout ne jamais nuire » pourrait être la devise de l'auteur. — C'est celle qui convient le mieux à ce genre d'ouvrages.

Dr BLACHEZ.

AVANT-PROPOS

Nul n'apprend à l'oiseau à se construire un nid ; cependant, à chaque saison nouvelle, nous le voyons bâtir ou restaurer, selon les principes immuables de sa race, son fragile ou solide édifice.

Qu'il soit condor ou roitelet, nul ne lui indique quel insecte il doit poursuivre au fond d'une corolle, quelle proie il faut surprendre au bord des précipices ; pourtant, jeunes oiseaux juchés au creux d'un roc, au niveau des nuages, ou frêles oisillons blottis dans le nid abrité sous une feuille de lierre, chacun reçoit la pâture destinée de tout temps à son tempérament.

A quelque degré du règne animal que nous l'ayons classée, chaque espèce a l'intuition des soins qu'elle doit donner à la génération nouvelle.

Les animaux même, qui semblent les plus dépourvus d'intelligence, ont suffisamment d'instinct pour déposer leur progéniture dans le milieu le plus propice à son éclosion et à son développement normal.

La créature humaine, seule, reste ignorante et

dénuée de toute initiative personnelle devant le petit être auquel elle a donné le jour.

La femme étant surtout créée en vue de la maternité, et la société ayant consacré ce principe à tel point que la vieille fille n'est, pour elle, qu'un être déclassé, il semblerait que l'éducation dût, avant tout, suppléer à la science que la nature ne lui a pas donnée.

Mais il n'en est rien. Tout au plus la jeune femme peut-elle, quand son enfant est né, obtenir d'une mère ou d'une aïeule les notions à demi oubliées qu'elles ont autrefois mises ou vu mettre en pratique.

Puis, toutes les jeunes mères ne trouvent pas, dans leur propre famille, des guides pour les initier aux devoirs maternels. Loin de là. Si l'une a perdu aïeules et mère, une autre en est séparée par de trop longues distances ou par les vicissitudes quotidiennes de la vie.

De plus, nombre de mères se trouvent hors d'état d'enseigner à leurs filles des devoirs qu'elles-mêmes n'ont jamais su ou voulu pratiquer envers elles.

Dans nos campagnes, et dans certaines portions des classes laborieuses des villes, où la mère est contrainte, de par sa pauvreté, à élever quand même son enfant, elle trouve assistance et conseil près de quelque voisine.

A défaut de cela, elle fait sur son premier-né — le

plus souvent au détriment de celui-ci — l'apprentissage de la maternité. Accoutumée qu'elle est dès l'enfance à tenir lieu de servante aux derniers-nés de la famille, — ou tout au moins à voir élever sous ses yeux de nombreux enfants, dans cette promiscuité d'habitation que crée l'exiguïté des logis populaires, la tâche pour elle devient possible.

Mais dans les classes plus relevées, la jeune mère n'a d'autre ressource que de confier à des mains mercenaires le petit être qu'elle ne sait qu'aimer.

La famille est-elle gênée? — une nourrice emporte l'enfant, et le plus souvent on ne le revoit plus.

Les parents sont-ils dans une position aisée? — c'est une femme à gages — qu'elle soit nourrice, garde ou servante — qui prend, près du berceau du premier-né, la place prépondérante. La mère ne fait rien sans son conseil ou son assentiment. C'est près de cette femme qu'elle acquiert les notions qui lui permettront d'élever désormais les enfants qui lui naîtront.

Il y avait jadis — il y a même encore maintenant au fond de nos provinces — des femmes qui faisaient, qui font encore métier d'enseigner aux jeunes mères à élever leurs nouveau-nés.

Il résulte de ces différentes causes que ce n'est pas la femme éclairée par l'étude, mais celle dont l'esprit inculte est imbu de préjugés, qui préside de fait à l'éducation physique de l'enfant.

La conséquence logique et inévitable de cet état de choses est une telle mortalité parmi les petits enfants, que les sociétés de médecine ont cru devoir jeter un cri d'alarme.

En étudiant le mal, et tout en l'attribuant surtout à l'indifférence des mères qui refusent d'allaiter leur enfant, les docteurs sont demeurés d'accord que la cause première de cette excessive mortalité des nourrissons est l'ignorance des femmes — qu'elles soient mères ou nourrices — qui en prennent soin.

De là à penser qu'il était urgent d'instruire la femme à remplir ses devoirs, l'effort n'était pas grand. Mais il était difficile de mettre en pratique cette théorie, les femmes échappant à toute influence, les unes par leur défaut d'instruction, les autres par les lacunes systématiques de leur éducation. Cependant une voie restait ouverte pour s'adresser au moins aux mères de bonne volonté.

Depuis un certain nombre d'années, l'on remarque une tendance prononcée à chercher dans les livres les connaissances que l'on demandait autrefois à l'enseignement oral.

Méthodes pour apprendre le dessin sans maître ; traités pratiques pour acquérir, sans professeur, les langues étrangères ; ouvrages de toute espèce, vulgarisant les sciences les plus abstraites comme les arts les plus compliqués, afin de les mettre à la portée de

quiconque veut prendre la peine de s'instruire lui-
même ; tels sont les livres qui sollicitent maintenant
la curiosité publique, assurés qu'ils sont d'un facile
succès.

Les docteurs songèrent que, parmi les sciences, il
en était une, modeste, qu'il importait surtout de vul-
gariser : l'art d'élever les enfants en bas âge.

Les plus illustres docteurs ne dédaignèrent pas de
traiter la matière. Il en résulta de nombreux ouvrages, dont le mérite est attesté par l'estime dont ils
sont entourés et par des éditions multiples qui n'ont
pas encore épuisé leur vogue.

Mais, par cela même que des hommes éminents ont
cru devoir, l'un après l'autre, reprendre le sujet ; par
cela surtout que l'apparition des ouvrages récents n'a
pas empêché la réimpression des œuvres anciennes,
il semble prouvé qu'aucun de ces livres n'a complètement satisfait l'attente du public, — partant qu'un
travail reste à faire sur cette matière.

La raison en est peut-être dans les développements
scientifiques qui absorbent, sans nécessité réelle, une
partie de chaque volume.

Lors même qu'une plume féminine s'est aventurée
en semblable matière, elle ne l'a fait que prudemment abritée derrière la collaboration d'un praticien
connu — et elle n'a produit qu'un livre encore plus

chirurgical et plus scientifique, s'il est possible, que les autres.

Il n'importe guère à la jeune mère de connaître les éléments qui entrent dans la composition du lait, puisqu'elle ne possède ni les appareils, ni la science nécessaires pour analyser le lait dont elle dispose.

Il lui importe encore moins d'apprendre ce qui se passe avant, pendant et après la naissance, la conclusion de ces détails étant qu'elle ne peut se dispenser d'avoir recours aux praticiens. Il est plus naturel qu'elle demande à ceux-ci ce qu'elle doit faire en toutes circonstances.

Elle trouvera toujours plus de sécurité à suivre des avis donnés en connaissance de cause et pour son cas particulier, plutôt que des conseils émis à titre de généralités.

Fût-elle même réduite à n'avoir d'autres guides que les livres, qu'elle aurait encore tout profit à consulter des traités spéciaux plutôt que des œuvres où la question, en somme, n'est traitée que très superficiellement.

Quoi qu'il en soit, la jeune mère, hésitante devant tant d'ouvrages d'une égale autorité, qui déçoivent également son attente en certains points, ne sait lequel choisir, — d'autant que les maîtres, préoccupés surtout de ce qui, à leurs yeux, est la seule vérité, offrent souvent entre eux des divergences capitales.

Ce qui manque, c'est un ouvrage qui résume ces ouvrages célèbres, afin d'éviter aux jeunes femmes l'embarras de consulter de nombreux volumes. Et comme, après tout, l'art d'élever les petits enfants est humble science de femmes, ce qui manque réellement, c'est un simple livre, qui joigne aux avis des docteurs illustres les infimes et utiles détails de la pratique domestique.

HYGIÈNE DE L'ENFANCE

PREMIÈRE PARTIE

LES VÊTEMENTS

CHAPITRE PREMIER

Layette.

I

PRÉPARATION DE LA LAYETTE

L'enfant naissant viable au septième mois, il est nécessaire que tout soit prêt à le recevoir à cette époque.

Des magasins spéciaux et les magasins de nouveautés fournissent sur commande, en moins de huit jours, la layette la plus modeste comme la plus luxueuse.

Si même on voulait, à Paris, se procurer instantanément tout ce dont on a besoin, il serait facile de composer, en quelques heures, une layette complète. à la seule condition de prendre dans un magasin ce que l'on n'aurait pas trouvé au comptoir de vente courante d'un autre magasin.

Mais comme une telle précipitation a rarement une raison d'être, on se borne généralement à une simple visite dans les magasins, afin d'examiner les objets qu'ils tiennent à titre d'échantillons.

Aux magasins de nouveautés, on demande le catalogue des layettes ; dans les magasins spéciaux, on fait dresser, sur facture, un devis conforme aux habitudes de la maison et rentrant dans les prix qu'on veut mettre.

Dès lors, on n'a plus qu'à comparer et à choisir, à augmenter ou à diminuer, sur le devis préféré, le nombre des objets, voire même à biffer ceux qu'on juge superflus.

Le mignon trousseau arrive à l'heure convenue, tout enrubanné de faveurs bleues ou roses, selon le sexe présumé de l'enfant espéré, et, le plus souvent, ce n'est que sur ce point que la layette se trouve défectueuse.

Cependant s'il arrivait que l'événement infligeât à l'attente maternelle une déception plus cruelle qu'un changement de sexe, le magasin expéditeur reprendrait, sans contestations, la layette devenue inutile, lors même que cette éventualité n'aurait pas été prévue, tant sont grandes, à Paris, les facilités que l'on trouve à ce sujet.

Mais la province et même l'étranger participent dans une certaine mesure à tous ces avantages.

Il suffit d'écrire aux divers magasins pour recevoir leurs prix courants. Les commandes, exécutées ponctuellement, n'engagent cependant le client qu'autant qu'il s'en déclare satisfait.

Beaucoup de jeunes femmes ont le pieux désir de préparer de leurs propres mains la layette de l'enfant qu'elles attendent. Mais la plupart ne savent quelles étoffes il faut acheter; elles ne connaissent ni la forme ni le nombre de vêtements nécessaires.

Lors même qu'elles ont leur mère pour leur servir de guide, les souvenirs de celle-ci ne peuvent suppléer aux patrons qui leur manquent. Elles en sont donc réduites à la banale lingerie des magasins.

Pourtant rien n'est plus simple que de sortir de cet embarras. Si l'on a une femme de chambre, ou toute autre femme de service capable de tailler un modèle de chaque chose, il suffit d'en acheter ou même d'en emprunter un spécimen, lequel servira de type à ce qu'on devra exécuter soi-même.

D'autre part, on trouve aux bureaux des journaux de mode — dans leur collection ou dans les numéros courants — ce que l'on nomme une planche de layette, c'est-à-dire la réunion de tous les patrons indispensables.

De plus, si l'on se sent hors d'état de se reconnaître dans ce fouillis de lignes enchevêtrées, on a la ressource d'acquérir, pour un prix moins modique, chaque patron séparé.

Il est alors facile, même à la personne la plus inexpérimentée, de tout tailler correctement, à la séule condition de laisser en dehors du contour des patrons suffisamment d'étoffe pour les remplis et les ourlets.

Les différentes pièces sont alors assemblées au moyen de coutures les plus plates possible. Certaines personnes les font même à l'endroit; mais c'est là pousser les choses un peu loin.

La grande préoccupation est d'éviter les faux plis et les aspérités qui risqueraient de froisser la peau délicate de l'enfant.

Partout, quand la chose est possible, on garde les lisières pour tenir lieu d'ourlet, par exemple au bas des manches et du corps des brassières.

Un biais de mince étoffe, rabattu à l'intérieur du vêtement, évite à l'encolure les faux plis d'un ourlet.

On se sert aussi, pour cet usage, d'étroites bandes de broderie. On peut alors rabattre le rempli à l'endroit et le maintenir en place par une piqûre à la main ou à la mécanique.

Les biais de fine étoffe servent encore à border les brassières, les bonnets et les bavettes, — ou bavoirs, en style de magasin, — cependant on emploie plutôt de minces rubans de toile ou tresses de coton. Le travail

est alors plus facile, mais cette bordure durcit en se
rétrécissant au blanchissage et déforme les contours,
si une main habile ne lui a donné l'ampleur nécessaire.

Beaucoup de personnes font tremper, puis sécher,
les diverses sortes de galon, comptant que ce rétrécissement s'opérera avant qu'ils ne soient mis en
œuvre. Mais cette précaution est tellement insuffisante que, généralement, l'expérience une fois faite,
on y renonce.

On obtient des vêtements plus soignés, plus seyants
et même plus faciles à exécuter, à la condition toutefois d'y mettre plus de temps, si on veut les encadrer
d'un feston. Les chemises, les bonnets, les bavettes,
les brassières, les cache-maillot, les robes de toute
sorte, en un mot tous les vêtements en étoffes à laver
peuvent se finir ainsi. Il est mieux de festonner
aussi les objets de flanelle — les couches-culottes
exceptées. — encore en voit-on qui le sont à la partie
qui forme le bas de pantalon; seulement, pour les
flanelles, on ne se sert que de soie.

Comme il serait coûteux — et parfois impossible
— de faire tracer les festons sur ces vêtements, on
peut prendre cette peine soi-même. Il suffit de décou-
per dans une carte à jouer, ou un carton léger, l'écaille
choisie. On la pose sur l'étoffe et l'on en suit le contour avec un fin crayon noir, ayant soin d'appuyer

sur la dernière dent marquée, la première dent du patron en le portant plus loin. Les parties arrondies s'exécutent en inclinant la carte de façon à la maintenir à la même distance du bord.

Pour toutes les étoffes minces — toiles de lin ou de coton, nansouk, etc. — on emploie les coutures

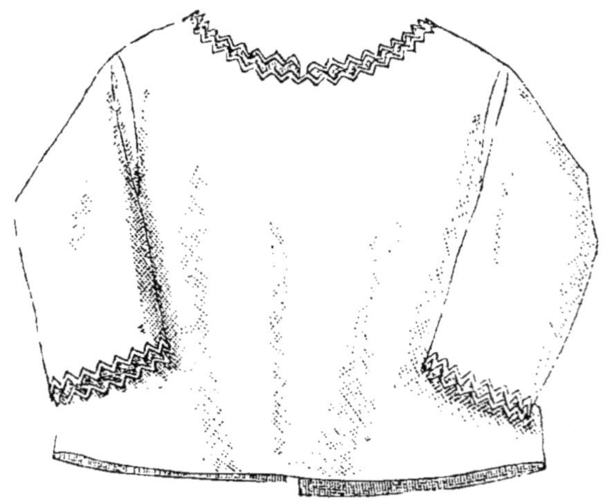

Fig. 1. — Chemise festonnée.

rabattues en façon d'ourlet, qui sont usitées en lingerie. S'il arrivait, chose rare, même dans les plus hautes classes, s'il arrivait qu'une jeune femme fût ignorante de cette opération, elle n'aurait, pour s'en rendre compte, qu'à découdre attentivement un objet à elle appartenant.

Pour les étoffes plus épaisses — flanelles, molletons, futaine, piqué molletonné, etc. — les coutures

étant faites, on ouvre les remplis et on les maintient
à plat par un point de chausson.

Les ourlets mêmes sont exécutés selon ce système,
autrement dit, la tranche de l'étoffe, que l'on ne remplie pas, est fixée à plat au moyen de ce point.

Il est d'usage, pour les vêtements de flanelle, de
faire ce travail à l'endroit, en employant de la soie
de couleur tranchante — bleu ou rouge sur blanc,
bleu pâle sur bleu foncé — de façon que ce point
pittoresque ressorte sur l'ensemble comme une broderie.

Les langes de laine ou de coton sont bordés *à
cheval*, sur leur largeur ou encore sur leurs quatre
côtés, d'un galon de coton, de laine ou de toile,
voire d'un ruban de soie bleu ou rouge pour les riches
layettes.

Cependant on se trouve mieux d'employer une
étroite bande de fine toile de coton, que l'on coud
d'un côté et rabat de l'autre. Le blanchissage déforme
moins cette bordure, qui d'autre part conserve plus
de souplesse. C'est d'ailleurs ainsi, en deux fois, que
sont bordées toutes les étoffes d'une certaine épaisseur.

Les personnes qui ne veulent pas se servir d'é-
pingles cousent de place en place, selon qu'elles le
jugent plus commode, des cordons, tresses de coton
ou rubans de toile, pour fixer les langes au corps de
l'enfant.

Elles en usent de même à l'égard des brassières de dessus seulement, la chemise et la brassière de dessous se trouvant suffisamment maintenues par celle-ci.

On y coud les cordons, l'un au milieu, les deux autres au haut et au bas. Ceux du côté gauche sont placés au bord; ceux du côté droit sont vis-à-vis, à la distance nécessaire pour que la brassière puisse croiser.

Ce système, excellent en théorie et préconisé par les livres, présente dans la pratique des inconvénients.

Le vêtement n'est jamais hermétiquement clos. Ces cordons fussent-ils posés avec une précision irréprochable, que l'opération de les nouer produirait aussitôt un écartement suffisant pour relâcher les vêtements de dessous. Il en résulte un entre-bâillement qui permet à l'air de pénétrer jusqu'à la peau.

D'autre part, chacun sait combien il est difficile de ficeler un paquet si l'on n'exerce sur le contenu une légère compression. Or, cette compression aurait ici des suites dangereuses. De plus, le contenu étant vivant et toujours en mouvement, il se produit un tirage incessant qui relâche les nœuds les plus serrés, découd, arrache ou casse net les cordons les plus solides et les mieux fixés.

L'enfant se trouve alors exposé à prendre froid sans que celle qui le soigne puisse s'en douter, le vêtement de dessus cachant au regard le désarroi du dessous.

S'agit-il des langes? le maillot, mal serré, glisse et tombe, et l'on a sur les bras l'enfant nu.

D'autre part, un cordon rompu ou décousu contraint d'interrompre la toilette de l'enfant pour remédier au mal, ou tout au moins oblige de changer intempestivement un vêtement nécessaire.

On a, en outre, à compter avec les nœuds que l'on ne peut défaire.

Le seul avantage de ce mode de fermeture est plus fictif que réel : si les cordons dénoués n'offrent aucune aspérité, ces mêmes cordons liés produisent un nœud saillant plus fort qu'une fine épingle anglaise, ou même qu'un léger bouton de nacre ou d'os.

Les agrafes simples et les boutons se trouvent écartés par le fait qu'ils ne ferment solidement qu'un vêtement tendu. Les agrafes seraient d'ailleurs impossibles à employer; on les réserve pour les vêtements d'un autre âge.

Mais les boutons servent déjà pour les bavettes, pour les longues robes et les pelisses. On les retrouve aussi aux petits corsets et aux couches de la layette anglaise.

Il serait plus commode de les remplacer dans ces deux cas par des agrafes à ressort, les boutonnières ayant le grave défaut de laisser échapper le bouton dès qu'elles ont quelque peu servi, ou encore dès que l'on tire dessus en sens contraire.

Les épingles ordinaires, difficiles et dangereuses à manier et aussitôt perdues que posées, sont hors de cause.

En revanche, les épingles anglaises — aussi nommées épingles de sûreté, épingles de nourrice — réu-

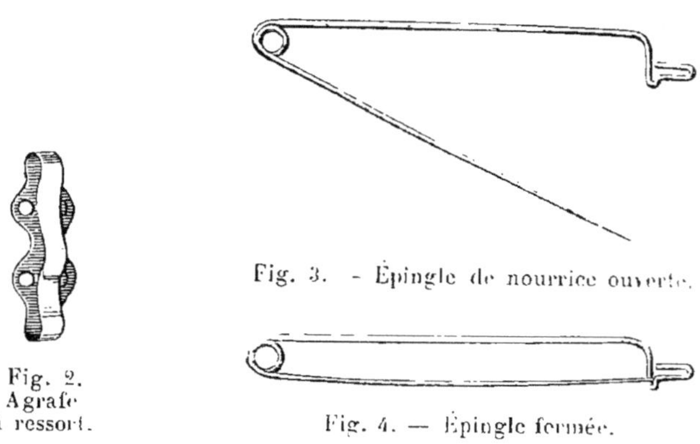

Fig. 2.
Agrafe
à ressort.

Fig. 3. — Épingle de nourrice ouverte.

Fig. 4. — Épingle fermée.

nissent toutes les conditions d'utilité et de sécurité. Elles n'exigent qu'un peu d'attention à les mettre en place et à les empêcher de s'ouvrir.

De diverses grandeurs, selon l'étoffe qu'elles doivent mordre, elles sont, de par leur forme, maintenues à plat au dedans, et leur saillie se moule aisément dans la surface molle des objets de literie ou dans l'épaisseur du vêtement de la personne qui porte l'enfant : celui-ci n'en peut donc être incommodé.

En outre, prenant plusieurs doubles d'étoffe sur leur brochette relativement longue, non seulement elles ferment d'un coup les vêtements superposés, mais encore elles empêchent les parties croisées de pendre au dedans.

C'est le système le plus généralement suivi. Les chemises, les brassières et les langes des magasins sont fermés par ces épingles, et les médecins, en dépit de leurs préférences pour les cordons, ne laissent pas que de les indiquer à quiconque leur demande conseil.

Le docteur Brochard admet indifféremment les cordons et les épingles anglaises : « Les langes seront de préférence attachés avec des cordons fixés d'avance ou avec des épingles anglaises[1]. »

Comme il ne peut être question d'épingles pour attacher les petits bonnets, on coud des cordons au bonnet de dessus; les autres — s'il y en a — sont retenus par celui-ci. Mais une mère soigneuse les fixe l'un à l'autre par une légère faufilure au bord de la passe.

On choisit pour les bonnets des cordons de force moyenne. Un cordon trop fin pourrait couper la chair, ou du moins y marquer une empreinte douloureuse. Un cordon trop gros entraverait la respiration

1. Docteur Brochard : *Guide pratique de la jeune mère*, page 92.

et les tétées et troublerait le sommeil par la gêne qu'il causerait.

Un autre cordon, celui-ci solide et fin, passé dans la coulisse tout autour du bonnet et lié derrière, permet de l'ajuster à la grosseur de la tête.

Presque tous les vêtements sont fermés par derrière, pour que l'on n'ait pas à contourner les bras de l'enfant en les lui entrant.

Seuls, les manteaux et les pelisses sont forcément fermés par devant. On remédie à cet inconvénient en donnant au dos une largeur presque double de la largeur normale; de plus, les entournures sont très larges. Sans cette double précaution, on risquerait de casser les bras de l'enfant en voulant lui mettre ce genre de vêtement, et l'on se trouverait en outre dans l'impossibilité de l'en revêtir.

Les vêtements fermés par derrière exigent une ampleur de dos plus grande encore peut-être, les deux côtés devant se replier l'un sur l'autre de façon à opérer un croisement parfait.

Leurs entournures, moins larges naturellement, puisque celles-ci doivent entrer dans celles-là, leurs entournures restent néanmoins assez grandes pour que la main puisse y introduire le bras récalcitrant de l'enfant.

L'ampleur des vêtements croît ou décroît selon qu'ils doivent s'emboîter les uns dans les autres.

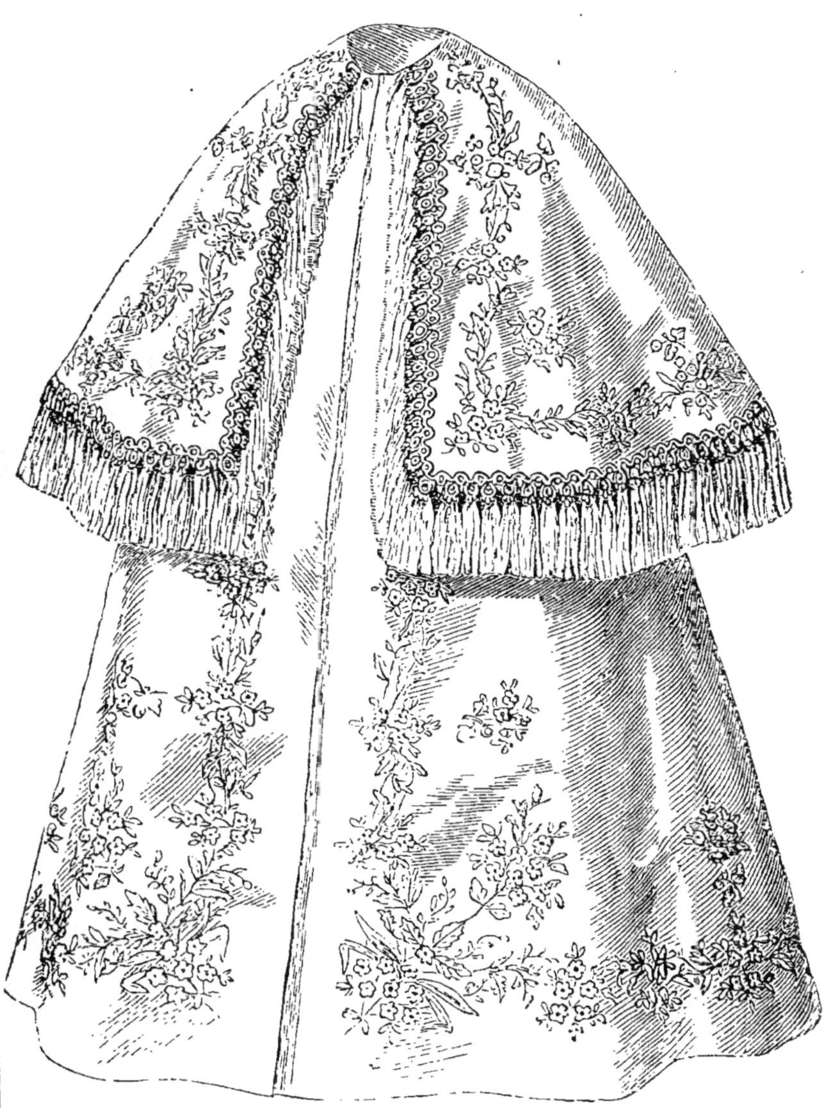

Fig. 5. — Pelisse ou tabayeule.

C'est un point sur lequel il est bon de tourner son attention : les patrons étant identiquement semblables pour les différentes sortes de brassières, ne tiennent généralement pas compte de cette nécessité.

Il arrive même fréquemment que le patron de brassière doive servir aussi pour les chemises. Dans ce cas, il faut allonger le corps de la brassière de huit centimètres d'étoffe environ, et les manches de cinq à six centimètres, ces deux parties devant se replier sur la brassière pour la garantir. Le feston ou l'ourlet qui les termine s'exécute de façon à se trouver à l'endroit, l'étoffe étant repliée.

II

CHOIX DES ÉTOFFES

Quiconque eût proposé jadis de vêtir le nouveau-né de toile de coton, eût soulevé une protestation universelle. La toile de lin, la toile de chanvre quand l'enfant naissait pauvre, couvraient seules ses membres délicats.

Petites chemises, petits béguins étaient taillés dans quelque fine chemise de toile de Hollande, appartenant à l'aïeul ou au père et mise hors de service par la brûlure journalière de l'empois.

Les langes étaient coupés à même les plus fins draps élimés par l'usage.

On n'obéissait pas seulement ainsi à une raison d'économie ; ce que l'on recherchait avant tout, c'était un tissu assoupli — allingé comme on disait — qui ne pût froisser la chair délicate par un contact trop rude.

De même les vieux bas se métamorphosaient en chaudes et mignonnes brassières.

Telle était la manière de voir, qu'une jeune femme orpheline, qui n'eût pas trouvé, dans son ménage nouveau, de linge bien à point, eût reçu d'une amie, avec reconnaissance, le don de vieilles chemises et d'une paire de vieux draps.

Si l'on se reporte à l'opinion — au préjugé si l'on veut — qui attribue au linge la propriété de propager, par son contact, la contagion de plusieurs sortes de maladies, on comprendra qu'en effet c'était un don précieux qu'un présent de vieux linge de saine provenance.

Maintenant que l'industrie livre au commerce des toiles souples et douces, ces précautions sembleraient surannées. Cependant nombre de familles conservent la tradition des layettes du vieux temps. Elles gardent même, contre le linge de coton, les anciens préjugés.

Pourtant son usage se généralise chaque jour davantage, et les médecins s'y montrent de plus en plus favorables. Maintenant, pour le linge de corps et de lit, la toile c'est le luxe, le coton c'est le bien-être.

Il n'est personne qui n'ait éprouvé cette sensation de fraîcheur, pénible même en été, que le corps éprouve au contact de la toile.

Le linge de coton ne provoque jamais ce léger malaise ; jamais non plus, si trempé qu'il soit, il n'atteint la glaciale froidure de la toile mouillée.

Les personnes qui veulent se désaccoutumer de la flanelle le portent comme linge de transition, et ce fait prouve à quel point il est hygiénique. Le linge de coton étant moins froid que celui de fil devra être préféré pour les enfants et les personnes délicates. « La laine est le type du mieux pour les vêtements de dessus, comme le coton pour le linge de corps, » dit le docteur Gérard [1].

Si l'on consulte n'importe quel médecin, on retrouvera cette maxime au fond de ses conseils.

Le docteur Maire, plus exclusif encore, n'autorise pour l'enfant que les tissus de laine et de coton ; il proscrit absolument les toiles de chanvre et de lin. Il recommande les couches de toile de coton demi-usée [2].

Il est donc préférable de n'employer, pour les petites chemises, les fichus, les bonnets, etc., que des étoffes de coton sans apprêt. En choisissant les fins

---

1. *Conseils d'hygiène et d'alimentation pour tous les âges de la vie*, par le docteur J. Gérard.
2. Docteur Maire : *Nouveau guide des mères de famille*.

tissus qui servent pour la lingerie, il est possible de faire des layettes aussi luxueuses que celles où ces vêtements sont de fine toile ou de batiste. C'est d'ailleurs en nansouk que sont confectionnées les robes de baptême et les plus riches toilettes enfantines.

L'étoffe anglaise qu'on nomme shirting remplace avantageusement, pour les petites chemises, la toile ordinaire.

Des brassières, des bonnets, des couches-culottes, des cache-maillots, des bavettes, de longues pelisses et des douillettes, des robes de dessus et des robes de dessous sont taillés dans le chaud piqué molletonné. Comme son épaisseur change selon le prix qu'on y met, il est possible d'approprier ces vêtements à la température.

Pour les jours les plus chauds, le piqué sec et les bazins sont employés de préférence.

Les bandes de broderies, les tresses de coton ouvragées en festons, les basses dentelles de Valenciennes, vraies ou fausses, servent à garnir ces différents objets.

Un caprice de la mode réserve maintenant, pour les étoffes de soie, de velours et de laine, les dentelles au crochet, les dentelles de filet brodé et les dentelles d'imitation de toutes espèces. Cependant on ne doit tenir compte de cette prescription qu'autant que l'on juge convenable de s'y conformer.

Il est nécessaire d'avoir, pour les brassières, petits jupons ou robes de dessous, deux sortes de flanelles: l'une mince, pour les demi-saisons, l'autre très épaisse pour les temps froids.

Il est avantageux de substituer à celle-ci du molleton de laine, lequel est plus souple et moins cher, à épaisseur égale. Ce n'est même qu'en molleton qu'il est possible de trouver des étoffes assez épaisses pour les vêtements destinés à garantir l'enfant par les grands froids.

Ces deux genres de tissus, les draps divers et ces étoffes de fantaisie, chaudes et légères, que les magasins décorent d'appellations changeantes, sont convenables pour les longues robes qui cachent les maillots comme pour les robes plus courtes que l'enfant revêt plus tard.

Pour les pelisses et les manteaux, ces mêmes tissus sont préférables au cachemire, qui nécessite une doublure ouatée fortement.

Le cachemire est beaucoup employé en doublures. Il supplée avantageusement aux soieries minces fabriquées pour cet usage. Les plus riches toilettes d'enfant sont maintenant doublées ainsi le plus souvent. Le cachemire a le double avantage d'être plus chaud et de ne pas s'user aussi promptement.

Même au cœur de l'hiver, par les froids les plus âpres, on voit de jeunes enfants tout habillés de piqué molletonné — souliers, robes, longues pelisses et petites capotes — et ces enfants ne semblent pas souffrir de la rigueur de la température.

Si l'on tient à vêtir l'enfant de blanc, c'est en effet la seule étoffe qui soit réellement possible. Les lainages blancs, si chers qu'ils soient, jaunissent toujours au blanchissage — et même au blanchissage en neuf — et la nourrice la plus soigneuse ne peut empêcher qu'ils ne soient promptement salis.

Mais si le piqué molletonné — de même d'ailleurs que le piqué sec et le bazin — se nettoye d'une façon irréprochable, il a le désavantage de devenir très coûteux à cause des fréquents blanchissages qu'il exige.

Pour ces raisons, l'on prend peu à peu l'habitude d'habiller les petits enfants en couleurs foncées. Les vêtements de dessous en lainages blancs sont assez généralement abandonnés pour des vêtements rouge vif, bleu turquoise ou rose.

Ces nuances sont préférées pour les doublures de vêtements plus foncés, tels que bleu marine, grenat ou gros vert. Il arrive même que l'enfant, depuis les chaussons tricotés jusqu'au chapeau, depuis la brassière jusqu'au manteau, soit tout en l'une de ces sombres couleurs.

Au surplus, pâles ou foncés, les lainages de couleur supportent le blanchissage en neuf mieux que les tissus de laine blanche — il en est même qu'il est possible de laver à la maison — et le rétrécissement est toujours moins prononcé chez ceux-là que chez les autres.

Que l'on vêtisse exclusivement l'enfant de laine ou de coton, cela n'est guère au fond qu'une question de blanchissage. La mère qui pourra faire blanchir, à peu de frais, à la maison, ou qui blanchira elle-même les toilettes de son enfant, trouvera grand profit à l'habiller d'étoffes à laver.

On voit dans la plupart des magasins des flanelles à petits carreaux bleus et blancs qui se lavent aussi bien que le linge et qui rétrécissent à peine. Mais comme on vend, pour œuvres de bienfaisance, des flanelles de même aspect, il est assez difficile d'en faire usage. Celles-ci sont bon marché et ne se lavent guère, — cependant le hasard fait parfois qu'elles sont bon teint — en outre, le peu d'épaisseur du tissu ne permet guère qu'aux esprits malveillants de feindre de s'y tromper; c'est à chacun de savoir jusqu'à quel point sa position l'autorise à ne pas tenir compte des interprétations qu'on pourrait se permettre.

Les fines étoffes de laine — cachemire, vigogne, etc. — qu'elles soient ouatées ou simplement doublées, ou encore employées telles quelles, prennent une large part dans le trousseau des petits enfants.

Pour l'été, ce sont les indiennes, toiles de coton de

toutes couleurs, les toiles d'Alsace, etc., qui servent à composer de fraîches et seyantes toilettes à l'enfant riche comme à l'enfant pauvre. La différence entre eux n'est tout au plus qu'une question de dentelles.

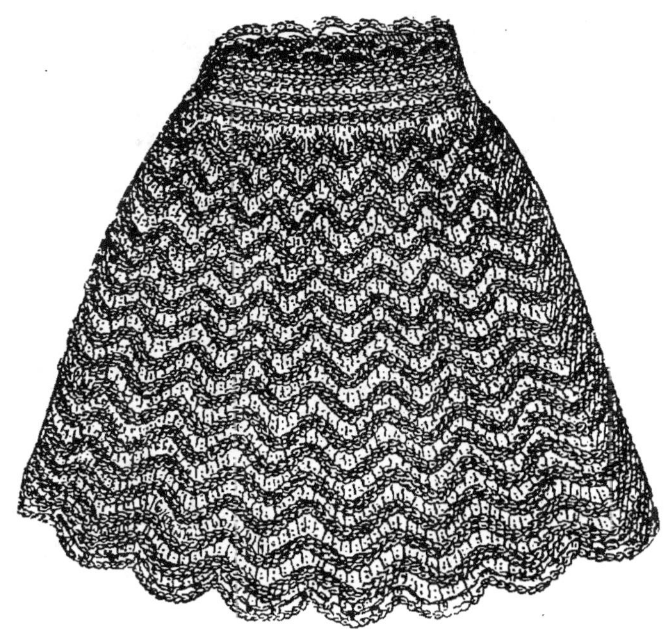

Fig. 6. — Jupon tricoté.

Peu coûteuses et de plus très faciles à laver, ces étoffes permettent de laisser au petit être toute liberté dans ses jeux.

La soie, le velours, la peluche ne doivent être mentionnés ici que pour mémoire. A ce propos, il est bon d'observer que les familles les plus riches ont mainte-

nant une tendance marquée à vêtir de laine ou de
toile de coton leurs petits enfants.

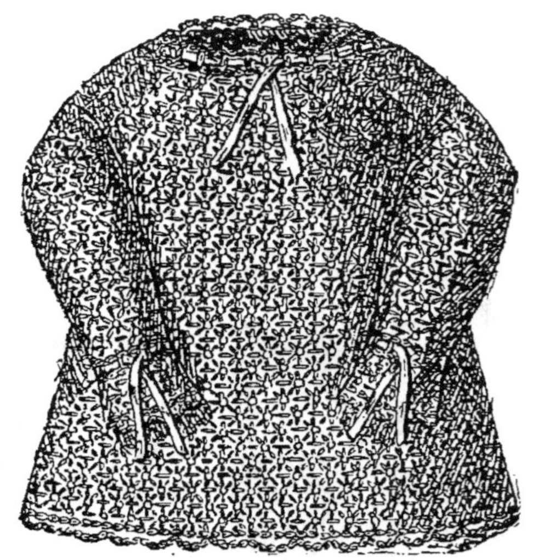

Fig. 7. — Brassière tricotée.

On fait au tricot et au crochet, en laine de toutes
les couleurs — et parfois
mélangée de soie — quan-
tité de petits vêtements :
brassières, capelines, petites
robes de dessus ou de dessous, pelisses, manteaux,
et surtout des petits chaussons.

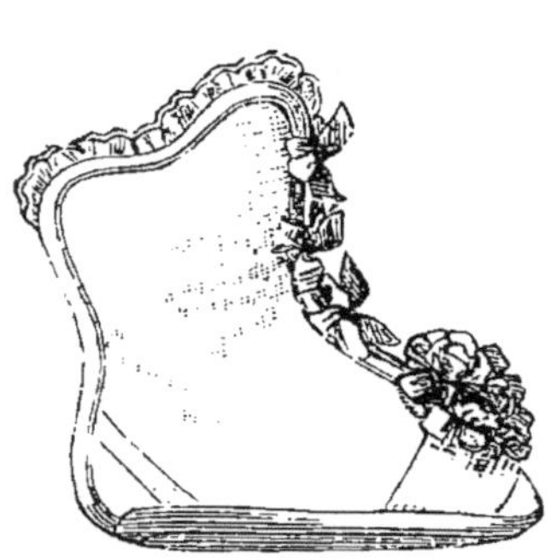

Fig. 8. — Chausson cousu.

Quoique ce soient les plus
usités, on en voit encore qui sont cousus à la main

ou à la mécanique, les uns unis, d'autres richement brodés, en toutes sortes d'étoffes : soie, velours, peluche, drap, piqué sec ou molletonné, etc. On en fait même en nansouk ou en batiste brodée, sur transparent de couleur bleu ou rose très pâle.

A part ceux-ci, qui sont destinés aux toilettes de nansouk, de broderies ou de dentelles posées sur transparents de couleur, les chaussons cousus sont le plus souvent blancs.

Mais les chaussons au crochet tunisien — et même les chaussons tricotés — leur sont de beaucoup préférables, au triple point de vue de l'hygiène, de la commodité et même de l'élégance. On peut les mettre avec les vêtements en étoffes à laver aussi bien qu'avec les vêtements de velours et de soie. Il est aussi facultatif de les faire blancs que de les assortir à la nuance de la toilette, et, comme il est possible

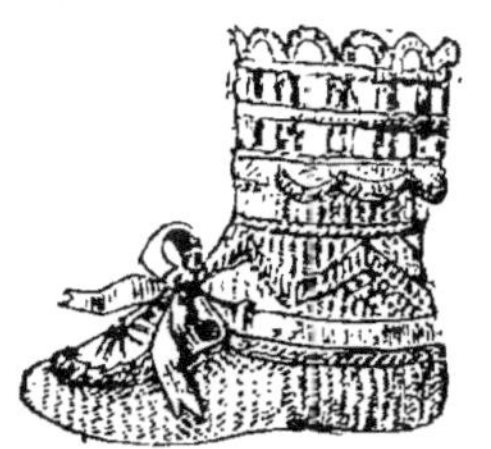

Fig. 9. — Chausson au crochet tunisien.

de les enrichir de broderies de soie, ils ne déparent pas même une robe de dentelle.

Les bottes ne diffèrent des chaussons que par la hauteur de la tige, qui enserre le mollet et monte parfois jusqu'au-dessus du genou.

De même que la chaussure, la coiffure est abandonnée à toutes les fantaisies. Depuis le capuchon de

la pelisse et la capeline de piqué ou de cachemire,
jusqu'au feutre et au chapeau de paille, toutes les
formes sont adoptées, tous les tissus sont mis en œuvre.

Les longs voiles sont en tulle uni, en tulle point

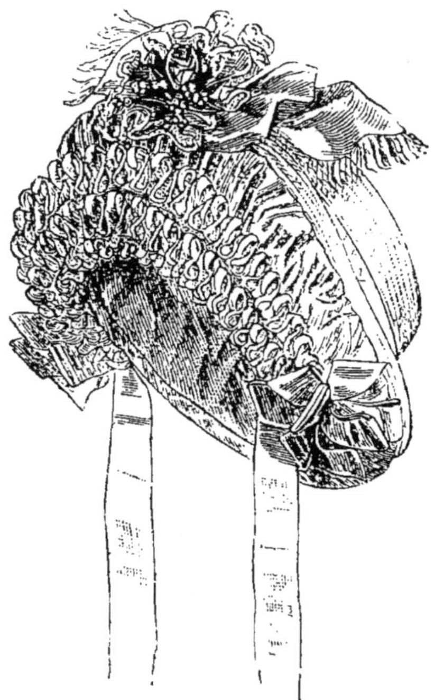

Fig. 10. — Chapeau de paille.

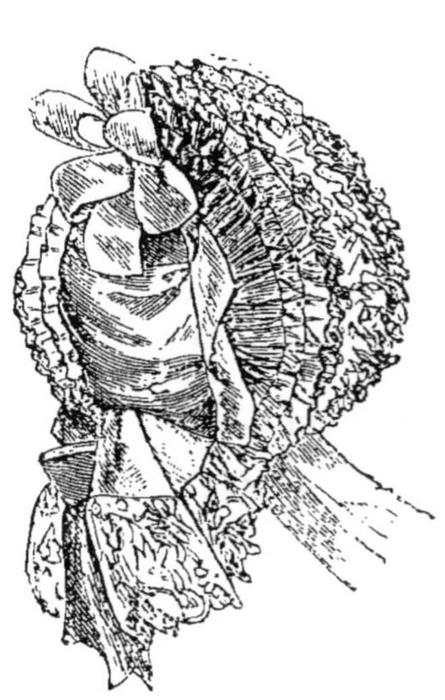

Fig. 11. — Chapeau d'étoffe.

d'esprit, en tulle à pois ou à fleurettes, voire en
dentelle de laine tricotée! Cependant l'hygiène n'admet que les voiles en tissus unis et légers, qui n'exposent pas l'enfant à loucher et qui lui laissent une
respiration plus aisée. On attache, si l'on veut, ces
voiles au petit bonnet, quoique, à vrai dire, ce ne

soit guère l'usage ; il est rare que l'enfant n'ait pas au moins une capeline.

Parmi les bonnets, les uns sont épais, les autres légers. Ceux-ci sont en fins tissus, brodés ou non, ornés de plis et de dentelles. Ceux-là sont en piqué

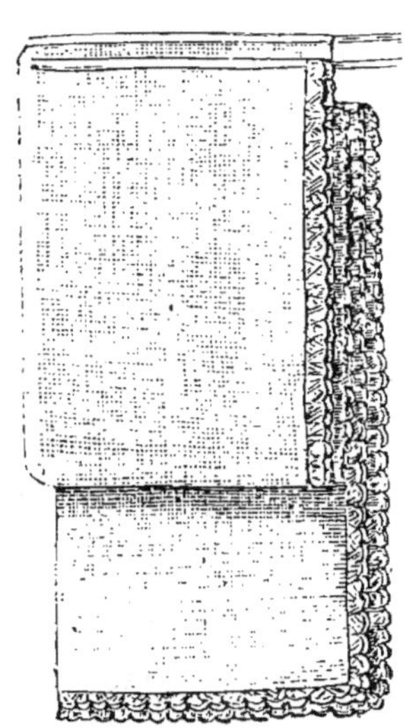

Fig. 12. — Voile.

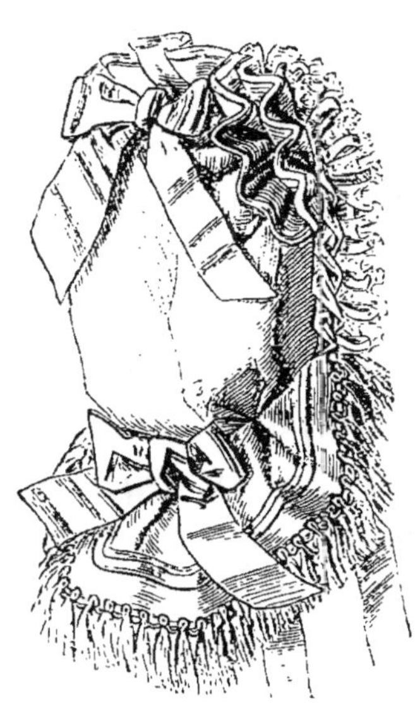

Fig. 13. — Capeline.

molletonné ou sec, en futaine, en flanelle, en finette. Les bonnets au crochet sont en outre fort usités et très utiles.

Les bavettes se font de préférence en piqué molletonné. Cependant on en voit en fines étoffes brodées, doublées de finette ou de piqué.

On prend généralement, pour les fichus, la mousseline encadrée de filets qui servait autrefois pour les cravates d'hommes. Il suffit de les plier en châle et de les couper ainsi en deux ; on ourle les côtés dépourvus de lisière.

On peut tailler aussi, en pointe, n'importe quelle fine étoffe, — si mieux l'on n'aime s'en servir en carré — mais il est préférable d'avoir des fichus des deux sortes : les uns qui forment double pointe, pour les temps froids ; les autres, qui sont simples, pour la belle saison.

La toile de lin est généralement préférée pour les langes, la toile de chanvre et celle de coton absorbant moins promptement l'humidité. Si l'on a l'intention de tailler les langes dans des draps, il faut choisir ceux-ci non pas vieux, mais seulement assouplis par l'usage ; autrement les fréquents lavages qu'ils devront subir les auraient bientôt mis hors de service. Mieux vaut réserver les vieux draps pour les serviettes de toilette de l'enfant, si l'on tient à les utiliser pour lui.

A défaut de draps, les toiles blanches en 70, 80 et 90 centimètres de large, dites toiles de Bretagne ou de Cholet, sont les plus recherchées à cause de leur souplesse.

On vend, à Paris, des toiles spécialement tissées pour les layettes et sans aucun apprêt ; il est réellement possible de s'en servir ainsi. Cependant beaucoup de personnes les font passer une première fois à la lessive pour les assouplir encore.

Les plus belles layettes et les layettes anglaises ont généralement des langes en tissu destiné au service de la table, et connu sous le nom d'œil anglais ou d'œil de perdrix. Ces langes, plus spongieux et plus doux, sont d'un contact moins froid que les autres. Mouillés, ils adhèrent moins à la peau; il en résulte pour l'enfant moins de refroidissement et surtout moins d'excoriations.

D'autre part, leur nettoyage est plus facile, plus complet et plus prompt que celui de la toile unie.

Les langes de toile varient de dimensions; il y en a de 70 centimètres de large sur 80 de long; de 80 sur 90 centimètres; enfin, de 90 centimètres sur un mètre de longueur.

Les premiers et les plus courts peuvent néanmoins servir aussi longtemps qu'on emmaillote l'enfant; c'est la grandeur la plus commode. On prend parfois deux dimensions, en prévision du temps prolongé de l'emmaillotement de nuit; mais comme il suffit de moins replier les premiers, il n'y a pas nécessité absolue d'en avoir d'autres.

Les langes trop longs sont gênants; cependant si la personne qui emmaillote l'enfant les préférait ainsi, il vaudrait mieux se conformer à son désir.

Les serviettes de coton frangées, dites nid d'abeilles, ont tenté quelques mères. L'enfant est chaudement et sainement dans ce tissu, qui soulève des préjugés, mais qui pourrait bien, dans un temps donné, prévaloir pour les langes, comme il a prévalu pour la toilette, sur les serviettes de toile.

Seulement ces serviettes, fabriquées pour un autre usage, n'ont pas toujours la dimension convenable, il est parfois nécessaire de les rassembler deux par deux, au moyen d'un surjet fait sur leur longueur. On prend pour cela les plus petites; les autres, tout en étant trop grandes pour être réunies, ne le sont pas assez pour servir isolément. Mais ce sont de ces choses que la concurrence modifie journellement; en certains magasins, l'on peut dès maintenant s'en procurer de dimensions convenables.

Les langes de laine sont de deux espèces : les uns sont gris, ils sont destinés aux œuvres de bienfaisance; les autres sont blancs, ils diffèrent entre eux de prix et de qualités, mais leurs dimensions sont les mêmes. On les classe selon leur degré d'épaisseur et la beauté de leur laine. Plus celle-ci est blanche et souple, plus leur qualité est satisfaisante. Les langes de qualité inférieure ont le grave défaut de se retirer à tel point que le blanchissage finit par les mettre hors de service.

Les langes épais de coton sont, ainsi que les précédents, spécialement tissés pour layettes. Comme pour

les langes de laine, un point de séparation — parfois
la trame laissée à nu — destiné à recevoir le coup de
ciseaux empêche de leur donner d'autres dimensions,
lors même qu'ils seraient encore réunis en pièce. Les
uns et les autres sont communément marqués de
liteaux bleus ou rouges.

Moelleux et chauds tant qu'ils sont neufs, les langes
de coton perdent ces qualités au premier blanchissage. Leur rétrécissement est aussi prononcé que
celui des langes de laine. S'ils ont sur ceux-ci l'avantage de garder leur éclatante blancheur, ils n'ont pas,
comme eux, la propriété de laisser égoutter l'eau le
long de leurs fibres quasi imperméables. Plus promptement trempés, à cause de leur faculté absorbante,
ils sont par suite plus longtemps à sécher. Leurs parties mouillées — comme il arrive d'ailleurs pour toutes
les étoffes de fil et de coton — deviennent, au contact
de l'air, d'une froideur glaciale. Leur épaisseur en
outre les rend difficiles à laver.

Lassées de ces inconvénients, qu'aucun avantage
réel ne rachète, quelques personnes substituent un
lange de laine grise à ce lange de coton dans l'intérieur du maillot, ou sous le cache-maillot, fixé à demeure. Ces langes de laine grise ne sont pas ceux qu'on
vend pour œuvres de bienfaisance; ils sont taillés à
même dans des couvertures anglaises de fine laine,
qui reste souple, se lave et sèche promptement et bien.

Les robes de maillot, les cache-maillot ou couvre-langes se font en piqué molletonné, piqué sec et

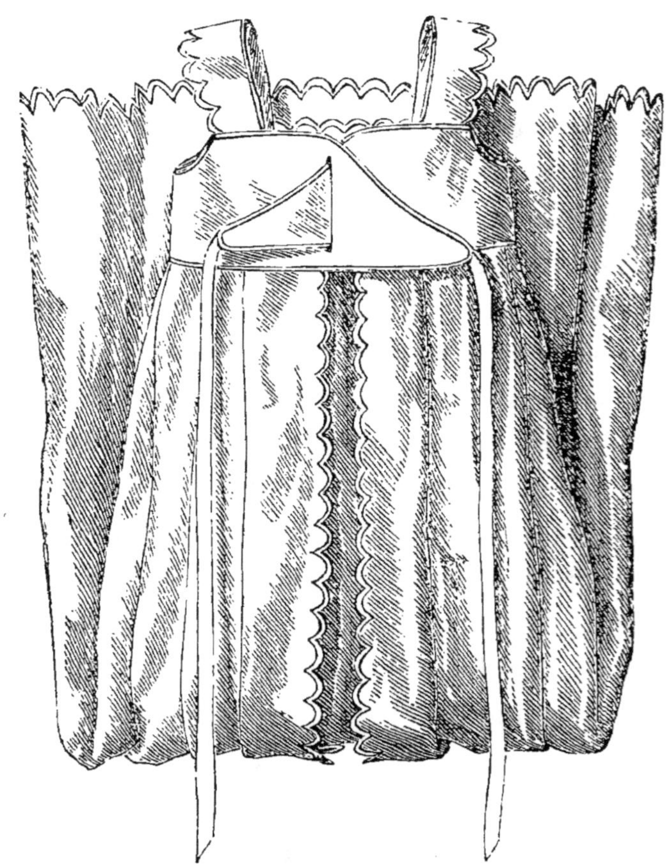

Fig. 14. — Cache-maillot.

bazin. Ils sont festonnés ou garnis de broderies anglaises.

Ces différents noms désignent un même vêtement.

On lui donne la forme d'un ample et long tablier,
cousu au bas d'une ceinture à bretelles, formant corsage et dont les pattes croisées se referment devant
au moyen de cordons.

On se sert aussi, pour couvrir le maillot, de fines

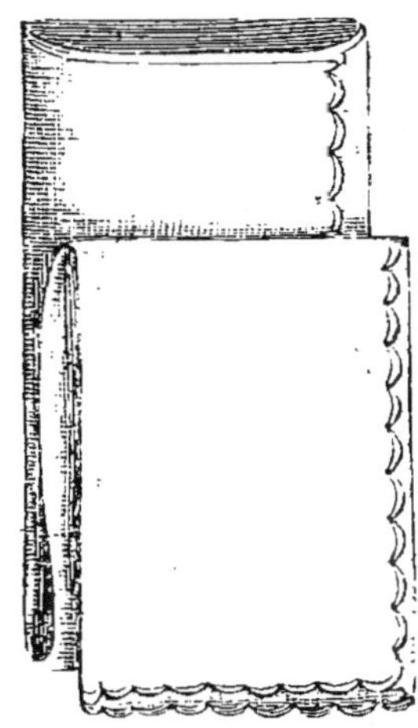

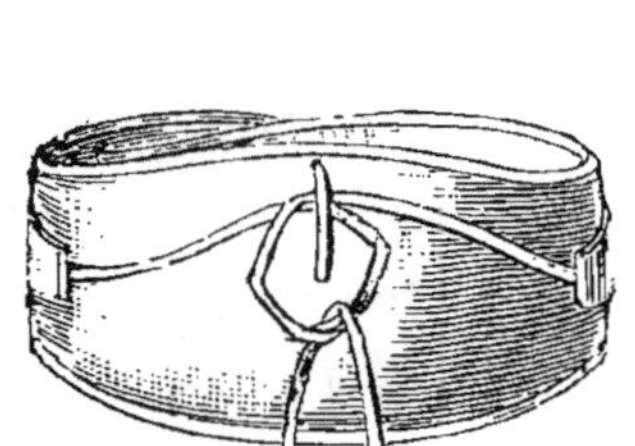

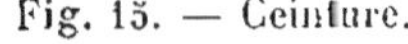

Fig. 15. — Ceinture.   Fig. 16. — Lange de piqué festonné.

serviettes, de langes de piqué molletonné, festonnés
tout autour, de petites couvertes de tricot ou de crochet tunisien doublées de toile.

La ceinture de flanelle est une large bande allant
s'amoindrissant en patte à chaque extrémité. Une
fente ménagée en hauteur pour livrer passage à
l'une des pattes permet de croiser hermétiquement.
Cette ceinture est généralement composée de deux
ou trois doubles d'étoffe. Deux cordons servent à lier
les pattes sur le ventre.

Mais les ceintures ne sont, le plus souvent, que de simples bandes de toile ou de flanelle, à l'un des bouts desquelles on coud un double cordon — si mieux l'on n'aime les fixer sur le ventre au moyen d'une épingle de nourrice — elles sont assez longues pour faire deux et trois fois le tour du corps de l'enfant, leur largeur est de huit à dix centimètres.

La question de faire porter de la flanelle à l'enfant est maintenant résolue négativement par les autorités médicales les plus compétentes.

« Mes observations se borneraient là, dit le docteur Donné [1], si je ne croyais pas utile d'attaquer l'usage immodéré que l'on fait aujourd'hui de la flanelle pour les enfants. Depuis quelque temps on n'hésite pas à leur faire porter la flanelle sur la peau sous le moindre prétexte, et la plus légère disposition au rhume ou à toute autre incommodité paraît un motif suffisant pour prendre cette précaution; souvent même, on y a recours en prévision des maladies futures, sans aucune indication actuelle, tant la flanelle est en faveur et fait pour ainsi dire partie du régime et des soins hygiéniques à tout âge.

« Il y a plus d'un inconvénient à cet usage adopté sans discernement; d'abord il rend les enfants trop

1. A. Donné : *Conseils aux mères sur la manière d'élever leurs enfants nouveau-nés*, pages 221 et 222.

susceptibles, en les garantissant avec trop de soin
des changements atmosphériques; en outre, ce vêtement, si favorable dans certaines circonstances dont
nous parlerons, entretient la peau des enfants dans un
état continuel de moiteur qui devient pour eux, surtout quand ils sont faibles, une cause d'épuisement ;
ils ne peuvent se livrer à aucun mouvement un peu
vif sans être couverts de sueur; l'exercice et les jeux
les fatiguent, et ils restent mous et indolents. Pour
les mettre à l'abri de petites incommodités que l'on
n'évite même pas par ce moyen, on prend une précaution dont ils ont à souffrir chaque jour, et qui les
énerve soit par la perte que leur cause une transpiration incessante, soit par les émanations que l'on
concentre autour d'eux dans des chemises de laine
qui s'en imprègnent et qu'on ne renouvelle même
pas toujours aussi souvent qu'il le faudrait.

« Il faut donc être moins prodigue de la flanelle :
ne l'employons pas sans nécessité ; réservons-la pour
les cas de maladie, ou pour les prédispositions déterminées dont il sera question lorsque nous parlerons
du régime et du genre de vie que l'on doit faire
suivre aux enfants dont la santé est réellement
menacée ou altérée.

« Je n'ajouterai qu'un mot pour terminer ce que
j'ai dit de la flanelle : c'est qu'il n'est ni aussi difficile ni aussi dangereux qu'on se l'imagine de la

quitter après l'avoir prise et portée pendant plus ou moins longtemps; il suffit de profiter du temps des chaleurs pour se mettre à l'abri de tout inconvénient. Cette simple précaution préserve des suites que l'on pourrait craindre soit à l'égard des enfants, soit à l'égard des adultes, auxquels l'abus de ce vêtement s'est également étendu. »

Le docteur Bouchut n'est pas moins catégorique : « Je ne terminerai pas ce qui est relatif à l'habillement des enfants sans parler de la flanelle et sans blâmer son usage, devenu trop fréquent pour les besoins de l'enfance. Ce tissu de laine fort doux, qu'on applique sur la peau, ne convient qu'aux enfants nés avant terme, à ceux qui sont trop débiles, et à ceux enfin que l'on suppose faibles de poitrine par suite de la viciation originelle des parents. Alors il est utile à ceux qui se trouvent bien de la douce chaleur dans laquelle ils vivent.

« Au contraire, les enfants qui sont à peu près bien développés et qui n'inspirent aucune crainte sous le rapport de la constitution, ne doivent pas être habillés de flanelle. C'est le moyen de les énerver et de les rendre trop susceptibles à l'influence du froid. La flanelle est pour eux un vêtement nuisible qui maintient la peau à un degré de chaleur trop élevé, surtout au moment des élévations de température extérieure, et il en résulte des transpirations abondantes et des éruptions sudorales quelquefois accompagnées de très vives démangeaisons [1]. »

Le docteur Gyoux, en citant l'opinion de nombreux docteurs pour appuyer la sienne, ajoute : « Il est incontestable que la flanelle, malgré son tissu doux et moelleux, est plus nuisible qu'utile aux enfants sains et vigoureux, elle développe chez eux des transpirations abondantes qui les affaiblissent, et ne saurait convenir qu'aux enfants chétifs qui ont besoin de soins spéciaux, lesquels sortent des règles générales d'hygiène que nous devons poser ici [2]. »

Le docteur Gérard est plus explicite encore : « L'usage de la flanelle, dit-il, doit être réservé pour les enfants débiles. encore ne doit-on y avoir recours que dans les cas indispensables seulement.

« Le contact de la laine sur la peau est moins hygiénique que celui du linge de fil ou de coton.

« Les études spéciales sur la lèpre et les maladies cutanées du moyen âge ont prouvé que le mal était en partie dû à l'usage de la laine sur la peau.

« L'habitude de porter de la flanelle rend l'enfant trop accessible aux impressions du froid.

« La flanelle maintient le corps dans une température plus élevée que la température normale.

---

1. E. Bouchut : *Hygiène de la première enfance*, page 334.
2. Ph. Gyoux : *Éducation de l'enfance au point de vue physique et moral*, page 91.

« Chez les sujets en bonne santé, la flanelle provoque des transpirations surabondantes, et par cela même en désaccord avec l'harmonie des fonctions.

« Des éruptions sudorales et quelques maladies cutanées peuvent résulter de l'emploi de la flanelle.

« L'état de moiteur continue dans lequel la flanelle retient l'enfant atrophie ses forces.

« La sueur dont la flanelle s'imprègne, quelque fréquemment qu'elle soit changée, entretient la peau dans une atmosphère malsaine.

« On ne doit faire porter de la flanelle à l'enfant que d'après les prescriptions du médecin.

« Même lorsqu'un cas de nécessité impose l'usage de la flanelle à l'enfant, il doit en être débarrassé pendant les grandes chaleurs.

« Lorsque l'enfant est accoutumé à la flanelle, on doit la lui faire quitter pendant les fortes chaleurs de l'été, afin de lui en faire perdre l'habitude sans qu'il ressente de transition pénible [1]. »

Les petits béguins de flanelle sont encore plus nuisibles que les autres vêtements. Outre les inconvénients cités, ils présentent le danger de provoquer chez l'enfant des maladies cérébrales. De plus, le frottement de la laine use les cheveux; de là ce

1. Docteur J. Gérard : *Conseils d'hygiène et d'alimentation pour tous les âges de la vie résumés en trois mille aphorismes,* pages 37, 38 et 39.

dicton des nourrices, vérifié d'ailleurs par l'expérience des faits, que « la laine mange les cheveux ».

Il est bon d'ajouter que « porter de la flanelle » signifie mettre un vêtement de ce tissu à même la peau, et non pas par-dessus la chemise. La seule interposition d'un vêtement de toile ou de coton suffit pour écarter les inconvénients signalés. On n'a plus, dès lors, qu'à bénéficier des avantages que procure un vêtement souple, léger et fin, substitué à un vêtement ouaté, incommode et lourd, qui ne donne en somme qu'un semblable degré de chaleur.

III

LAYETTE FRANÇAISE

La layette française comporte les vêtements dont voici la nomenclature :

Des chemises.

Des brassières de flanelle.

Des brassières de piqué molletonné.

Des béguins de toile ou de percale.

Des bonnets de piqué molletonné.

Des bonnets fins, ornés de broderies, plis et dentelles.

Des bavettes.

Des ceintures, bandages de toile et de flanelle.

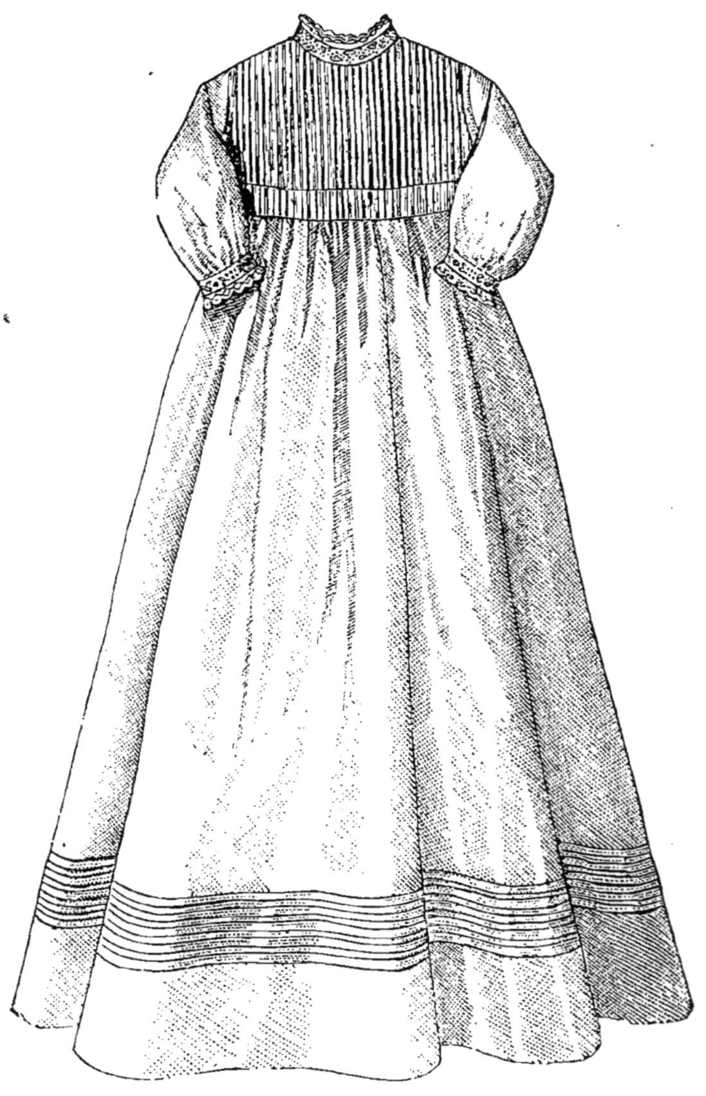

Fig. 17. — Robe longue de dessous.

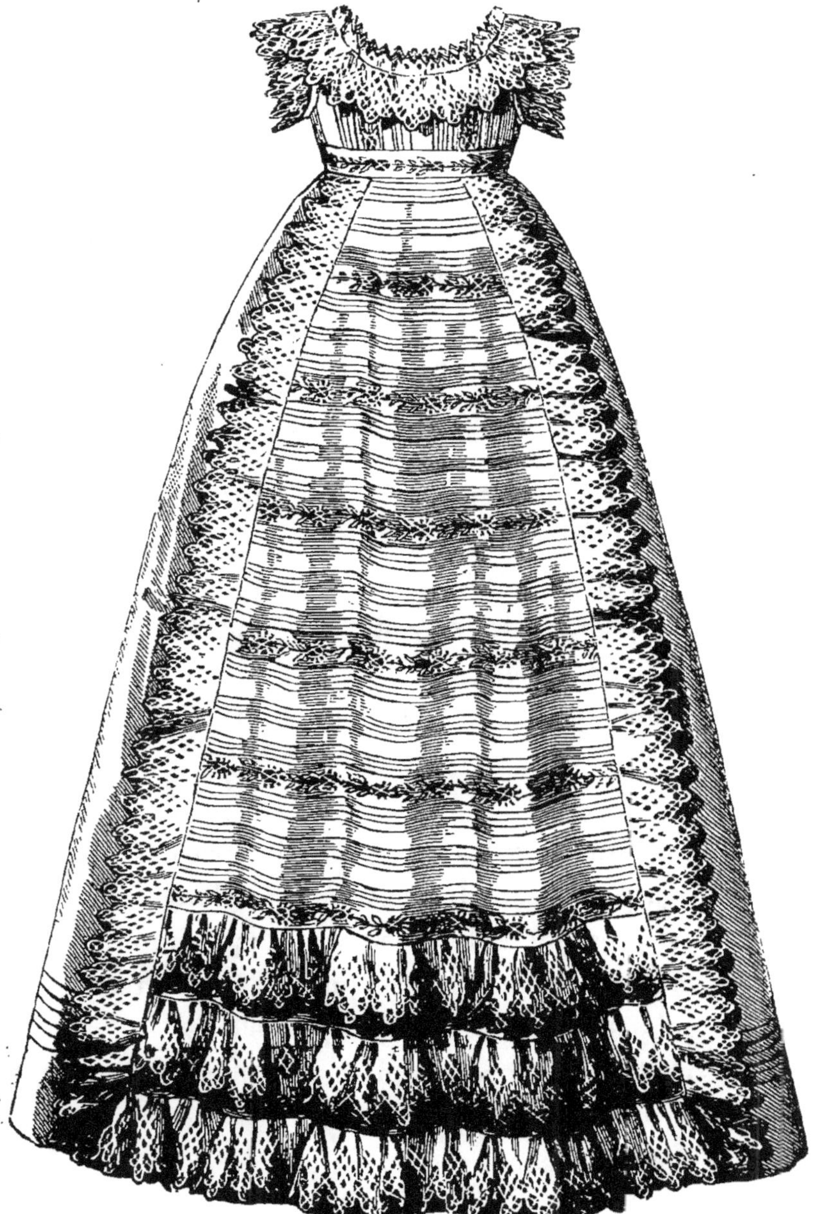

Fig. 18. — Robe de baptême.

Des fichus.

Des langes ou couches de toile.

Des langes de laine blanche ou molleton.

Des langes de coton.

Des cache-maillot en piqué molletonné.

Des robes longues en piqué molletonné, en piqué sec, ou en pékin.

Une pelisse à capuchon.

Une capote ou capeline.

Un voile.

Un bonnet de baptême.

Une robe de dessous.

Une robe de baptême.

La layette française emprunte de plus maintenant à la layette anglaise :

Des couches-culottes en flanelle et en piqué molletonné ;

Des bas ;

Des chaussons ou des bottes en laine tricotés.

Mais comme ces objets ne servent que lorsque l'enfant n'est plus emmaillotté le jour, il est facultatif de ne les acheter qu'à cette époque. On ne les trouve guère que dans les layettes d'un prix élevé.

Ce sont là tous les vêtements nécessaires à l'enfant depuis sa naissance jusqu'à l'âge où il prend la robe, c'est-à-dire où il commence à marcher.

Comme il croît et grossit pendant cette longue pé-

riode, certains de ces vêtements — les chemises, les
brassières, les béguins et les bonnets — sont de trois
grandeurs, lesquelles sont désignées par les termes
de premier âge, second âge, troisième âge.

Le premier âge comprend le temps qui s'écoule de
la naissance à la fin du deuxième mois; le second âge
de deux mois à six mois; le troisième âge, de six
mois à quinze mois.

La plupart des enfants naissent trop gros pour que
l'on puisse leur mettre les vêtements du premier âge.
On ne prend généralement que la seconde et la troisième grandeurs.

Si l'on est parfaitement d'accord sur le genre des
vêtements qui doivent composer la layette, on ne
l'est guère sur leur nombre.

Les devis imprimés varient de quarante-cinq francs
à quinze cents francs, sans compter les layettes de
bienfaisance qui coûtent treize et dix-neuf francs.

Ce seul fait démontre quelle latitude est laissée à
la fantaisie et au bon plaisir de chacun.

Il importe de consulter avant tout les conditions
dans lesquelles on se trouve pour le blanchissage. Il
faudra moins de linge en le faisant laver à la maison
qu'en le donnant dehors. Comme il est absolument
nécessaire de ne pas laisser s'accumuler le linge sale.
il est inutile de rassembler une trop grande quantité
de linge. Les cent langes de toile prescrits par un au-

teur n'ont de raison d'être que si l'on est dans l'intention d'en salir au moins les trois quarts — soit soixante-quinze — avant que de laver. Ce seul rapprochement permet de faire la part de l'exagération.

Les layettes de trois cents francs n'ont que vingt-quatre langes et la layette de huit cents francs — prix le plus élevé de la layette française puisque celle de quinze cents francs est une layette anglaise — celle de huit cents francs est la seule qui ait quarante-huit langes en toile œil de perdrix. Les layettes classées entre ces deux-là n'en ont que trois douzaines — soit trente-six.

A la condition de les laver à la maison et de les laver chaque jour, douze langes peuvent suffire. Cependant il est préférable d'en avoir vingt-quatre, et même trente-six, s'il est possible. On peut ainsi parer largement à toutes les éventualités.

Néanmoins, il est sage de n'en mettre que le moins possible dans la circulation. On y gagne de les avoir plus nets, et comme, avant tout, il est indispensable de tremper immédiatement dans l'eau fraîche les langes salis, on ne fait pas preuve ainsi d'une trop grande rigueur.

Les six langes de laine des riches layettes peuvent se réduire à quatre; mais restreindre encore ce nombre, ce serait se condamner à une gêne incessante.

Les mêmes observations sont applicables ou aux

langes de coton, ou aux langes de laine gris, si on
leur donne la préférence sur ceux-ci.

Les layettes les plus belles n'ont que douze chemises, — plus trois chemises plus riches et trois chemises de luxe, lesquelles ne servent guère : c'est
peu si l'on compte les trois âges ; c'est suffisant si l'on

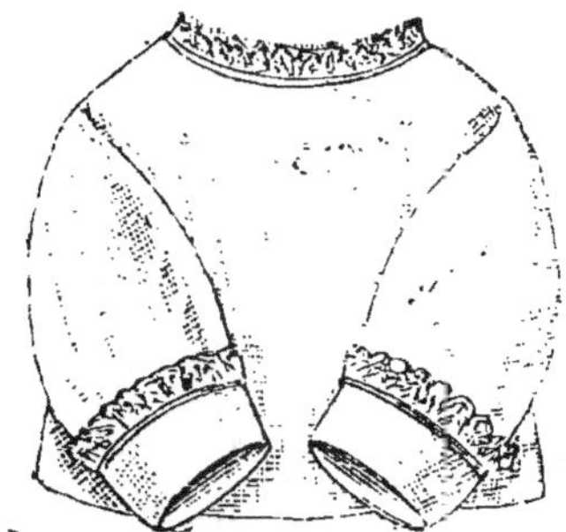

Fig. 19. — Chemise.

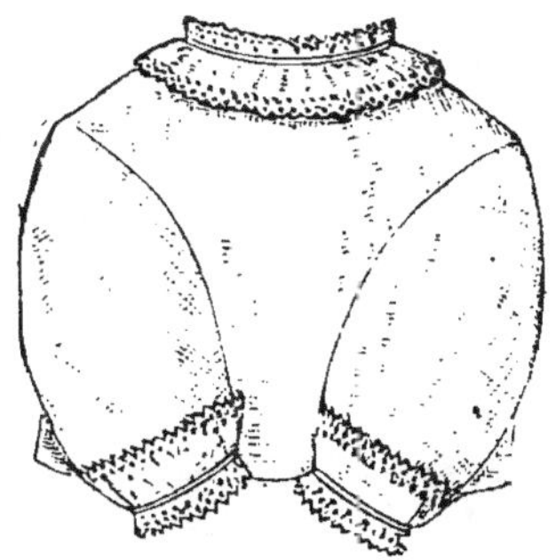

Fig. 20. — Brassière de piqué
molletonné.

n'en prend que deux. Les layettes de cent francs n'ont
que six chemises.

Le compte réglementaire de neuf chemises de flanelle — trois par âge — suppose celles-ci portées
sur la peau, c'est-à-dire nécessitant de fréquents
blanchissages. Six, ou même quatre, pour les deux
âges, sont amplement le nécessaire, lorsqu'on les
met entre la chemise et la brassière, celle-ci garantissant celle-là ; il est préférable de les laver le moins
possible pour ne pas altérer le tissu.

Le nombre des brassières de piqué molletonné

varie de six à neuf, — les trois âges ou grandeurs restant toujours sous-entendus. En en faisant trois par âge, on reste dans le cadre des layettes les plus coûteuses. Il est vrai que celles-ci comptent en plus trois brassières brodées et trois autres plus richement garnies, — soit une de chaque espèce par âge. Si l'on songe qu'il s'agit d'un vêtement promptement sali, on jugera que c'est peu.

Les petits bonnets de luxe sont aussi en nombre très restreint. Un, le plus riche, pour le baptême; un autre en dentelle bretonne, un troisième en broderie et entre-deux de valenciennes ou tout en dentelles de Valenciennes et orné de rubans de satin; six bonnets plus simples en nansouk, puis deux autres à ruches de tulle, tels sont ceux que l'on trouve dans les layettes de huit cents francs. Il n'y a, pour les trois âges, que neuf bonnets en piqué molletonné, soit trois par grandeur. Il est plus commode d'en avoir davantage, ces petits bonnets coûtant si peu de peine et d'argent.

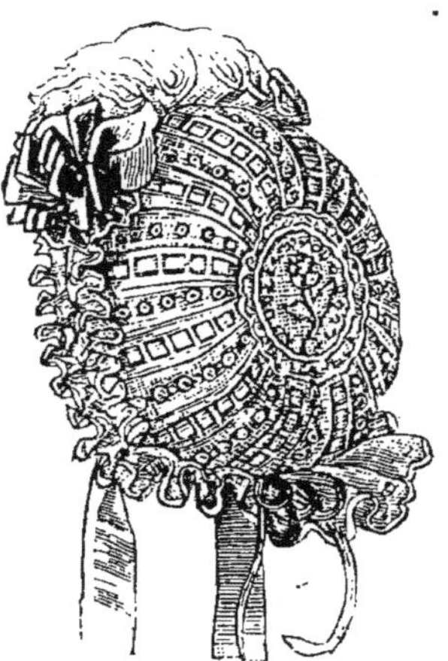

Fig. 21. — Bonnet de baptême.

Les béguins de toile ou de percale — deux par âge — sont en nombre suffisant; ils ne servent le

plus souvent qu'à doubler les bonnets de luxe tant que l'enfant n'a pas assez de cheveux.

Les petits calots, ou béguins en tricot de laine ou de coton, sont trop chauds et trop épais; de plus leur forme est mauvaise; ils lais- sent les oreilles à découvert et ils retombent sur le front de l'enfant.

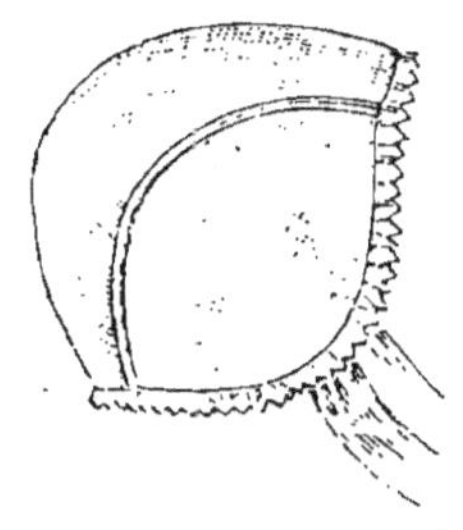

Fig. 22. — Bonnet de piqué molletonné.

Comme les fichus, carrés ou en pointe, sont les mêmes pour tous les âges, il n'en faut que quatre ou six de chaque espèce.

Les bavettes — ou bavoirs — servent tout le temps; on seborne à reculer le bou- ton s'il en est besoin dans les premières semaines. Mais comme l'enfant les mouille parfois beaucoup, il est né- cessaire d'en avoir au moins six pour l'usage courant, sans compter le nombre très facultatif des bavettes de luxe.

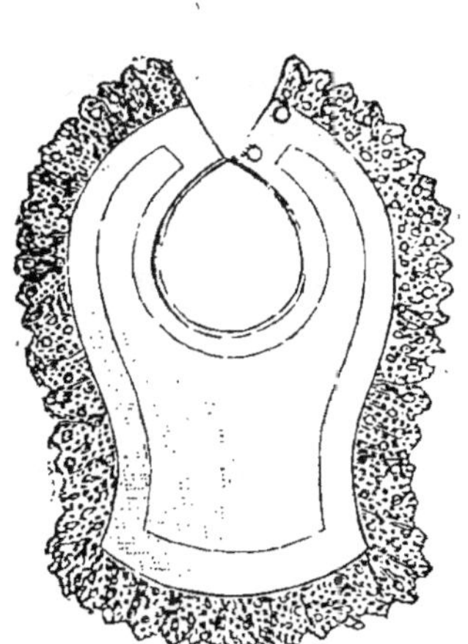

Fig. 23. — Bavette.

Les ceintures de flanelle exigeant de fréquents la- vages, il est urgent d'en faire au moins six. Elles mettent beaucoup de temps à sécher et l'enfant serait incommodé s'il y restait la moindre humidité.

Les ceintures de toile ne servent guère que pendant les premiers jours de l'enfant, c'est-à-dire jusqu'après la formation du nombril. Cependant, comme il est nécessaire de les renouveler chaque fois que l'on change les langes, on en prépare quatre ou six.

Certains magasins n'ajoutent pas de cache-maillot à leur layette; d'autres n'en fournissent qu'un. Il n'est pas absolument nécessaire d'en avoir plusieurs puisque l'on n'en met pas toujours sous les longues robes; cependant, en de telles conditions, il est bien difficile de le maintenir en bon état de propreté. Mieux vaut en avoir de rechange, — ou plutôt, comme le cache-maillot ne prend pas moins d'étoffe qu'une robe, et qu'il ne peut en tenir lieu, mieux vaut met-

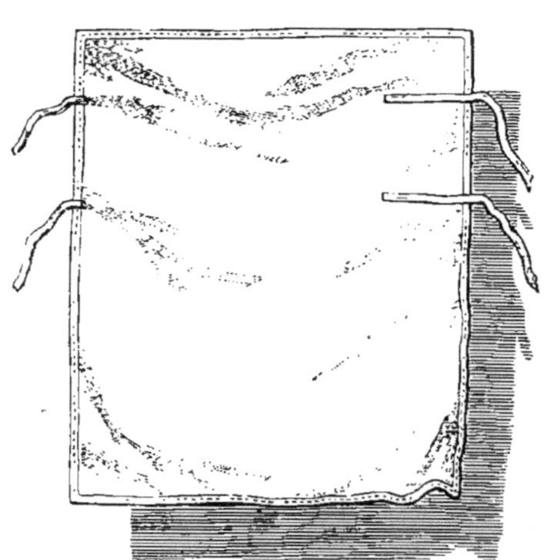

Fig. 24. — Lange de dessus.

tre l'enfant en robe et cacher le maillot sous un lange de piqué; ce lange, qu'on nomme aussi lange de dessus, est le plus souvent muni de quatre cordons

Deux robes longues suffisent à l'ordinaire. On les fait parfois demi-longues, c'est-à-dire mesurant environ vingt ou trente centimètres de plus que le maillot. Elles sont moins gênantes pour la personne qui porte l'enfant, moins salissantes, plus faciles à laver, et le maillot en est encore convenablement couvert.

Pour ces raisons, l'on fait aussi maintenant, pour les tout jeunes enfants, des pelisses demi-longues, même pour le baptême.

Les couches-culottes de flanelle ne sont qu'au nombre de six — pour les trois âges — dans les layettes les plus chères. Comme l'enfant n'en fait

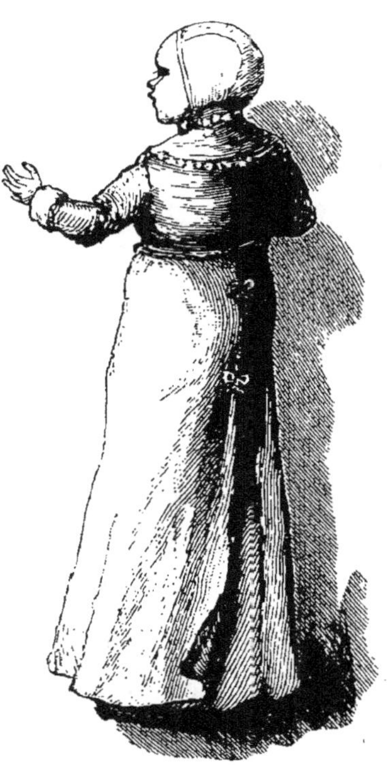

Fig. 25. — Enfant emmailloté.

pas usage pendant ses deux premiers mois, celles du premier âge sont complètement inutiles.

La couche-culotte est toujours très ample à cause des langes ou serviettes qui la doivent garnir ; la coulisse seule l'ajuste à la ceinture. Il vaut donc mieux couper les six de même grandeur, quitte à faire un pli à la ceinture lorsque l'on n'y met pas de coulisse.

Si fréquemment que l'enfant soit changé, on ne peut préserver complètement les couches-culottes; elles prennent toujours au moins quelque humidité au contact des langes mouillés qu'elles renferment. Il est donc impossible de se contenter des deux couches-culottes que le devis attribue à chaque âge.

La flanelle est d'un entretien si difficile que l'on tente le plus possible de lui substituer le piqué molletonné. On fait ainsi des couches-culottes, mais celles-ci n'empêchent pas que les autres soient indispensables. On les fait donc en nombre égal et elles ne servent généralement que pendant les temps chauds.

Mais ce défaut qu'elles ont de se refroidir, comme tous les tissus de coton mouillés, empêche beaucoup de mères de les adopter. Celles-ci se servent en tout temps de couches-culottes de flanelle, malgré l'aspect jaunâtre et sale qu'elles prennent si promptement, lors même qu'on ne les fait blanchir qu'en neuf. Cet inévitable inconvénient a porté quelques personnes à préférer des couches-culottes en flanelle de couleur rouge, rose, bleue, etc., ainsi que l'on confectionne d'ailleurs des jupons de dessous et des pantalons de femme.

Quoiqu'il ne soit pas fait mention de bas dans les devis du magasin, il est d'usage d'en mettre à l'enfant.

Il est mieux de les tricoter en laine, attendu qu'ils sont exposés à se trouver souvent mouillés. Le coton se refroidirait trop et glacerait l'enfant par son contact. Deux paires ne sont que le plus strict nécessaire. Il en est de même pour les chaussons et les bottes.

IV

LAYETTE ANGLAISE

La layette anglaise n'est guère usitée en France : les médecins s'y montrent peu favorables.

« Pour éviter les inconvénients du maillot, dit le docteur Gyoux, quelques auteurs sont tombés dans des inconvénients aussi graves, en prescrivant, par exemple, de vêtir l'enfant de façon à ce que tous ses mouvements soient parfaitement libres. C'est la coutume anglaise qui, aux yeux de beaucoup d'hygiénistes et aux nôtres, dépasse le but recherché. Le nouveau-né n'ayant en effet, que des vêtements flottants, est exposé à se refroidir et à répandre ses excréments partout [1]. »

1. Ph. Gyoux : *Éducation de l'enfant*, pages 44 et 45.

« Ce vêtement, dit le docteur Brochard, très convenable à l'âge de quatre ou cinq mois, exige pendant les premières semaines trop de soins pour être à la portée de tout le monde[1].

« L'enfant a des bas et on l'habille de suite en robe décolletée et à manches courtes, dit le docteur Bouchut. Cette mode a l'inconvénient de laisser les jambes, les bras, le cou trop découverts et trop à l'impression du froid, ce qui nuit souvent aux enfants et peut les rendre malades. »

Et plus loin, revenant sur ce sujet, il ajoute : « Ce vêtement, convenable peut-être à cinq mois, ne l'est pas au moment de la naissance, et il expose le nouveau-né à des refroidissements dont les conséquences peuvent être mortelles [2]. »

« En suivant la méthode anglaise, dit le docteur Gérard, on retient l'enfant dans un lange aussitôt refroidi que mouillé ; les reins, le bassin et les cuisses subissent continuellement le contact d'un bain de siège glacé.

« Il résulte de là des mauvaises digestions, des excoriations et surtout des coliques[3].

Le docteur Allix et Mme Millet-Robinet apprécient

---

1. Docteur Brochard : *Guide pratique de la jeune mère*, page 113.
2. E. Bouchut : *Hygiène de la première enfance*, pages 45 et 331.
3. Docteur J. Gérard : *Conseils d'hygiène*, page 30.

à un autre point de vue les inconvénients de la méthode anglaise :

« Ces longues et larges robes flottantes se salissent et se chiffonnent si facilement que, pour tenir un enfant propre, il en faut un grand nombre.

« Elles sont assez coûteuses, surtout celles de flanelle, qui, de plus, deviennent promptement jaunes, et prennent un air sale qu'on leur enlève difficilement.

« D'un autre côté, le blanchissage et le repassage en sont fort dispendieux ; les petits triangles de laine et les couches ne les garantissent pas toujours suffisamment.

« Ces robes sont embarrassantes pour la personne qui tient l'enfant, et le buste d'un enfant est tellement faible à sa naissance que, s'il n'a pas besoin d'être serré, il a au moins besoin d'être maintenu par ses vêtements[1]. »

Le docteur Donné et les autres auteurs n'ont pas fait mention de la méthode anglaise.

Si de la théorie on passe à la pratique, c'est-à-dire des médecins qui écrivent à ceux, bien autrement nombreux, qui se bornent à exercer, on se heurte à une désapprobation encore plus énergique.

De plus, les mères françaises éprouvent une cer-

---

1. Mme Millet-Robinet et le docteur E. Allix : *Le Livre des jeunes mères,* pages 20 et 21.

taine répugnance à adopter les coutumes anglaises, répugnance instinctive plutôt que raisonnée, puisqu'elle n'entame en rien la haute réputation dont les mères anglaises jouissent en France.

Si l'on examinait les choses de bien près, on y perdrait probablement beaucoup d'illusions. Les babys anglais sont remarquables par leur force et leur beauté; mais qui de nous ignore que, de ces nombreux enfants qui naissent dans les familles anglaises, deux ou trois survivent seuls, la plupart du temps? — Et parmi ceux-ci, combien sont poitrinaires?

Pourtant les Anglais possèdent dans leur *at home* un confortable que nous n'imitons que de loin, et la *nursery* est célèbre partout.

Si, dans ce milieu exceptionnel, tant d'enfants périssent qui, nés des plus vigoureux rejetons, se trouvent par cela même dans des conditions de vigueur et de vitalité irréprochables, que serait-ce des nôtres, issus de parents faiblement constitués et élevés à grand'peine et grand renfort de soins?

D'autre part, il ne semble pas que les Anglais aient pour leur système l'enthousiasme qu'il rencontre chez nous. La femme du premier ministre d'Angleterre, Mrs Gladstone, a cru devoir écrire récemment un traité sur la manière d'élever les enfants; elle y déplore la négligence dont les enfants sont victimes, même dans les *nursery* des plus hautes classes de la société.

Pour qu'une telle voix ait jeté un cri d'alarme, il faut que le mal soit grave et les abus flagrants.

Quoi qu'il en soit, la description de la layette anglaise ne pourrait être omise sans causer une lacune.

Cette layette est assez coûteuse; d'autre part, elle n'est en usage que dans des familles relativement riches. On ne la trouve dans les magasins de nouveautés — les magasins spéciaux sont toujours plus chers — que dans les prix de six cent cinquante à quinze cents francs.

Le devis de la première est dressé ainsi qu'il suit :

Quarante-huit couches de toile ouvrée.

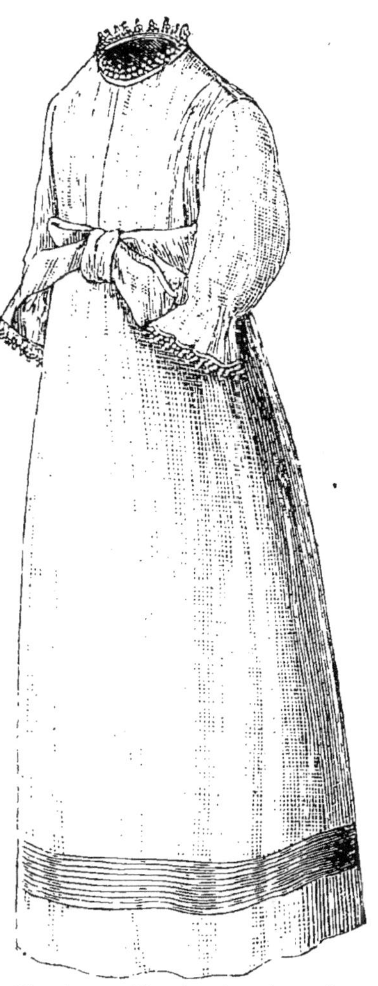

Fig. 26. — Chemise de nuit en flanelle ou piqué mclletonné.

Huit couches de flanelle en pointe.

Quatre ceintures de flanelle.

Quatre sangles.

Six Jacksons en flanelle.

Douze chemises en batiste, garnies de valenciennes, 1er, 2e et 3e âge.

Quatre robes de nuit en bazin.

Une sortie de bain spongieuse.

Une sortie de bain en flanelle unie.

Six fichus carrés ourlés.

Trois fichus à gousset festonnés.

Trois fichus à gousset garnis de dentelle.

Deux robes en nansouk garnies de broderie, à corsage montant.

Deux robes en nansouk décolletées, garnies de broderies.

Une robe de baptême garnie de valenciennes.

Un bonnet de baptême.

Une pelisse de baptême en cachemire de l'Inde garnie de dentelles.

Une capote assortie.

Une pelisse en lainage blanc, frangée à même tout autour de la pèlerine.

Une dormeuse assortie.

Deux draps de toile unie.

Deux taies d'oreiller en toile unie.

Deux draps de toile festonnés.

Deux taies d'oreiller assorties.

Six bavoirs festonnés.

Trois bavoirs garnis de bandes brodées.

Un bavoir plus richement garni.

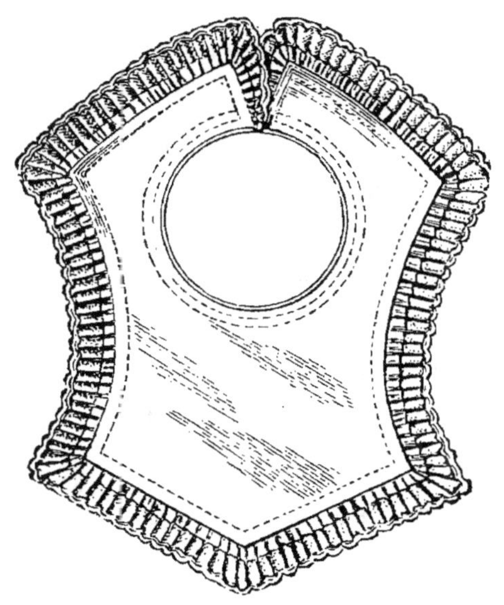

Fig. 27. — Bavette garnie de broderie.

Une guimpe en nansouk et valenciennes.

Voici maintenant le devis de la layette de quinze cents francs :

Soixante-douze couches de toile ouvrée.

Douze couches de flanelle en pointe.

Six couches-culottes en flanelle.

Six bandes de flanelle.

Six Jacksons en flanelle.

Douze chemises en batiste garnies de valenciennes 1er, 2e et 3e âge.

Trois chemises en batiste plus ornées.

Trois chemises en batiste garnies d'entre-deux et de dentelles.

Deux guimpes plus riches en nansouk et dentelle.

Une pelisse de lainage blanc frangée à même.

Une capote en lainage, assortie.

Douze bavoirs garnis de broderie.

Six robes de nuit en bazin garnies de broderies.

Une sortie de bain spongieuse.

Une sortie de bain en flanelle unie.

Une sortie de bain festonnée.

Deux vestes d'appartement en flanelle.

Douze mouchoirs de batiste.

Trois fichus en nansouk festonné.

Six fichus garnis de dentelle.

Trois robes longues en percale.

Une robe longue garnie de dentelle.

Deux robes en nansouk à corsages montants, garnies de broderie.

Deux robes en nansouk décolletées.

Une robe en nansouk, broderie à tablier.

Une robe de baptême garnie de valenciennes.

Un voile de tulle uni garni de dentelle.

Une pelisse en cachemire de l'Inde, garnie de dentelle.

Une capote assortie.

Deux guimpes en nansouk, garnies de dentelle.

Deux bavoirs gar-
nis de broderie, plus
riches.

Un bavoir garni de
valenciennes.

Un bavoir brodé à
même et garni de va-
lenciennes.

Deux bavoirs amé-
ricains garnis de va-
lenciennes.

Quatre draps en
toile, ourlets à jours.

Quatre draps en
toile brodée.

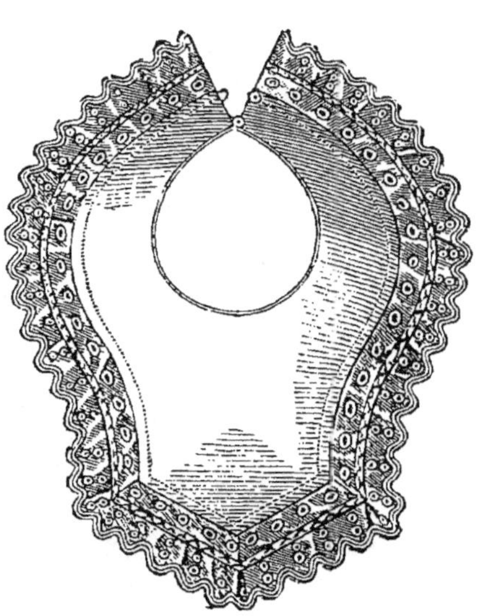

Fig. 28. — Bavette riche.

Quatre taies d'oreiller en toile brodée.

Un panier-layette garni de ruches et nœuds de
satin bleu de ciel, rose ou blanc et de dentelles de fantaisie.

On remarquera combien cette layette, malgré son
prix élevé, est encore incomplète. Beaucoup d'objets à
laver y sont en nombre insuffisant. D'autres exige-
raient, pour servir à nouveau, d'être blanchis dans
l'espace de quelques heures.

De plus, ni dans l'un ni dans l'autre devis il n'est

fait mention de bas. Il est vrai que le baby anglais est presque toujours nu-pieds dans ses petits chaussons, qui ne montent guère que jusqu'à la cheville. Pour-

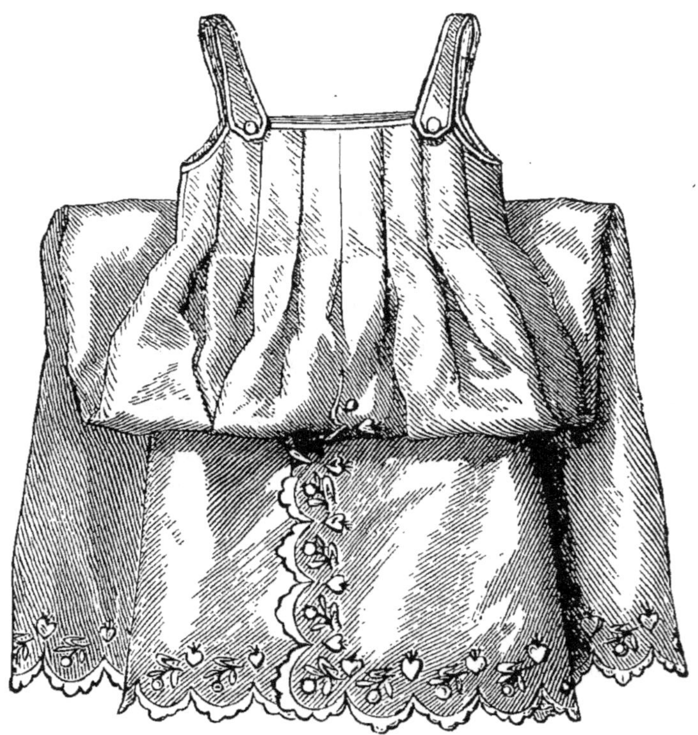

Fig. 29. — Jackson.

tant le docteur Brochard, Mme Millet-Robinet et le docteur Allix, en parlant de la layette anglaise, prescrivent bas ou chaussettes dans les chaussons ou bottes.

On s'étonnera à bon droit de n'y pas trouver de

corset; sans cette pièce, pourtant, il est impossible de vêtir l'enfant.

Les chaussons et les bottes manquent également, quoiqu'ils soient nécessaires dès la naissance de l'enfant. Il est indispensable d'avoir au moins deux paires de chacun de ces objets. Une autre lacune à signaler, c'est le manque de béguins et de bonnets. On ne les mentionne ni dans les devis ni dans les livres qui traitent de la manière d'élever les enfants en Angleterre. Le docteur Gyoux seul rapporte : « que leur tête est couverte pendant la période d'allaitement. » Il avait dit précédemment, en parlant de béguins : « Les mères anglaises n'en mettent pas à leurs bébés, et beaucoup d'entre elles suppriment le bonnet dès les premières semaines. »

Les petites chemises sont semblables à celles de la layette française, à ce détail près qu'on les fait à manches courtes et décolletées, lorsqu'on veut laisser l'enfant cou nu et bras nus.

De même, les robes sont décolletées ou montantes, à manches courtes ou lon-

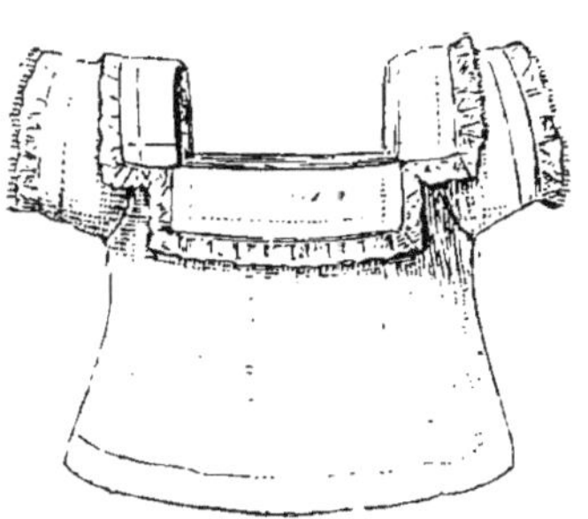

Fig. 30. — Chemise anglaise.

gues. Le docteur Bouchut les indique aussi comme dépourvues de manches.

Ces robes sont ouvertes par derrière sur toute leur

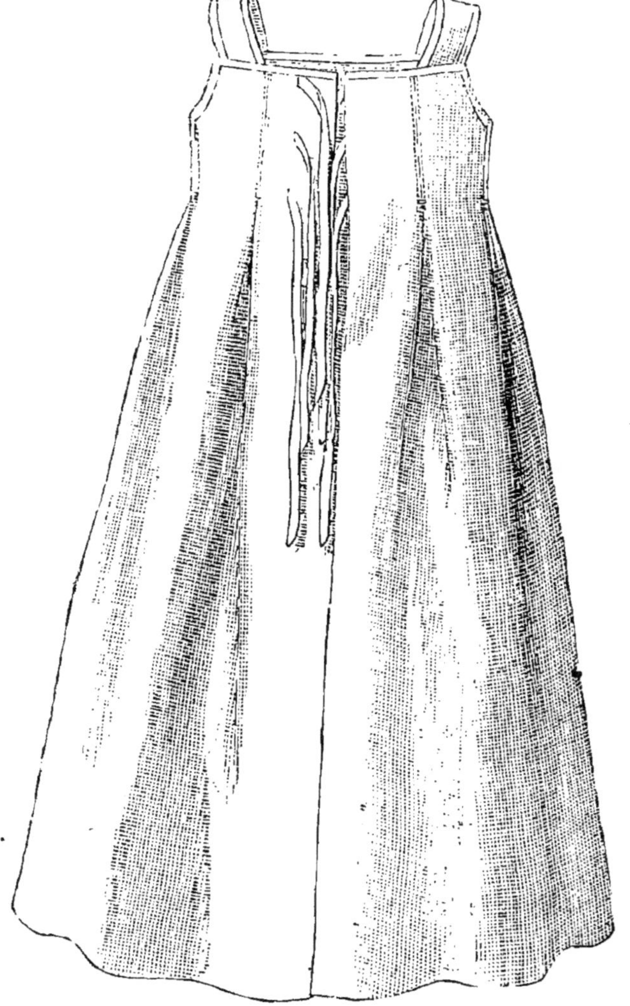

Fig. 31. — Robe anglaise.

longueur, afin qu'on puisse les écarter pour coucher

le baby dans son berceau. Elles sont retenues au cou et à la taille par des coulisses, des rubans et des ceintures. Elles ont cinquante centimètres de plus que l'enfant.

Le docteur Bouchut les décrit autrement, puis il nomme « chemise longue » la robe de flanelle ; mais comme le nom ne fait rien à la chose, ceci est un détail insignifiant. Ce qui importe, c'est qu'il ajoute que cette chemise est fendue en avant du haut en bas et nouée en arrière dans sa moitié supérieure. Cette indication est répétée pour les robes de dessus.

Au contraire, Mme Millet-Robinet et le docteur Allix disent qu'elles sont ouvertes par derrière.

Comme cela arrive pour les coutumes étrangères que l'on tente d'acclimater, les versions contradictoires ont été adoptées par les uns ou par les autres selon le texte qui leur était tombé sous les yeux. Il est parfois difficile de contrôler des indications provenant de pays lointains ; mais, dans le cas présent, le bon sens est un guide infaillible, et c'est au docteur Bouchut qu'il donne tort ; c'est par derrière qu'il faut fendre ces vêtements, puisqu'on les ouvre pour empêcher qu'ils soient mouillés dans le berceau.

Les petits corsets sont une bande de coutil gris ou blanc ou de piqué, échancrée sous les aisselles et munie de bretelles ou épaulettes qui ferment l'entournure.

Elles sont cousues d'un côté et boutonnées de l'autre, pour que l'on puisse les détacher quand on décollète l'enfant. Ces épaulettes se font généralement en tissu élastique, pour qu'elles ne blessent pas l'enfant lorsqu'il lève les bras. Les corsets ont le plus souvent une baleine devant et deux derrière, une de chaque côté du dos. Une double rangée d'œillets de cuivre ou

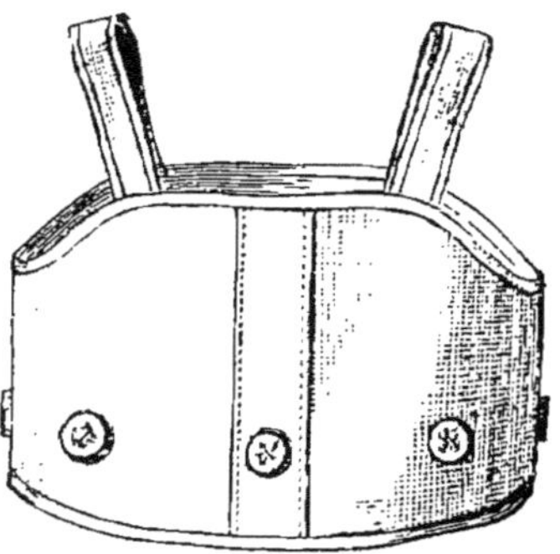

Fig. 32. — Corset anglais (devant).

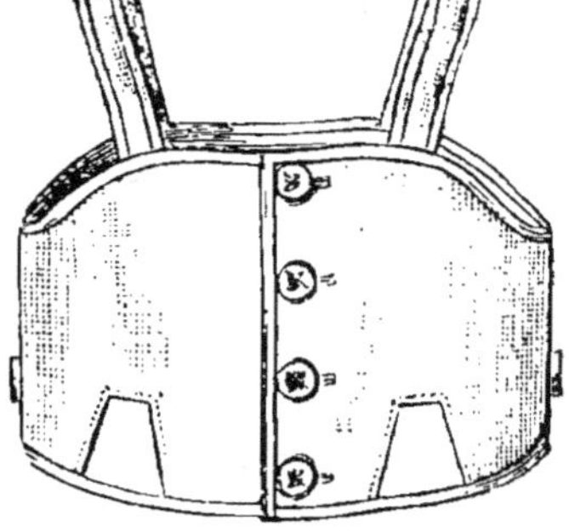

Fig. 33. — Corset anglais (dos).

d'œillets faits à la main sert à les lacer derrière.

Cependant cette forme est plus généralement réservée pour les enfants de quatre ou cinq ans. Beaucoup sont, de plus, ouverts et boutonnés par devant, soit qu'il semble trop long de les lacer, soit que l'on craigne de trop serrer l'enfant en le laçant chaque fois. On met alors deux baleines devant.

Quel que soit le modèle de corset préféré, on coud au bas de gros boutons d'os ou de porcelaine, pour recevoir les boutonnières des couches-culottes. D'autres personnes, pour cet usage, y mettent des cordons.

On fait aussi ces corsets sans baleines, mais alors en étoffe spéciale assez ferme pour dispenser des baleines. Néanmoins on trouve beaucoup de ces corsets garnis de baleines tout comme les autres.

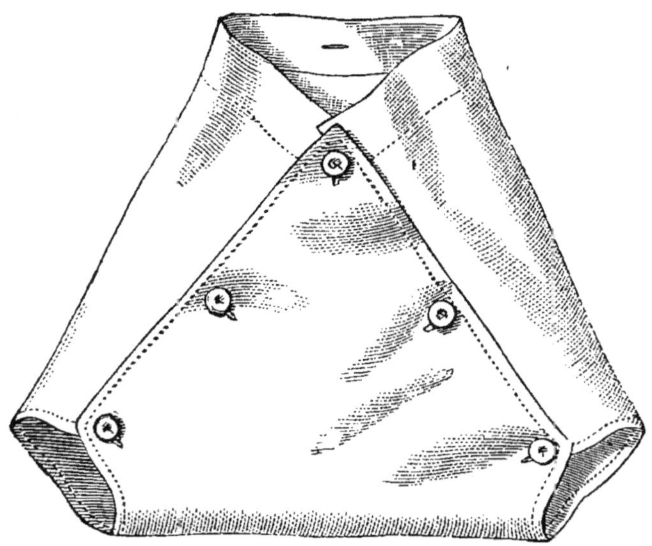

Fig. 34. — Triangle de flanelle.

Les triangles de flanelle sont ce que leur nom indique : un carré coupé en diagonale d'un angle à l'autre.

Quelques personnes le montent sur une ceinture. Des boutonnières qui correspondent aux boutons du corset y sont ménagées, ou encore on y coud des cordons. De plus, la pointe du milieu a une boutonnière à son extrémité ; on la passe dans le bouton qui sert à fermer la ceinture sur le ventre.

Certaines personnes se bornent à border ce triangle. Elles cousent un bouton à la pointe droite ; elles pratiquent une boutonnière à chacune des deux autres pointes, lesquelles viennent toutes deux se boutonner sur l'unique bouton. Une épingle de nourrice, un cordon ou une boutonnière fixe ce triangle au corset.

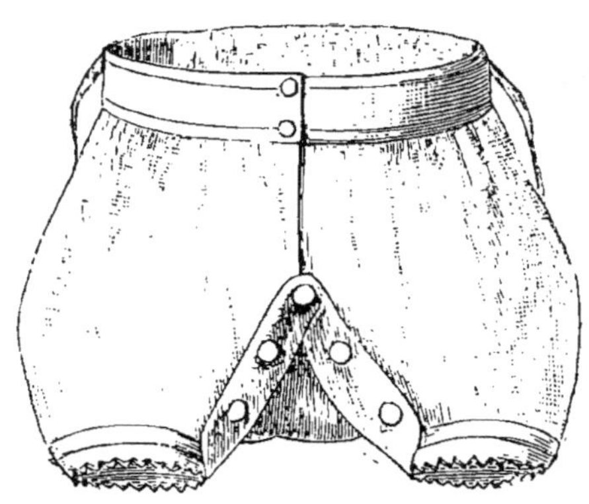

Fig. 35. — Couche-culotte.

La couche-culotte, beaucoup plus compliquée que le triangle, ne peut se tailler qu'à l'aide d'un patron. On la fait à coulisses ou à ceinture ajustée, comme on le préfère.

CHAPITRE II

Vêtements de la seconde époque.

I

VÊTEMENTS DE JOUR

On a la coutume de démailloter l'enfant dans la journée, vers l'âge de quatre ou cinq mois.

Il continue à porter les chemises de la layette tant qu'il n'est pas assez propre pour se passer de langes. Les chemises ordinaires — autrement dit les chemises longues et fermées — ne servent qu'à dater de ce moment, leur étroitesse empêchant de mettre par-dessous les langes et la couche-culotte.

On conserve de même les brassières, qui tiennent alors lieu de gilets.

Il y a deux manières de vêtir l'enfant sous sa robe : la manière anglaise et l'ancienne manière française, la seule qui fût connue il y a un certain nombre d'années.

Pour la manière anglaise, c'est, de toutes pièces, la layette anglaise, — à part les robes, que l'on fait alors demi-longues et fermées.

On les raccourcit à la longueur de l'enfant, dès

qu'il commence à se traîner par terre. Mais sitôt qu'il se relève pour essayer ses premiers pas, il est indispensable qu'il soit très court vêtu.

Sans cette précaution, ses jupes, l'embarrassant, lui feraient perdre l'équilibre ou lui occasionneraient des faux pas. Il en résulterait des chutes multipliées, ou encore des entorses difficiles à guérir, — sinon des claudications et des difformités de la jambe ou du pied.

Si on habille l'enfant à la manière française, outre sa chemise et les brassières nécessaires pour le tenir chaudement, on lui met une robe de dessous.

Elle remplace le corset anglais. Elle est composée d'une courte jupe et d'une bande, formant corsage, échancrée sous les aisselles et soutenue sur les épaules par des bretelles, — ou épaulettes. Elle est le plus souvent lacée par derrière, au moyen d'œillets façonnés à la main, ou d'œillets de cuivre pareils à ceux des corsets.

Les dimensions de la taille sont calculées sur celles du vêtement de dessus. La longueur exagérée des corsages actuels oblige d'ajouter

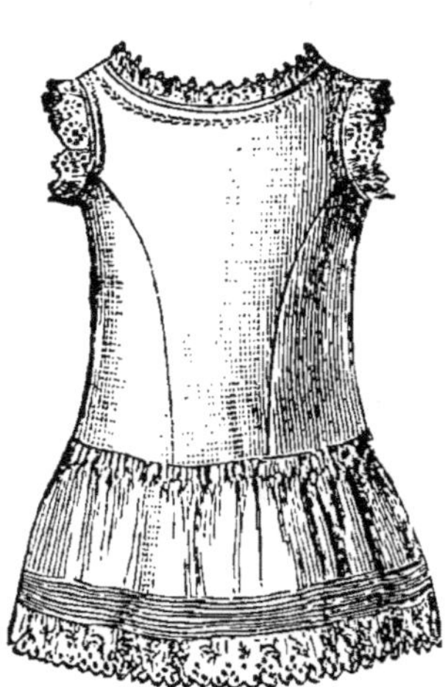

Fig. 36. — Robe de dessous, devant en trois pièces.

un gousset sur les hanches, — ou même de tailler
ce corsage en trois pièces s'évasant vers le bas.

On coud des cordons à la taille pour y lier les bas
et la couche-culotte, — si mieux l'on n'aime laisser
dessous, au bas de la taille, un rempli assez large
pour recevoir les boutons destinés à la couche-culotte.

Ces robes de dessous se font en piqué molletonné
ou en flanelle, le corsage doublé ou non, selon qu'on
le veut plus ou moins solide. On les fait aussi en
percale pour les temps chauds.

La robe de dessous se met indifféremment aux
filles et aux garçons; ceux-ci la quittent en même
temps que les robes, pour revêtir les habits de leur
sexe.

Les fillettes la gardent jusqu'au temps où elles
prennent un corset, — temps
plus ou moins rapproché, suivant que l'emploi des baleines
leur devient nécessaire.

Ce genre de robe n'en a jamais. Pour cette raison, on lui
préfère parfois un corset anglais, auquel on suspend de
petits jupons. Ce n'est pas que
l'on ait trouvé à la robe de dessous des inconvénients, loin de

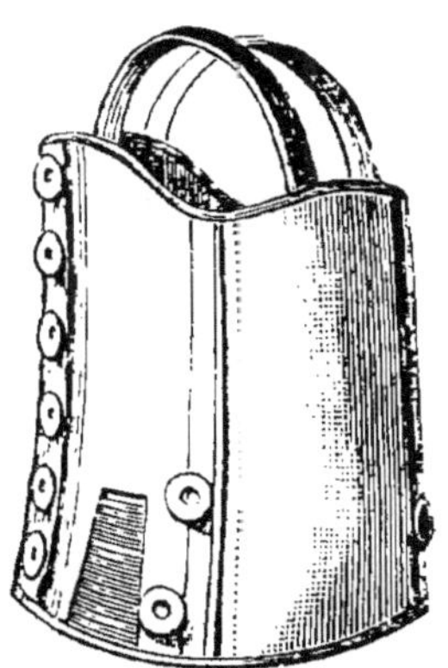

Fig. 37. — Corset.

là. Seulement la mode veut maintenant qu'on mette

des corsets aux tout petits enfants — et cela durera jusqu'à ce qu'un médecin, tournant sur ce point ses investigations, donne l'éveil à ses confrères.

Probablement jugera-t-on que le corset comprime

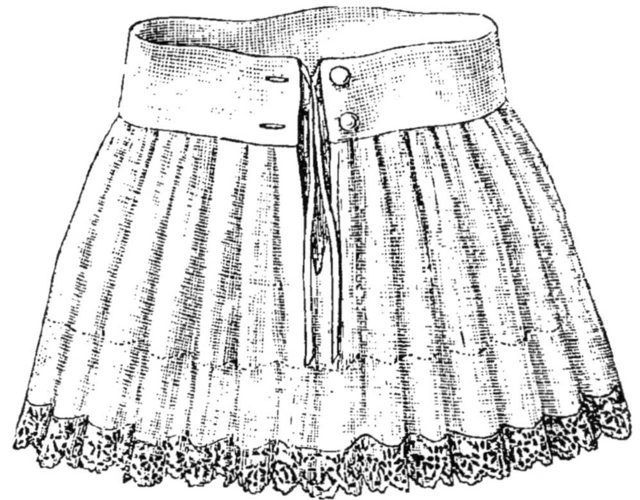

Fig. 38. — Jupon.

et blesse l'enfant, qu'il entrave sa croissance et nuit à sa santé.

Les mères, alors justement effrayées, relégueront le corset anglais parmi ces inventions barbares qui durent leur existence aux préjugés de siècles moins éclairés. — Du moins c'est ainsi que disparut — si toutefois il a réellement disparu — l'antique maillot d'où tant de chevaliers bardés de fer étaient pourtant sortis sans risques ni dommages.

La forme et l'étoffe des robes de dessus — ou robes proprement dites — est abandonnée à la fantaisie de chacun. Cependant il est mieux de continuer à les fermer par derrière.

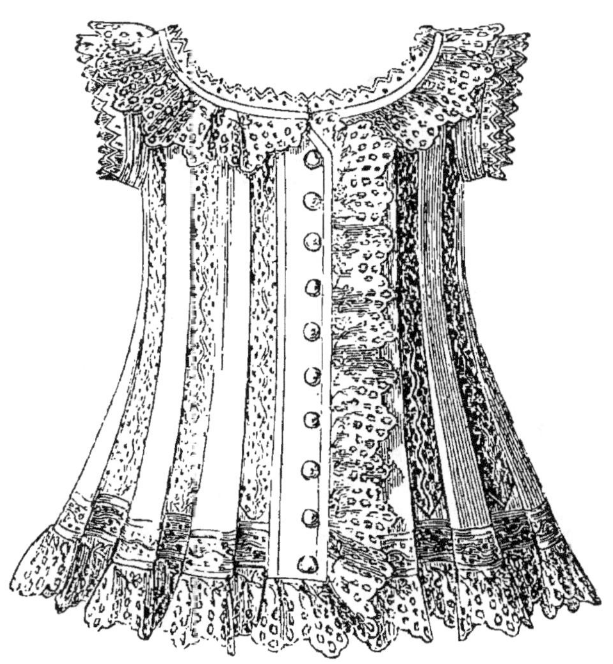

Fig. 39. — Robe fermée devant.

Il est toujours possible de se conformer à cette prescription, ne serait-ce qu'en condamnant l'ouverture que certains modèles ont par devant. On découd la couture du dos pour la remplacer.

L'enfant se salissant beaucoup, on lui met, dans la maison, de petits tabliers pour garantir ses robes. On les fait à manches longues, les bras étant la partie la plus exposée, attendu la manie de toucher à tout qui caractérise le petit enfant.

Cependant il est d'autres tabliers, à manches courtes et décolletées, qui servent surtout pour parer l'enfant tout en préservant quelque peu sa robe.

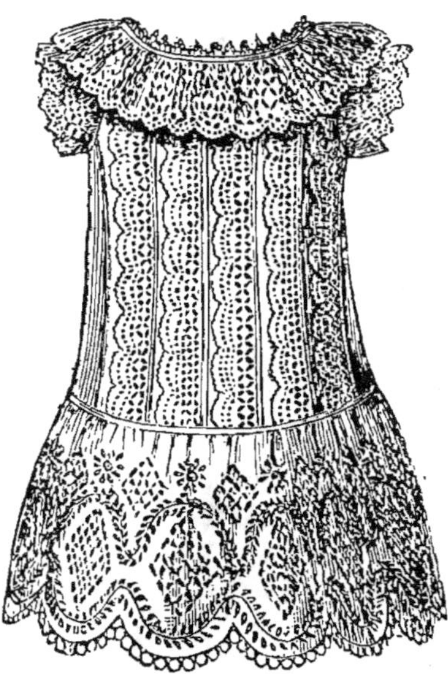

Fig. 40. — Robe fermée derrière.

On fait ceux-ci en fines étoffes blanches, garnies de petits plis et de broderies.

Les autres, le plus souvent, sont en cotonnades bleues à petits carreaux ou à mille raies, en toiles bises ou bleues; les mêmes toiles soutachées ou brodées, les cotonnades rouge, les zéphirs bleu pâle ou rosé, garnis de bandes de broderie, forment des tabliers moins salissants que les tabliers blancs et presque aussi coquets.

Lorsqu'on démaillote l'enfant très petit, on garde, pour le sortir, la pelisse demi-longue. On a ce préjugé que les longs vêtements le rendent plus facile à porter. En réalité, cela ne sert qu'à le tenir plus chaudement, en empêchant l'air de pénétrer jusqu'à ses membres inférieurs. C'est donc à ce point de vue qu'une mère doit se placer pour apprécier quand il convient de raccourcir les robes et les manteaux.

Tant que l'enfant ne marche pas, il est préférable

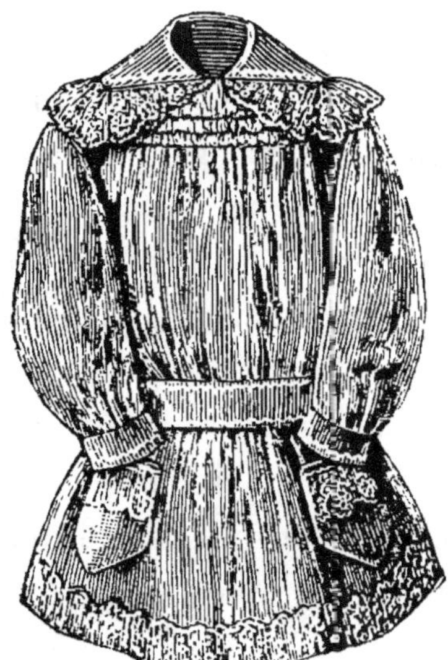

Fig. 41. — Tablier à manches longues.

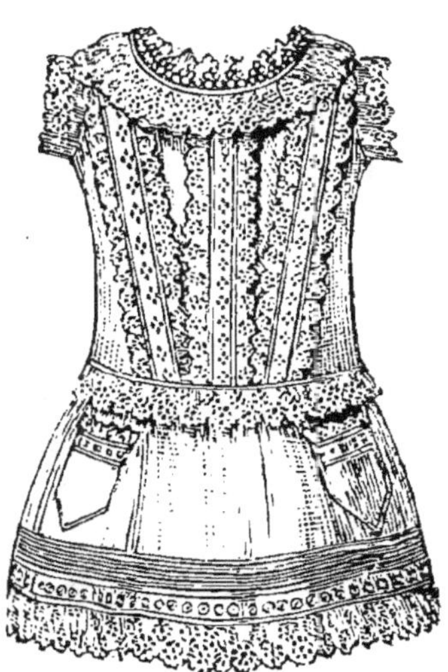

Fig. 42. — Tablier à manches courtes.

de ne lui faire porter que des chaussons ou bottes tricotées. Le pied y est à l'aise et chaudement l'hiver. On les fait plus légers pour l'été.

Les médecins recommandent que les souliers ne soient ni trop grands, ni trop petits, mais bien à point et par conséquent renouvelés à mesure que le pied se développe et grandit.

Ils doivent être solidement fixés à la jambe et montants, afin de maintenir la cheville et de redresser le pied, que l'enfant replie naturellement en dedans.

Les petites bottes qui emprisonnent le bas du mollet sont la chaussure la plus hygiénique, et même la plus économique en dépit de leur prix plus élevé. Elles ont ce grand avantage que, solidement boutonnées, elles tiennent en place et, ne pouvant tourner, ne se déforment pas.

Les souliers découverts tiennent mal; l'enfant les perd continuellement, puis ils tournent au pied et causent des entorses.

Il est mieux de couvrir les chaussures, souliers ou bottines, de guêtres légères ou chaudes, selon que la saison le commande. C'est presque le seul moyen de tenir l'enfant chaussé. Si ingénieux que soient les systèmes de fermeture, ni lacets, ni boutons ne peuvent l'empêcher d'être le plus souvent nu-pieds.

Avant que la layette anglaise se fût impatronisée en France, la couche-culotte était remplacée par un lange plié en triangle. On l'attachait autour des reins de l'enfant par des épingles ou des cordons. Des trois pointes, deux étaient enroulées autour des cuisses, la troisième — celle du milieu — ramenée entre les jambes, était attachée sur le ventre et maintenait les autres en place.

C'est ce système, un peu modifié, que le docteur Brochard conseille : « La couche est alors pliée en
forme de triangle, dont deux angles sont ramenés en
ceinture autour du tronc, et dont l'angle inférieur
passe entre les deux jambes pour se nouer avec les
deux autres sur le ventre[1]. »

La couche-culotte anglaise a de beaucoup simplifié
cet appareil. L'enfant s'y trouve plus sainement et
plus commodément. La personne qui en prend soin
se tient propre et le change avec moins d'embarras.

Les bavettes sont plus que jamais nécessaires. Lors
même que l'enfant ne baverait pas — ce qui est rare
pendant la dentition — elles seront utiles en garantissant le devant du corsage.

II

VÊTEMENTS DE NUIT

Les médecins prescrivent d'emmailloter l'enfant
pendant un an ou dix-huit mois. C'est la seule manière
de le tenir chaudement l'hiver et de le préserver,
l'été, du danger de prendre froid à ces heures de la
nuit où la température fraîchit sensiblement.

Mais une raison qui recommande plus fortement

1. Docteur Brochard : *Guide pratique de la jeune mère*,
page 118.

encore de garder le maillot tout ce temps, — et qui
le ferait même conserver plus longtemps, si ce n'était
chose impossible, — c'est la nécessité de mettre
autant que possible l'enfant à l'abri de sa malpropreté. Quelque savoir-faire que l'on déploie dans
l'arrangement des couches nocturnes, on aura désormais grand'peine à préserver complètement la literie
et les vêtements de nuit.

Le maillot a, de plus, le grand avantage de maintenir l'enfant dans une position horizontale pendant
son sommeil. Plus tard on le regrettera à ce point
de vue, en retrouvant sans cesse l'enfant dans de
mauvaises postures, qui feront affluer le sang à la
tête, qui engorgeront sa poitrine et engourdiront ses
extrémités inférieures. Si allongé qu'on prenne soin
de le laisser, on le verra, quelques moments après
genoux fléchis ou ramenés à la hauteur du cœur,
chevilles contournées, jambe tordue et engagée sous
l'autre.

Il y a des enfants qui dorment en tenant leurs
deux pieds dans leurs mains. Il s'ensuit de légères
indispositions, des cauchemars, ou tout au moins
un sommeil agité. De plus, les jambes de l'enfant s'agitant librement dans sa longue chemise,
il rejette loin de lui toutes ses couvertures et il se
refroidit, quelle que soit la saison.

L'hygiène défend de le laisser coucher avec s

seule chemise, même pendant les nuits brûlantes de la canicule.

On lui fait, pour la nuit, de longues chemises — nommées chemises de nuit ou robes de nuit. — Elles dépassent ses pieds de vingt à trente centimètres. Une coulisse ménagée au bas permet de les lier à la façon d'un sac. Les manches en sont longues, et retenues au poignet par un bouton ou par un cordon.

Les docteurs Gyoux et Bouchut désirent que ce vêtement dépasse de vingt centimètres la longueur des bras et du corps de l'enfant. « Une fois, dit ce dernier, l'enfant placé dans sa robe nouée autour de son cou, au-dessous des pieds et à l'extrémité des bras, on le couche; et il a beau s'agiter dans son lit, il a, quoi qu'il fasse, sur le corps une double épaisseur de toile et de laine. De cette façon il n'a jamais de refroidissement pendant le sommeil. »

Un poignet largement croisé derrière termine au cou ces chemises; on y met si l'on veut une coulisse. On en fait d'autres à pièce. Celles-ci ont le défaut de fermer moins hermétiquement si on ne prend la précaution de les croiser derrière plus qu'on ne le fait communément. L'enfant prend froid et s'enrhume par suite du léger entre-bâillement de la fente.

Au surplus, toute forme est bonne, pourvu que ce

1. Ph. Gyoux : *Éducation de l'enfant*, page 46.

dernier inconvénient soit écarté, pourvu surtout que ce vêtement, rigoureusement fermé du bas, ne permette pas à l'enfant de se découvrir.

Les médecins disent de choisir, pour ces chemises, une étoffe épaisse de coton ou une flanelle de force moyenne pour l'hiver. On se sert pour l'été des étoffes de coton destinées à la chemiserie.

Quoi que disent les livres, il vaut mieux n'employer en tout temps que ces dernières étoffes, plus ou moins épaisses, et ajouter dessous un gilet à manches ou une brassière en piqué molletonné ou en tricot de coton.

Le haut du corps de l'enfant est seul accessible au froid dans le lit, puisque c'est la seule partie qui puisse échapper des couvertures — quand le lit est bien fait. Si donc il est uniformément couvert, il aura, d'un côté ou de l'autre, trop chaud ou froid. Le bon sens veut que la partie qui affronte le froid soit mieux garantie que celle qui est tenue chaudement sous les couvertures.

Il y a des mères qui mettent à l'enfant, pour la nuit, un léger bonnet. S'il a peu de cheveux, s'il est sensible au froid, si la chambre où il dort a une température trop basse, un bonnet peut être nécessaire.

De même, pour ces dernières raisons, on lui passe parfois au cou un fichu de mousseline ou d'autre étoffe légère. Mais il est mieux de tâcher de se dispenser de ces deux vêtements.

Quelques personnes mettent à l'enfant, pour les nuits froides, des chaussons ou chaussettes de laine ou de coton afin de lui tenir les pieds chaudement et d'éviter l'emploi des boules ou cruchons d'eau bouillante. On lui fait quitter cette chaussure quand vient la belle saison.

CHAPITRE III

Manière de vêtir l'enfant.

I

VÊTEMENTS EN GÉNÉRAL

Jean-Jacques Rousseau et d'autres philosophes prescrivent de porter, en hiver comme en été, les mêmes vêtements. Peu de médecins ont soutenu cette thèse ; pourtant Loke, dans son *Traité de l'Éducation des enfants*, cite Newton, qui mettait l'hiver des vêtements d'été.

Le plus souvent les praticiens, d'accord en ceci avec le bon sens, veulent que les vêtements soient appropriés au climat, aux saisons, et même aux variations de la température.

« Si les vêtements d'hiver ont des inconvénients pour l'été, en provoquant des transpirations abondantes, ceux d'été en ont encore plus pour l'hiver, ainsi que nous l'avons déjà démontré. Il faut n'avoir pas les moindres notions physiologiques, pour ne pas comprendre qu'il ne saurait y avoir rien d'absolu en ces matières. Tout doit être subordonné à la température extérieure et à la vigueur de l'enfant. Si le

froid est intense, on doit couvrir l'enfant de manière
à lui conserver plus de chaleur, et cette recommandation sera d'autant plus utile que l'enfant sera plus
frêle et plus malingre[1]. »

Le docteur Donné pousse plus loin les précautions.

« Il y a, dit-il, quelques soins à prendre en changeant
les vêtements des enfants aux différentes saisons, ou
bien suivant les circonstances de la journée; on évitera de leur ôter des vêtements chauds pour leur en
mettre de plus légers un jour où le temps serait
froid[2]. »

Rien n'est plus facile que de se conformer à ces
prescriptions. La composition des vêtements de
l'enfant s'y prête admirablement. C'est la chose du
monde la plus simple, que de le vêtir plus ou moins,
selon que la température est plus ou moins élevée;
il suffit d'ajouter ou de supprimer une brassière, un
béguin, une robe de dessous, un petit jupon, ou de
remplacer ces vêtements par d'autres en tissus plus
épais ou plus légers, selon qu'il fait chaud ou froid.

On ne fait ainsi que suivre les lois de la nature.
L'oiseau change de plumage; on le voit demi-nu au
moment des chaleurs. Les mammifères muent l'été et
leur pelage repousse plus dru pour traverser la saison
rigoureuse. On remarque chez les animaux d'une

1. E. Bouchut : *Hygiène de la première enfance,* pages 335 et 336.
2. A. Donné : *Conseils aux mères,* page 220.

même espèce une fourrure plus ou moins chaude, selon qu'ils habitent un climat plus ou moins tempéré. Il y a plus : l'individu transporté sous d'autres latitudes se conforme à cette loi.

Il est étrange que les philosophes, qui prétendaient ramener l'homme aux simples lois naturelles, aient méconnu celle-ci au point de préconiser un système contraire.

Il est indispensable aussi de tenir compte de la constitution des enfants. Tel vêtement, trop chaud pour l'un, ne le sera pas assez pour l'autre.

Si petit que soit l'enfant, il est possible d'apprécier la quantité de vêtements qui lui est nécessaire. Pour peu qu'il y ait excès de chaleur, sa figure rougit et s'empourpre, ses mains deviennent brûlantes, une légère sueur imbibe sa chevelure et perle sur son front. Avant même que le mal soit à ce point, une faible moiteur, une indéfinissable sensation de malaise que sa physionomie ou ses mouvements décèlent, donnent à penser qu'il est par trop vêtu.

Le froid se traduit par une semblable expression de gêne et de souffrance ; mais l'abaissement de la température des membres[1], une pâleur qui devient plus intense de minute en minute, qui se nuance de teintes bleuâtres et verdâtres et tourne au rouge violacé, pour

---

1. Selon le docteur Gérard, la température normale de l'enfant est de 38 degrés.

peu que l'accès se prolonge et s'aggrave, de légers frissons, qui, plus tard, se changeront en tremblements nerveux, sont des signes qui ne permettent pas de se méprendre sur la nature du mal.

La personne qui soigne l'enfant sait bientôt à quel point elle doit le couvrir. Mais il n'en est pas moins nécessaire qu'elle prête une attention constante pour saisir les symptômes de malaise dès qu'ils se manifestent.

L'enfant le mieux portant et le plus vigoureux peut être très légèrement indisposé, ou seulement mal disposé; il devient dès lors, sans que l'on s'en doute, très accessible aux impressions extérieures et surtout à celles du froid.

Lorsqu'il a l'usage de la parole pour se plaindre, on peut avoir l'esprit en repos à ce sujet, mais tant qu'il est trop petit, il est urgent d'observer son attitude et son visage, pour savoir à quoi s'en tenir.

Ainsi donc, non seulement il est bien de couvrir l'enfant selon que le temps et sa santé l'exigent, mais encore il est bon d'avoir à sa portée des vêtements supplémentaires, faciles à mettre et à ôter, pour parer à toutes les éventualités.

C'est surtout quand on le mène à la promenade que cette précaution est utile.

« Un sage instinct porte les mères à tenir leurs

---

1. Edwards : *Influence des agents physiques sur la vie*, page 138.

5.

enfants chaudement », dit Edward. « Et bien elles font, ajoute Gyoux. La nature nous montre, par l'instinct des animaux, que l'être qui vient au monde doit être chaudement enveloppé. Considérez le nid dans lequel l'oiseau dépose ses œufs et fait éclore ses petits : comme il est entouré de duvet! et les mammifères eux-mêmes, ne réchauffent-ils pas de leur propre chaleur les jeunes qu'ils viennent de produire. Si la chaleur n'était pas nécessaire à ces petits êtres, pourquoi l'animal ferait-il un nid dans un lieu choisi, et avec des matières chaudes? Pourquoi l'oiseau envelopperait-il de ses ailes sa progéniture ? »

Mais tout en se préoccupant de tenir chaudement l'enfant, il est sage de chercher à réduire le plus possible la somme de vêtements qui lui est indispensable. Comme pour l'homme et surtout pour l'enfant, toute chose est en partie affaire d'habitude; on se gardera de lui laisser porter des ajustements qui ne seraient pas strictement nécessaires. Ainsi, dans la maison, il restera nu-tête; ses vêtements de sortie lui seront enlevés sitôt qu'il rentrera.

Si l'on n'avait ces précautions, comme il s'accoutumerait à porter ces vêtements dans une atmosphère plus chaude, il ne lui suffiraient plus pour affronter une température plus basse.

1. Ph. Gyoux : *Éducation de l'enfance,* page 47.

Pour dormir dans la journée, il n'aura de couvertures que proportionnellement aux vêtements qu'on lui laissera dans son berceau.

On parle sans cesse de l'impossibilité où l'enfant se trouve, par défaut d'exercice, de réagir contre le froid.

Il ne faut pas perdre de vue que, si petit qu'il soit, l'enfant éveillé est toujours en mouvement; ses bras, sa tête, ses jambes mêmes, tout emprisonnées qu'elles sont dans le maillot, s'agitent sans cesse.

Il résulte de ce mouvement perpétuel qu'il produit plus de chaleur à l'état de veille que pendant son sommeil — seul espace de temps où il soit réellement immobile. Lors même qu'on le coucherait sans le dévêtir aucunement — ce qui arrive fréquemment dans la journée — il serait nécessaire de le couvrir légèrement, pour le maintenir dans les mêmes conditions de calorique.

Si la saison est douce, si la chambre où il est le défend bien du froid extérieur, il ne faut pas mettre au nouveau-né de béguin sous son bonnet de piqué molletonné.

Un bonnet plus léger remplace celui-ci au bout de deux ou trois semaines. Puis, dès que les cheveux ont acquis, sur le sommet du crâne, une certaine épaisseur, ce léger bonnet est à son tour supprimé.

Cependant, sur ce point, les avis sont partagés. Les

uns veulent que la tête de l'enfant soit peu couverte; d'autres, qu'elle ne le soit pas du tout.

Le docteur Seraine ordonne qu'on couvre la tête du nouveau-né « d'un petit bonnet de toile fine, à demi usée, d'un second en flanelle légère et d'un bonnet ordinaire en étoffe également légère et non doublée[1] ».

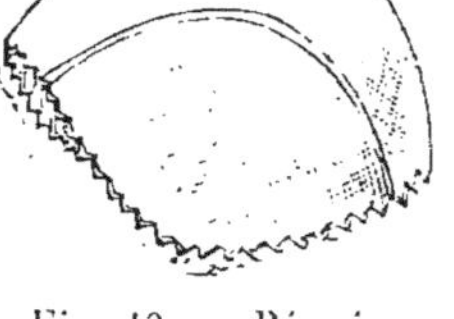

Fig. 43. — Béguin.

Le docteur Brochard prescrit un béguin de toile ou de flanelle, « un bonnet de mousseline plus ou moins épais », puis « la tête nue, pendant la belle saison », dès que les cheveux ont cru.

Le docteur Gyoux et Mme Gay opinent pour un béguin de toile et un bonnet. L'un et l'autre citent les mères anglaises qui ne mettent pas de béguin à l'enfant et lui enlèvent le bonnet dès ses premières semaines. Ils ajoutent qu'on n'a jamais vu qu'il en résultât d'inconvénient, « tandis qu'il y en a à ce que la tête de l'enfant soit tenue trop chaudement, et surtout à ce que l'enfant en ait l'habitude au moment de la dentition, époque à laquelle le sang afflue vers cette partie du corps et peut déterminer des congestions, des rougeurs de la face, des maux d'oreilles, de gorge, etc. »[2].

1. Docteur L. Seraine: *De la santé des petits enfants*, page 36.
2. Désirée Gay : *Éducation rationnelle de la première enfance*, pages 6 et 7. — Docteur Ph. Gyoux : *Éducation de l'enfant*, pages 48 et 49.

Après avoir cité des faits probants à l'appui de
son opinion, Montaigne se résume ainsi : « Comme
donc il importe que les os de la tête deviennent plus
durs, plus compacts, moins fragiles et moins vapo-
reux, pour mieux armer le cerveau, non seulement
contre les blessures, mais encore les rhumes, les
fluxions, et toutes les impressions de l'air, accoutu-
mez vos enfants à demeurer été comme hiver, jour et
nuit, toujours tête nue »[1]. « C'est là un excellent
conseil », ajoute le docteur Gyoux.

Le docteur Donné recommande « d'apprendre de
bonne heure aux enfants à garder la tête nue dans
l'appartement et de réserver les bonnets, les chapeaux
et les casquettes pour le dehors »[2].

Le docteur Bouchut émet deux avis différents. S'il
prescrit d'une part deux bonnets de toile à l'enfant
qui vient de naître, il recommande plus loin de se
servir « d'un bonnet de laine surmonté d'un bonnet
de linge, assez grands tous les deux pour ne pas
gêner le développement de la tête ni comprimer le
cerveau »[3].

Les docteurs, au fond, sont plus d'accord qu'il n'en
ont l'air. Tous s'élèvent contre le danger de trop

1. Michel de Montaigne : *Essais*, page 191.
2. A. Donné : *Conseils aux mères*, pages 225 et 226.
3. Docteur E. Bouchut : *Hygiène de la première enfance*,
pages 45 et 333.

couvrir la tête de l'enfant ; tous prescrivent de le laisser nu-tête dans la maison le plus promptement possible ; s'ils diffèrent quant au genre de coiffure qu'ils prétendent lui imposer, c'est que chacun veut atteindre à sa façon un but commun : protéger la tête de l'enfant contre le froid sans y faire affluer le sang.

Il est facile à une femme d'apprécier la température de l'appartement et d'y conformer la coiffure de l'enfant — d'autant que la tête de celui-ci étant toujours très chaude, on peut s'assurer, en y portant la main, qu'elle se trouve ou non dans son état normal.

Par contre, on évite de promener les enfants tête nue au grand air. Il faudrait que les chaleurs fussent bien fortes pour qu'on leur enlevât — fût-ce à l'ombre — le léger couvre-chef qu'on leur met alors.

S'il en est autrement dans les jardins privés, c'est que l'on redoute moins dans un enclos restreint les variations de la température ; c'est surtout parce que l'on peut, dans ce cas, rentrer au moindre froid. Encore les enfants ont-ils le plus souvent un léger chapeau de paille affecté à cet usage.

Les fichus ou mouchoirs de cou sont utiles dans les premiers jours de la vie et pendant les temps froids. Cependant il est bon d'en éviter l'emploi le plus possible ; ils ont le grave inconvénient de con centrer la chaleur et de faire affluer le sang à la gorge. L'enfant en contracte plus facilement des rhumes et des maux de gorge.

C'est, avec le bonnet et le béguin, la pièce la plus dangereuse de l'habillement. Les brassières, robes et pelisses montent assez haut pour qu'il ne soit pas besoin de mettre à l'enfant des fichus ou des cravates d'aucune sorte. Leur usage est toujours pernicieux, ne serait-ce que par la moiteur qu'ils entretiennent à la gorge et que le moindre courant d'air change en bronchite ou en pire indisposition.

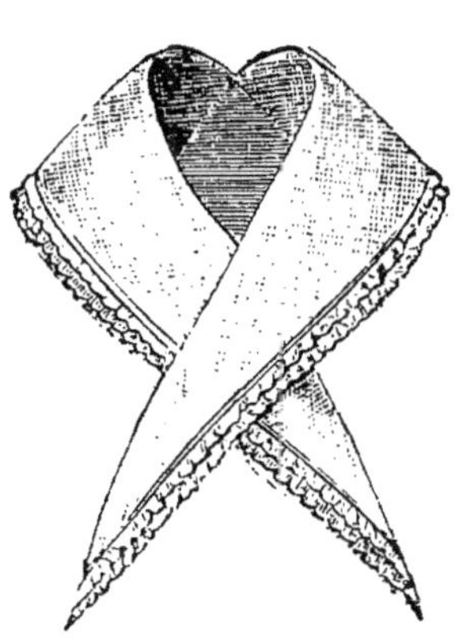

Fig. 44. — Fichu.

Il est bon de remarquer que le nouveau-né, étant toujours tenu dans une chambre bien close et bien chauffée, ne se ressent en rien de la rigueur de la température extérieure. Dans ces conditions, on aurait tort de le couvrir de vêtements qui, n'étant pas nécessaires, ne pourraient que lui être nuisibles.

On proportionne le nombre et la nature des langes à l'état de la température. On prescrit de se servir de langes épais de coton pour l'été, de langes de laine pour l'hiver; ceci est la théorie.

Si l'on en vient à la pratique, on verra partout, même pendant les chaleurs, l'enfant emmailloté ainsi : un lange de linge, un lange épais de coton, ou de laine, un lange de laine.

Il est étrange que tous les traités soient, d'une part, si bien d'accord sur ce point, et que, d'autre part, docteurs, nourrices et mères le soient autant pour agir autrement.

En réalité, il est nécessaire de maintenir autour de l'enfant autant d'épaisseur de langes qu'il en peut supporter sans être incommodé, c'est-à-dire sans que sa face rougisse, que ses cheveux se mouillent de sueur, ou que sa chair soit brûlante au toucher.

Une sensation de malaise commence pour lui quand le maillot est « percé », — autrement dit lorsque la main s'humecte en le touchant — soit qu'à ce point les langes n'absorbent plus, soit qu'ils se refroidissent au contact de l'air.

On remarquera qu'un maillot épais et des langes de laine déterminent rarement chez l'enfant un excès de chaleur. Cela tient à ce que les pieds et le ventre ne sont jamais assez chauds, à l'inverse de la tête, qui est toujours trop chaude.

Les vêtements « légers et chauds, dit Mme Gay [1], ne comprimeront pas la poitrine, ils ne gêneront pas les articulations. Les corsages s'ouvriront et se fermeront par derrière pour n'être pas obligé de tour-

____

1. Désirée Gay : *Éducation rationnelle de la première enfance*, pages 2 et 3.

ner les bras de l'enfant en les lui mettant ; les manches seront larges et sans poignet, les entournures grandes. »

Les médecins recommandent, pour les vêtements de l'enfant, l'ampleur et la souplesse. Le défaut de souplesse lui infligerait une gêne qui dégénérerait bientôt en réel malaise.

Le défaut d'ampleur aurait de plus graves conséquences ; le fonctionnement des organes s'en trouvant entravé, la circulation du sang, les digestions, la respiration en seraient troublées. La croissance et le développement normal du corps subiraient un ralentissement. Il en pourrait même résulter des difformités, une déviation des os, les membres et le tronc se trouvant comprimés et retenus dans de mauvaises positions. Personne n'ignore que des bandelettes suffisent aux Chinois pour empêcher la croissance du pied. C'est aussi au moyen de simples bandes que l'on donne aux enfants ces diverses conformations de la tête que l'on remarque en certains pays.

II

MANIÈRE D'HABILLER L'ENFANT (VÊTEMENTS SUPÉRIEURS)

Avant que de prendre l'enfant, on s'occupe de rassembler à portée de la main tous les objets et vêtements nécessaires à sa toilette.

On fixe le béguin dans le bonnet avec une aiguillée de fil ; on passe les unes dans les autres les manches de la chemise et des brassières, et l'on replie les revers selon la longueur que la manche doit avoir. S'il est carré, le mouchoir de cou est d'avance plié en double pointe.

L'enfant étant tenu chaudement sur les genoux, et, au besoin, enveloppé d'une serviette ou d'un lange, c'est par le tronc que l'on commence à l'habiller.

Prenant dans la main gauche la main gauche de l'enfant, on l'introduit dans l'entournure, qu'on tient béante de l'autre main, et l'on tire doucement, en prenant garde qu'il n'écarte ses doigts ou ne renverse le pouce, auquel cas on risquerait de les lui briser ou tout au moins de lui faire mal.

C'est là une besogne difficile et délicate, l'enfant ayant généralement le vice de plier son bras et de le retirer brusquement. On exerce, par-dessus l'étoffe, une légère pression à l'endroit du coude, pour le lui redresser ou le maintenir. Puis, du bas, on saisit la main, dès que cela est possible, afin de l'amener au dehors. La manche est alors bien tirée jusqu'à l'épaule et l'on fait, pour le bras droit, la même opération.

Le plus souvent, on met alors l'enfant sur le ventre pour bien croiser et pour fixer la chemise et les brassières dans le dos, au moyen d'épingles de nourrice, ou encore en liant les cordons préparés.

Quelques personnes ne dérangent pas l'enfant. Elles lui attachent ses vêtements en le laissant assis. C'est affaire d'habitude et d'adresse.

La tête est ensuite couverte du bonnet; puis le mouchoir de cou ou le fichu est posé derrière la tête, ramené par devant sous le menton et croisé sur la poitrine. Les deux bouts passent sous les bras et viennent s'attacher derrière le dos. Cependant, si on emmaillote l'enfant par-dessous sa brassière, le fichu n'est mis qu'en dernier lieu.

Inutile d'ajouter que la robe ou le cache-maillot n'est passé qu'après l'emmaillotement.

Si l'on sort l'enfant très jeune, on n'entre pas ses bras dans les manches de sa pelisse. Pendant les premiers temps, ce vêtement est simplement posé par-dessus les bras; les manches pendent à vide. La pelisse fermant par devant est, par conséquent, difficile à mettre et l'enfant étant encore si petit, on craindrait de lui casser les bras en les lui contournant si peu que ce soit.

III

EMMAILLOTEMENT

Parmi les personnes qui déclament contre le maillot, il en est peu qui sachent ce que c'était quand

Montaigne, et plus tard Jean-Jacques Rousseau le
prirent à partie.

Ce qu'elles poursuivent de leur indignation, croyant,
en cela, suivre d'illustres exemples, c'est l'inoffensif

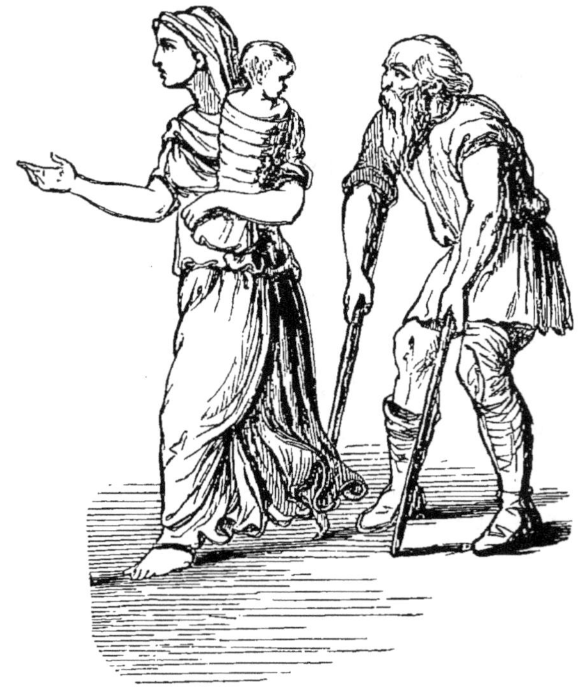

Fig. 45. — Maillot ancien.

et salutaire maillot moderne, que les meilleurs et les
plus savants médecins préconisent maintenant, ef-
frayés qu'ils sont des dangers de la méthode anglaise.

Pour mesurer la distance qui sépare ce maillot du maillot ancien et pour comprendre la réprobation que ce dernier a soulevée, il suffit de jeter un coup d'œil sur les estampes et les gravures qui nous en ont conservé la reproduction.

On y voit l'enfant étroitement serré dans des bandelettes qui le façonnent en une sorte de gaine, d'où la tête et le cou émergent seuls.

Nous en avons encore la fidèle image en cette poupée de carton sans bras ni jambes, qu'on nomme communément un « poupard ».

Ce maillot date de la plus haute antiquité; Gyoux et Fonssagrives rapportent qu'on le voit encore dans les fresques de Pompéi : « Il existe, en effet, une peinture de Pompéi qui représente une actrice tenant dans ses bras un enfant enveloppé, bras compris, dans les circulaires d'une bandelette de laine, qui le transforment en une sorte de momie »[1].

On retrouve encore, en certaines contrées et même dans quelques parties de la France, cet antique maillot dans toute la pureté de son type primitif.

L'enfant s'y trouve emmailloté jusqu'aux épaules dans des langes de toile et de laine, que des bandelettes de toile ou des lisières serrent et compriment autant qu'il est possible. Un mouchoir fixé sur la poi-

---

1. Ph. Gyoux: *Éducation de l'enfant*, page 43. — Fonssagrives: *Entretiens familiers sur l'hygiène*, page 100.

trine maintient la tête de façon qu'elle ne puisse se mouvoir.

Ainsi réduit à une immobilité presque cadavérique,

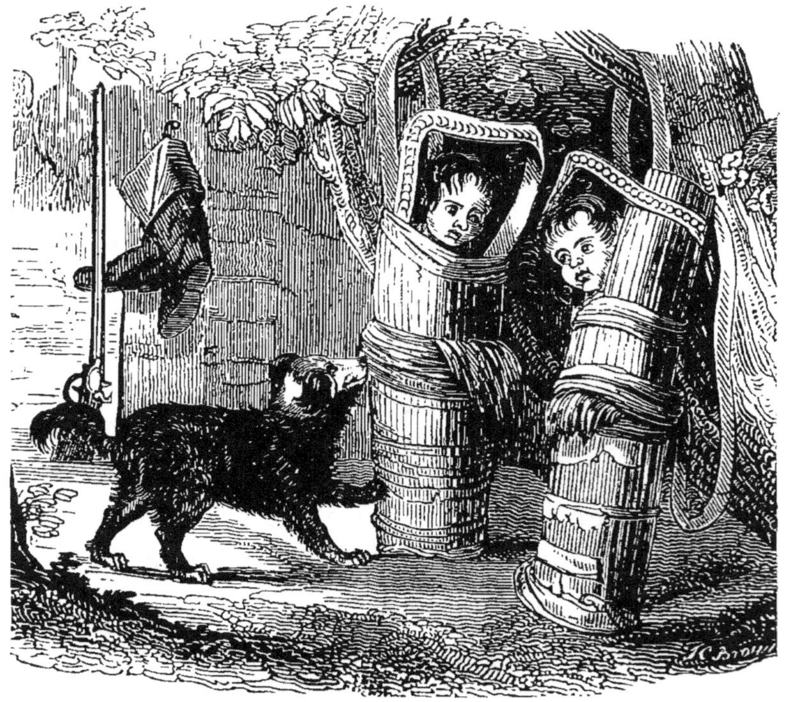

Fig. 46. — Enfants canadiens.

par ces bandes, qui ont parfois jusqu'à deux mètres de long [1], l'enfant, en certains pays, est accroché à un clou, enfoncé haut dans la muraille, pour que le petit être soit hors des atteintes dangereuses des animaux.

1. Buchan : *Médecine domestique.* — Anonyme: *L'Enfant,* page 23.

La mère, ou la nourrice, pendant ce temps, vaque paisiblement aux occupations du ménage — si même elle ne s'absente une partie de la journée, occupée qu'elle est aux travaux des champs.

Comme il arrive toujours, des modifications se sont produites d'un pays à l'autre : ici l'enfant a la tête libre; là ses bras se meuvent hors du maillot. Mais ces améliorations partielles n'en laissent pas moins subsister la plus grande partie du mal, le tronc, qui contient les organes essentiels à la vie, restant étroitement comprimé.

Les docteurs Bouchut et Donné disent que ce genre de maillot est maintenant abandonné. « On n'emprisonne plus les enfants dans du drap, les jambes allongées et immobiles, leurs bras solidement fixés le long de la poitrine[1].

« L'emmaillotement n'offre plus d'inconvénients, tel qu'il est pratiqué maintenant. On ne s'avise plus guère, même dans les campagnes, d'emprisonner les enfants dans des langes étroitement serrés, et les usages adoptés universellement sont sages et raisonnables[2] ».

Au contraire, Mme Millet-Robinet et le docteur Allix

1. Bouchut : *Hygiène de la première enfance*, page 331.
2. A. Donné : *Conseils aux mères*, page 223.

prétendent que ces maillots sont encore en usage dans presque toutes les campagnes.

Buchan et l'auteur anonyme qui le cite dans son livre de l'*Enfant* disent : « Un préjugé qui existe encore est d'envelopper le nouveau-né dans des bandes assez serrées pour le soutenir. Cette coutume est nuisible et dangereuse; on comprime ainsi tous les viscères intérieurs, on gêne la respiration, si importante à laisser libre chez l'enfant qui vient au monde; enfin, au lieu d'aider à sa bonne conformation et à la beauté de ses formes, on les atrophie, on les empêche de se développer en liberté[1]. »

Gyoux et d'autres encore représentent cet abus comme existant « dans diverses contrées et dans un grand nombre de départements ».

Quoi qu'il en soit, ce sont ces bandages, c'est cette immobilisation absolue des bras et des jambes que les docteurs s'accordent à condamner. Hufeland est celui d'entre eux qui résume le mieux l'opinion commune :

« Je suis donc, dit-il, ennemi de ces liens tyranniques à l'aide desquels jadis on entravait la circulation du sang, la digestion, le mouvement des membres, et l'on condamnait les pauvres enfants à l'immobilité complète, qui est un tourment affreux.

1. Buchan : *Médecine domestique.* — Anonyme : *L'Enfant.*

puisqu'en certains endroits on l'emploie avec succès comme moyen de torture.

« Mais je désapprouve également qu'on n'emmaillote pas du tout les enfants pendant les premiers temps, car leur corps flexible, surtout l'épine du dos, a besoin d'un soutien, qui, ne fût-il même d'aucune utilité pour eux, est au moins nécessaire à ceux qui les soignent pour pouvoir les soulever, les remuer et les porter sans crainte de les blesser[1]. »

A l'exemple de celui-ci, presque tous les autres docteurs jugent que le maillot modifié, c'est-à-dire relâché et débarrassé des bandelettes, bandes et lisières, est le meilleur système qu'il soit donné de suivre en France.

Après avoir déconseillé la méthode anglaise, le docteur Bouchut ajoute : « Le maillot modifié est préférable pendant les premiers mois de la vie. Plus tard, on peut le quitter pendant le jour ; mais il faut le reprendre pendant la nuit jusqu'à un an ou dix-huit mois.

« Le maillot, tel qu'on l'emploie aujourd'hui, n'est susceptible d'aucun reproche. Il ne comprime pas le corps et gêne peu les membres. Il a, de plus, l'avantage d'empêcher le refroidissement des jambes, et si l'enfant les mouille avec son urine, elles sont au

---

1. Docteur Hufeland : *Conseils aux mères*, page 51.

moins en contact avec un linge qui reste tiède en attendant qu'on le renouvelle[1]. »

Le docteur Brochard conclut par ces mots une très vive attaque contre l'ancien maillot : « Le maillot modifié, tel qu'on l'emploie dans le nord de la France, n'a aucun de ces inconvénients[2] ».

Les docteurs, dans leurs livres, décrivent l'emmaillotement à peu près de la même façon ; seul, le docteur Hufeland diffère sensiblement de ses collègues. Comme il se borne à dire : « Je recommande donc de suivre en cela un juste milieu, et voici quelles sont les précautions qui m'ont paru convenir le mieux », on ne sait s'il s'agit d'un emmaillotement usité en quelque contrée qu'il ne nomme pas, ou si ce mode est simplement proposé par lui.

Quoi qu'il en soit, le texte porte : « On couvre d'abord le nouveau-né d'une toile fine, par-dessus laquelle on met une flanelle, après quoi on entoure lâchement le corps d'une bande ayant la largeur d'une main et faite au tricot, parce qu'elle s'applique ainsi plus également que de toute autre manière. Les bras demeurent libres, ce qui permet à l'enfant d'apprendre à s'en servir. Le corps entier est étendu dans un matelas en ouate de coton, qui soutient la

1. E. Bouchut : *Hygiène de la première enfance*, pages 331 et 332.
2. Docteur Brochard : *Guide pratique de la jeune mère*, page 114.

tête et qui procure le degré convenable de chaleur sans trop échauffer, comme font les lits de plume. On continue de cette manière pendant huit à dix semaines, jusqu'à ce que l'enfant soit en état de se tenir le dos et la tête droits. Alors on supprime le matelas, mais on continue l'usage de la bande jusqu'à six mois, parce qu'elle est le meilleur moyen de tenir le corps chaud[1]. »

Il ne semble pas que le célèbre docteur allemand ait fait en France de nombreux prosélytes. Au moins ses confrères, tout en le citant sur d'autres points avec la déférence due à son mérite, recommandent, quant au maillot, des principes très différents.

Voici la théorie telle que l'un d'eux l'écrit, telle, à peu près, que les autres la font mettre en pratique par quiconque les consulte :

« Une fois la chemise et la brassière mises et fixées par derrière, on place le dos de l'enfant sur une couche de toile recouvrant immédiatement un ou deux langes de laine ou de coton. Avec cette couche et ces langes mis par-dessus la brassière, on enveloppe le tronc au-dessous des aisselles. La couche entoure les jambes et les isole l'une de l'autre par sa partie inférieure, que l'on ramène sur les genoux de l'enfant. Les langes enveloppent le tout et, comme ils dépas-

---

1. Hufeland : *Conseils aux mères*, page 52.

sent de beaucoup la longueur du corps, on les relève en les étendant, pour recouvrir de nouveau la partie inférieure du tronc. Toutes ces parties de l'habillement seront peu serrées et fixées au moyen de cordons ou d'épingles anglaises[1]. »

Mais comme l'emmaillotement est, avant tout, une besogne féminine, il n'est pas étonnant que nombre de mères aient cru devoir le modifier en certains points, à leur façon. Les femmes qui ont acquis quelque expérience procèdent généralement ainsi :

L'enfant étant vêtu du haut, elles le soulèvent de leurs bras gauche en le maintenant contre leur poitrine et posent sur leurs genoux les langes préparés tels qu'ils doivent servir, autrement dit le lange de laine, le lange de coton ou le second lange de laine, puis le lange de linge, superposés dans cet ordre.

L'enfant y est déposé de façon à ce que ces langes puissent être passés sous les aisselles. Le côté gauche du lange de linge est rabattu sur la poitrine, puis le côté droit sur celui-ci, de telle sorte que le tronc soit enveloppé de toute la largeur. Le second lange est croisé de même, puis on fait subir cette opération au troisième lange, et l'on fixe, en haut, sur le tout, à l'aide d'une épingle de nourrice, l'extrémité droite de ce dernier lange.

1. Docteur Brochard : *Guide pratique de la jeune mère*, pages 43 et 44.

Cela fait, on enveloppe chacune des jambes dans un côté du premier lange, pour les isoler l'une de l'autre.

Puis ce lange, replié à une main de. distance des pieds de l'enfant, est rabattu sous ses jambes, aussi loin que possible, afin de mieux garantir, par ses épaisseurs redoublées, les langes de dessus. Il est préférable de le ramener au-dessous plutôt que sur les genoux, l'enfant étant le plus souvent couché, le maillot se mouille davantage dessous.

Le second lange enveloppe les deux jambes réunies, puis son extrémité, aussi pliée à 8 centimètres des pieds, est repoussée de même sous l'enfant.

Le troisième lange est bien croisé et attaché sur le côté par une épingle, à la hauteur des genoux. On étend alors toute la partie de ce lange qui dépasse le noyau de maillot formé par les deux premiers langes, et on le rabat par devant, aussi largement que possible. Cela forme un semblant de tricorne, dont les pointes, ramenées par derrière, sont solidement fixées l'une à l'autre par une épingle de nourrice.

On est obligé de mettre l'enfant sur le ventre pour attacher cette troisième et dernière épingle. Quelques personnes le retournent avant que de replier l'extrémité de ce lange. D'autres opèrent ce mouvement de volte-face tout en maintenant d'une main les deux bouts croisés dessous.

6.

On préfère généralement emmailloter l'enfant sur les genoux. Cependant il y a des mères qui disposent les langes superposés sur le travers du lit. Elles étendent l'enfant par-dessus et l'y emmaillottent complètement, le tournant et le retournant, la face contre le lit, selon que cela est nécessaire.

C'est d'ailleurs la manière de faire des médecins, lesquels ne peuvent guère, à cause des vêtements de leur sexe, maintenir commodément l'enfant sur leurs genoux.

Cette méthode rend l'emmaillotement plus facile, seulement elle a le grand inconvénient de tenir l'enfant loin du feu. Pour remédier à cela, on attire parfois devant la cheminée un large fauteuil sur le siège duquel on dépose les langes et l'enfant. Mais cette manière est peu pratique.

On prendra soin que les pieds de l'enfant ne touchent jamais l'extrémité du maillot; il est nécessaire de toujours laisser au moins 6 à 8 centimètres de plus.

L'enfant tient naturellement ses jambes repliées et ses pieds en dedans lorsqu'il est tout petit. Un maillot trop court, outre la gêne qu'il lui causerait, aurait l'inconvénient d'accentuer ce tic.

Il faut avoir l'attention de rapprocher doucement ses genoux pour maintenir ses jambes et ses pieds bien droits dans le maillot. Sans cette précaution, ses membres inférieurs resteraient recourbés et tordus. On devra pourtant bien se garder d'exercer la moindre contrainte pour les redresser. Le tout petit enfant reste ainsi les jambes à demi repliées dans le maillot pendant les premiers temps. Il n'est besoin que de tenir compte du redressement que la nature opère d'elle-même lorsque rien ne l'entrave. Le maillot a le grand avantage de faire disparaître plus promptement cette passagère difformité, que la méthode anglaise tend au contraire à aggraver.

Parmi les mères françaises qui se sont laissé tenter par la manière anglaise, beaucoup en reviennent à la méthode française pour leur troisième ou quatrième enfant, ayant été obligées de recourir à des appareils orthopédiques pour redresser les pieds de leurs premiers enfants, nés cependant parfaitement conformés. C'est au défaut de maillot, à la pression inégale ou nuisible exercée sur les membres, en portant ainsi les enfants trop jeunes, qu'elles attribuent cette difformité.

Le maillot ne doit être ni lâche, ni serré, mais ce qu'on appelle ferme. Il conserve ainsi une souplesse suffisante pour que l'enfant puisse agiter la partie inférieure de son corps, sans cependant avoir la faculté de frotter ses jambes l'une contre l'autre. Lorsque ses langes sont trop relâchés, on remarque, au bout de deux ou trois jours, des écorchures aux chevilles et aux talons, — résultat inévitable du continuel mouvement de va-et-vient qui use l'épiderme.

Ce n'est guère que sur la poitrine et à l'endroit où les langes sont repliés, autrement dit à la première et à la troisième épingle, qu'il est possible de trop serrer le maillot, la seconde épingle étant maintenue à bonne distance par l'écartement naturel des genoux. C'est donc sur ces deux points qu'il importe de porter une attention constante.

Le maillot n'étant fermé que par trois épingles, il est facile de voir s'il y il a ou non excès de tension. Au lieu de présenter une forme allongée, d'une largeur égale, le maillot, sanglé par places, offre des creux et des saillies.

D'autre part, si l'on a quelque doute à ce sujet, il suffit d'enlever l'épingle en maintenant la main sur l'étoffe. Un écartement se produit aussitôt et pratique immédiatement l'élargissement nécessaire. On n'a plus, dès lors, qu'à entrer l'épingle pour refermer le tout à distance convenable.

Une main féminine, accoutumée à manier des objets délicats et surtout dépourvue de cette force inconsciente qui caractérise la main masculine, une main féminine, donc, ne serrera jamais trop l'enfant dans son maillot, à moins qu'il n'y ait effort pour atteindre ce but. Si donc un enfant est comprimé dans ses langes, c'est que la femme qui l'emmaillote a fait acte de volonté pour qu'il en fût ainsi. L'adjonction des bandes à l'ancien maillot prouve bien qu'on ne peut obtenir ce résultat qu'en ayant recours à des expédients. Il s'ensuit naturellement que les maillots trop serrés sont un danger plus illusoire que réel.

On met le maillot soit par-dessus la brassière, soit par-dessous la chemise.

Le docteur Brochard blâme cette dernière façon : « Un grand nombre de nourrices ont l'habitude de mettre les langes par-dessous la chemise, afin que cette partie du vêtement ne soit pas salie à chaque instant. Il faut alors, pour que les langes puissent tenir, les serrer fortement. Il y a à cette manière de faire deux inconvénients : la base de la poitrine, trop serrée par les langes, est gênée dans son développement ; les intestins, de leur côté, sont fortement refoulés vers la partie inférieure du ventre. De là, des conformations vicieuses, des déformations des membres, car chez les nouveau-nés les os cartilagineux cèdent facilement à la moindre pression. De là, des hernies inguinales très fréquentes dans ce cas [1]. »

En réalité, ce danger n'existe pas, le maillot n'étant jamais plus serré, pour la raison qu'il est maintenu, sur la poitrine et dans le dos, par une épingle qui y

---

1. Docteur Brochard : *Guide pratique de la jeune mère*, page 116.

fixe la chemise et les brassières. Ou le docteur Brochard n'a pas aperçu ce détail, qui n'eût pas échappé à un œil féminin, ou l'emmaillotement, tel qu'il l'a vu, était mal pratiqué. D'ailleurs, mis par-dessus, le maillot ne tiendrait guère davantage, et s'il était sanglé, l'inconvénient resterait le même dans les deux cas.

De plus, comme le docteur le constate lui-même, le chemise est constamment salie. Cela nécessite un changement de linge très préjudiciable à l'enfant, qui se trouve plusieurs fois par jour dans un état de nudité complète.

La poitrine et le dos sont chez lui très sensibles au froid. Puis il a besoin de la chaleur qui s'y concentre pour réagir contre l'inévitable refroidissement que produit le renouvellement des langes. C'est déjà beaucoup que de lui retirer, deux ou trois fois par semaine, ces vêtements si difficiles à lui entrer. Les lui changer trois ou quatre fois par jour, ce serait le refroidir outre mesure et, de plus, lui causer une fatigue très inutile.

D'autre part, s'il est soigné par des nourrices ou par des bonnes, il a neuf chances sur dix de garder sa chemise trempée, prudemment dissimulée sous ses langes. Mme Millet-Robinet prétend que « si les enfants sont changés chaque fois qu'ils se sont salis, la chemise n'est jamais mouillée ». Pourtant il est facile de comprendre que les langes qui emprisonnent la chemise étant mouillés, celle-ci ne peut manquer de l'être aussi. De deux choses l'une : ou elle est trop courte et ne sera jamais atteinte, ou elle est d'une longueur suffisante et sera la première mouillée.

Le docteur Brochard défend de laisser monter le maillot jusque sous les aisselles. Telle n'est pas l'opinion de tous ses confrères, puisque l'on fait des langes échancrés à l'endroit du bras, afin de pouvoir les hausser davantage sur la poitrine et dans le dos. « Le maillot, ou lange de laine douce, cotonneuse dit le docteur Maire, sera posé sur cette bande. Ce maillot devra être échancré pour les aisselles, finement bordé, assez large pour croiser en avant et assez long pour que, redoublé aux pieds, son bord inférieur puisse s'engager et être maintenu sous la ceinture[1]. »

Un maillot placé trop bas ne maintient pas assez l'épine dorsale. Personne n'ignore qu'une loi physique fait qu'un objet flexible, fortement soutenu sur une partie de sa longueur, se rompt plus facilement à l'endroit précis où il cesse d'être maintenu.

Pour cette raison, l'enfant emmailloté trop bas court plus de risques que s'il était dénué de tout support. Il est facile de s'en convaincre en portant une seconde un enfant ainsi emmailloté ; on sent l'échine

---

1. Docteur Maire : *Nouveau Guide des mères de famille*, page

ployer et se courber d'une façon inquiétante. Le moindre mal qui puisse en résulter est que l'enfant se voûte, autrement dit, en style de nourrice, qu'il fasse gros dos ou qu'il ait un dos rond.

D'autre part, c'est seulement parce que la couche et le lange « compriment les gros vaisseaux et gênent la circulation », que le docteur Brochard ordonne de les tenir à deux travers de doigt des aisselles. Mais, de son aveu même, le danger n'existe que s'ils y sont trop serrés, et, dans ce cas, la compression n'est pas moins nuisible deux doigts plus bas.

Quiconque a emmailloté sait combien il est difficile de maintenir l'enfant dans ses langes. Toujours agitant ses bras et ses jambes, il glisse hors du maillot par un mouvement onduleux tellement irrésistible, que parfois la dernière épingle n'est pas encore posée qu'il faut tout défaire pour le remmailloter.

Plus on s'efforce de serrer les langes, plus cet accident est prompt à se produire, en raison de ce fait que, de la poitrine aux pieds, le corps diminue de grosseur et tend, par conséquent, à s'échapper d'une enveloppe trop étroite qui va rétrécissant de l'orifice à son extrémité.

Quoi que l'on fasse, et si haut que l'on pose les langes, le maillot descend toujours un peu. Lors même qu'on envelopperait l'enfant sous les aisselles, les bras étant soulevés, on aurait toujours au moins

deux doigts de distance en définitive. On resterait
donc dans les conditions posées par le docteur Brochard mieux que si l'on tentait de les suivre à la
lettre.

Si les langes sont appliqués par-dessus la brassière,
la besogne est terminée quand on a posé la troisième
épingle. Si, au contraire, on met les langes sous la
chemise légèrement soulevée, on rabat celle-ci, une
fois le maillot achevé; on tend soigneusement les
brassières, puis on replie sur elles le revers de la
chemise. On fixe le tout par deux épingles de nourrice, piquées l'une devant, l'autre derrière, dans
l'épaisseur du maillot. L'épingle du dos prend à la
fois les deux côtés de la brassière et les langes qu'elle
recouvre.

Le docteur Maire conseille de mettre un carré de
toiles redoublées, qu'il nomme « piqué », ou simplement « un carré de toile cirée » entre les langes de
linge et le lange de laine, pour préserver celui-ci
d'être mouillé. En admettant que le carré de toile
cirée restât en bon état et ne se dérangeât pas, on
n'y gagnerait guère que de changer l'endroit qui se
mouillera; l'urine, n'étant pas absorbée, s'écoulerait
certainement plus bas. Cependant il pourrait être
bon d'expérimenter cette combinaison.

Lorsqu'on cherche, dans les livres, combien de
fois par jour on doit démailloter l'enfant, on ne

trouve guère que cette vague indication qu'il faut le changer chaque fois qu'il est mouillé.

Outre qu'il faudrait le défaire, pour s'assurer s'il est mouillé ou non, on courrait risque de le changer ainsi quinze ou vingt fois par jour. Les meilleurs médecins s'accordent à défendre de le démailloter plus de trois fois par jour : au matin, à midi et au soir.

Ils ordonnent, de plus, de respecter son repos nocturne. Seulement, pour que cet espace de temps soit moins long, le premier emmaillotement se fait le plus tôt et le dernier le plus tard possible.

Cependant si, par extraordinaire, l'enfant se mouillait trop, — autrement dit si le lange de dessus s'humectait sensiblement, — on renouvellerait le maillot; mais cela n'a lieu que rarement.

C'est seulement quand l'enfant est démailloté qu'il est urgent de le changer à chaque accident. Mais comme alors on a la faculté de le mettre sur son vase de nuit, pourvu que l'on soit attentif et qu'il ne se montre pas trop rebelle, on n'a guère besoin de beaucoup plus de langes.

On aurait grand tort de faire à ce sujet preuve de trop de zèle. Démailloter l'enfant la nuit est chose impraticable; la mère ou la nourrice prendraient froid aussi bien que lui.

On sait quelle peine on trouve à entretenir toute la

nuit une température égale dans une chambre de
malade, lors même qu'une garde veille du soir au
matin.

Puis il ne suffit pas de changer les langes, il faut
encore laver l'enfant. Eût-on à volonté, à portée de
la main, de l'eau chaude ou froide et tous les objets
nécessaires, — chose possible d'ailleurs, — qu'on ne
pourrait se flatter de rester au lit pour nettoyer l'enfant. L'auteur qui a conseillé d'emmailloter le nouveau-né au lit, la nuit, a probablement perdu de vue
les lavages, — parfois abondants, — qui sont indispensables. Tout au moins faudrait-il qu'un aide fût
présent, — auquel cas il vaudrait mieux le laisser
faire lui-même.

D'autre part, l emmaillotement exige un certain
temps. Cette opération priverait l'enfant d'un sommeil nécessaire et le réveillerait trop. Il est vrai qu'il
tète la nuit, mais il le fait à moitié endormi. Puis, de
ce qu'un inconvénient existe, s'ensuit-il qu'on doive
y ajouter un autre inconvénient?

De même, pendant le jour, l'enfant a besoin de
sommeil et de tranquillité. Ensuite il est urgent d'é-
viter, le plus possible, les occasions de refroidissement.
Or le changement de langes est une des pires occasions, si doux que soit le temps, si chaude que soit
la chambre. Pour s'en convaincre, on n'a qu'à s'appliquer, fût-ce sur le bras, une serviette imbibée

d'eau chaude. On appréciera la sensation de malaise qui en résultera, quand l'eau se sera refroidie au contact de l'air.

Ce changement de langes est l'un des points sur lesquels il est le plus difficile d'obtenir des renseignements exacts. Des mères et des nourrices mettent parfois leur vanité à paraître changer fréquemment l'enfant. Il en est qui prétendent qu'elles le démaillotent jusqu'à douze fois par jour et presque autant la nuit. Il y a là évidemment une exagération dont personne n'est dupe. Ce sont souvent ces mères et ces nourrices qui se donnent le moins de peine à ce sujet, — justifiant ainsi le dicton populaire : « Qui parle le plus agit le moins ».

Les langes de toile, de laine et de coton doivent toujours être parfaitement secs, lorsqu'on s'en sert. Il vaudrait mieux laisser l'enfant plus longtemps dans ses langes que de lui en mettre qui fussent encore humides.

IV

MAILLOT ANGLAIS

A vrai dire, cette appellation de « maillot anglais », dont on se sert pourtant même dans les livres, est complètement inexacte. Rien, dans l'habillement du baby anglais, ne rappelle le maillot ancien ou moderne.

La petite chemise de l'enfant est parfois celle de la layette française, le fichu est le même; mais là se bornent toutes les analogies. Si, des deux parts, les langes semblent les mêmes de prime abord, on ne tarde guère à reconnaitre que le rectangle — ou carré long — est préférable pour le maillot, comme le carré est plus commode pour les triangles de flanelle et les couches-culottes, en ce qu'il donne deux triangles égaux.

L'enfant est d'abord revêtu de la chemise; on lui entre ensuite le petit corset, qu'on lace derrière, sans trop le serrer, ou que l'on se borne à boutonner devant. On lui met sa longue robe de flanelle, puis sa robe de dessus.

On a d'avance plié en triangle une couche de toile pour en garnir un triangle de flanelle; on les attache l'un à l'autre par une épingle de nourrice posée par derrière à l'endroit de la ceinture. Ces couches sont passées sous les reins de l'enfant.

Les deux pointes supérieures de la couche de toile sont enroulées autour des jambes de l'enfant; s'il a des bas, on les tire de façon à couvrir et à maintenir l'extrémité de ces pointes. La pointe inférieure, ramenée entre ses cuisses, est repliée sur son ventre.

Le triangle de laine est alors boutonné à la ceinture, et sa pointe tombante, rabattue sur le lange de toile qu'elle maintient, vient se boutonner au bouton de la ceinture. On fixe ensuite le triangle au corset, par ses boutonnières, ses cordons, ou, à défaut des uns et des autres, par une épingle de nourrice.

Ce triangle, facile à mettre et à ôter, mais, par suite, moins bien clos que la couche-culotte, ne sert guère que sous les longues robes, — ou en double emploi, sous la couche-culotte, pour tenir l'enfant plus chaudement.

La couche-culotte lui est substituée sitôt que les robes sont raccourcies; elle se boutonne d'abord au corset. On glisse ensuite, sous l'enfant, une couche de toile pliée en triangle; de ses trois pointes, deux sont roulées autour des jambes et la troisième passe au milieu.

La couche-culotte est alors boutonnée, en commençant par les boutons du ventre; on met ensuite ceux de chaque jambe et l'on termine par le bouton de la pointe. A moins d'une grande habitude, on se tromperait si l'on n'observait pas cet ordre.

Les longues robes sont quelque peu gênantes pendant cette opération. Aussi certaines personnes mettent-elles d'abord la couche-culotte ou le triangle. Cependant, comme on ne peut déshabiller l'enfant chaque fois qu'on le change, il faut, bon gré mal gré, procéder de l'autre façon, la plupart du temps.

Les bas sont retenus parfois, au-dessus du genou, par des jarretières élastiques. Le plus souvent on les attache au moyen de cordons fixés à la ceinture et liés dans une bouclette cousue au côté externe du bas. Parfois un élastique remplace les cordons, ou encore une agrafe à ressort nouée au bout du cordon du bas, vient s'accrocher à un anneau cousu au petit corset ou à la ceinture de la robe de dessous.

Il suffit de nouer les rubans ou les cordons des chaussons; mais si l'enfant est trop remuant, on n'a d'autre ressource que de les attacher à la ceinture, de même que les bas.

Il est indispensable de porter sur un oreiller le nouveau-né vêtu à la manière anglaise. Les médecins prescrivent même de conserver cet oreiller pendant les deux premiers mois. Cependant Mme Millet Robinet affirme qu'elle a vu « des bonnes anglaises tenir avec beaucoup d'adresse des enfants ainsi vêtus. Elles formaient une espèce de siège dont leur bras était le dossier[1] ».

---

1. Mme Millet-Robinet et le docteur Allix, *Le Livre des jeunes mères*, page 20.

V

VÊTEMENTS DE LA SECONDE ÉPOQUE

Il ne serait besoin d'aucune indication pour habiller l'enfant, n'étaient les mesures de précaution que nécessite sa malpropreté.

On a inventé une sorte de housse contenant un

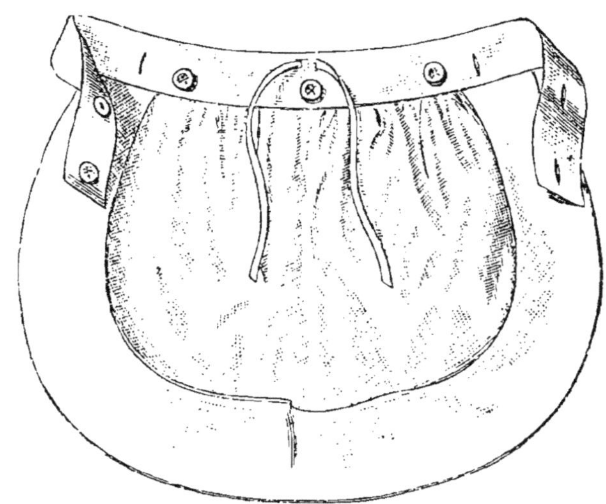

Fig. 47. — Housse à caoutchouc.

caoutchouc destiné à préserver les jupons et les robes du contact des langes mouillés, lorsque l'enfant est assis ou porté à bras.

On boutonne cet appareil au corset. Les jupons

sont alors suspendus aux boutons qui garnissent la ceinture de la housse.

Cette invention est peu répandue, soit qu'elle remplisse mal le but qu'on se propose, soit simplement qu'elle n'ait pas été produite avec une réclame suffisante.

Tant que l'enfant ne marche pas, on lui met, pour le jour, la couche-culotte anglaise, garnie d'un lange de toile. Pour la nuit, on préfère en revenir à l'ancien système français, c'est-à-dire au lange de toile plié en triangle, attaché autour des reins et ramené entre les jambes. Il faut se garder de le serrer, dût-on en appréhender des suites fàcheuses pour la literie.

Dès que l'enfant marche, on substitue pendant la journée à la couche-culotte anglaise

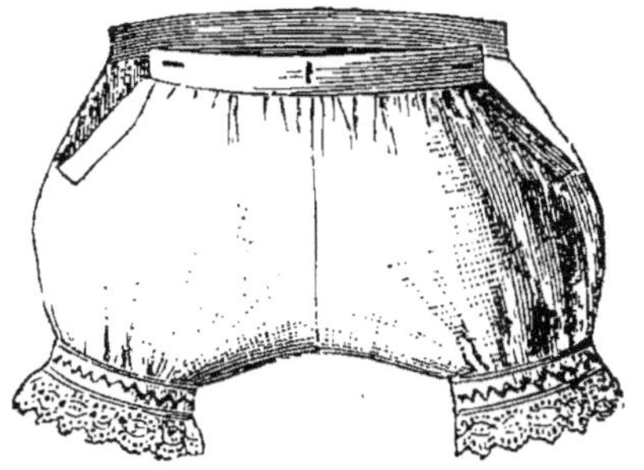

Fig. 48. — Pantalon.

le petit pantalon. Il y a des mères qui le garnissent quand même d'un lange de toile.

CHAPITRE IV

Blanchissage.

I

BLANCHISSAGE EN VILLE

Pour les vêtements de l'enfant, on n'a d'autre embarras que de débattre les prix avec une blanchisseuse, et de convenir des jours où elle pourra prendre et rapporter le linge.

Mais, si fréquemment qu'elle vienne, on aura peine à élever l'enfant avec la quantité de linge qui serait amplement suffisante si on lavait à la maison.

Puis on aura à compter avec l'usure plus rapide qui en résultera, tout aussi bien qu'avec les continuelles disparitions d'objets, inconvénients dont les meilleures blanchisseuses ne sont que trop coutumières. En outre, ce mode de blanchissage est plus coûteux encore pour les enfants que pour les grandes personnes.

En ce qui concerne les langes, on devra, de plus, s'attendre à de sérieuses difficultés d'un autre genre. Les blanchisseuses, à de rares exceptions près, exigent que les langes subissent un nettoyage superfi-

ciel, — opération qu'elles désignent par un terme
naturaliste. De même, les langes qui ne sont que
mouillés doivent être passés dans l'eau fraîche.

Il en résulte tant d'embarras, une accumulation si
gênante de langes mouillés, qu'à moins d'empêchements réels, il est préférable de les laver complètement.

Si l'on est à proximité d'un cours d'eau portant des
bateaux de blanchisseuses, ou même d'un lavoir, il
est encore possible d'y faire couler et rincer les
langes.

Mais comme lavoirs et bateaux n'ont pas toujours
de séchoirs, au moins en nombre suffisant, on est
souvent contraint de reprendre ces langes tout mouillés.

En résumé, avec ce système, on se trouve chargé
des deux parties les plus encombrantes du blanchissage : le décrassage et le séchage. La perte de temps
n'est pas moins grande, si l'on tient compte des allées
et venues qui compliquent cette combinaison.

A vraiment parler, on n'y gagne que d'avoir le
linge coulé, — avantage fort restreint d'ailleurs,
puisqu'il suffit d'ajouter, en proportions voulues, de
la soude à l'eau pure pour constituer l'eau de lessive
telle qu'on l'obtient des meilleures cendres.

II

BLANCHISSAGE A LA MAISON

Qu'il s'agisse du gros ou du fin linge, c'est-à-dire des vêtements ou des langes, on a recours aux mêmes procédés. Les systèmes sont au nombre de trois : le blanchissage à la vapeur, le blanchissage à l'eau bouillante et le blanchissage usuel à la main.

Les deux premiers ont fait surgir des appareils spéciaux qui ne varient entre eux que juste ce qu'il faut pour satisfaire à la loi sur les brevets d'invention.

Le troisième système n'exige que les ustensiles ordinaires du ménage, autrement dit une terrine ou un baquet, un vase de terre allant au feu ou un chaudron de cuivre, — lesquels n'ont besoin que d'être, ceux-là rincés, celui-ci récuré, pour servir à des usages multiples. Les bassines en fer-blanc ou en fer battu, fort usitées maintenant, ont le défaut de communiquer au linge des taches de rouille.

Que ce soit à la vapeur ou à l'eau bouillante, le blanchissage se fait dans des conditions identiques, à part de menus détails réglés par « l'instruction » imprimée qui accompagne chaque invention.

De part et d'autre, on dit généralement qu'il suffit de charger la machine de linge sale et d'y joindre

les ingrédients nécessaires, — eau, soude et savon,
— dans les proportions indiquées.

Cependant les personnes qui se servent de ces machines prétendent communément qu'elles « décrassent le linge, » autrement dit qu'elles le savonnent une première fois avant que de l'introduire dans l'appareil, puis qu'elles lui font subir, au sortir de la cuve, un léger frottage, — ce qui réduirait l'appareil au rôle de simple chaudron, auquel cas il n'aurait avec celui-ci que la différence d'être plus coûteux et de nécessiter parfois des réparations.

En réalité, c'est chose à expérimenter soi-même en mettant le marchand en demeure de prouver son dire.

Il ne semble pas qu'il soit bien indispensable de parler du blanchissage banal, qu'on pratique à la main; cependant, comme les auteurs traitent cette matière en détail, mieux vaut peut-être faire comme eux.

Outre l'eau chaude et froide, les ingrédients nécessaires, lorsqu'on ne coule pas le linge, sont le savon, les cristaux de soude et l'eau de javelle, — plus l'amidon pour apprêter le linge et le bleu pour relever sa blancheur et l'empêcher de jaunir.

Le savon en pâte, aussi nommé savon noir ou savon vert, est communément employé dans le nord de la France. A Paris ce savon ne sert qu'aux peintres

en bâtiments et la préparation de celui qu'on y vend
est si défectueuse qu'il n'est guère propre qu'à cet
usage.

Pour le linge écru ou blanc, on applique à sec sur
les taches et les endroits salis une légère couche de
savon en pâte, ou encore de savon en brique, préalablement mouillé.

On met ce linge, ainsi préparé, dans un baquet à
demi plein d'eau, chaude mais non pas bouillante,
ce·qui,.en termes techniques, « cuirait la malpropreté ».

Chaque pièce étant un peu trempée, on la ramène
sur une planche, dont l'un des bouts plonge dans
l'eau, et on l'y frotte, — surtout aux endroits présu-
més sales, — avec la brosse de crin ou de chiendent,
ou seulement avec la main. On la presse et on la
plonge à plusieurs reprises dans l'eau savonneuse.

L'eau en étant exprimée le plus possible, on met
ce linge dans le chaudron, — ou le vase de terre, —
préalablement garni d'un double fond en bois ou en
métal, percé de trous, ou d'un simple plat posé à
l'envers pour éviter que le linge, en bouillant, ne
s'attache au fond et ne brûle.

On couvre abondamment ce linge d'eau froide, à
laquelle on a joint des cristaux de soude, dans la
proportion de cent grammes pour cinq litres d'eau.
Beaucoup de personnes ajoutent à ce mélange de

l'eau de javelle; la quantité est déterminée — après essai — selon sa force.

On fait bouillir le tout un espace de temps qui varie de la demi-heure à trois heures pleines. Chacun règle ce point à son gré, suivant l'expérience qu'il en fait.

Le chaudron étant retiré du feu et l'eau refroidie au degré nécessaire pour que la main y puisse tenir, on frotte ce linge, en n'employant cette fois que du savon blanc. Si le savonnage est considérable, il est utile d'y verser de temps à autre de l'eau bouillante pour réchauffer l'eau.

Chaque pièce, bien pressée, est jetée à mesure dans un baquet ou un seau d'eau fraîche. Puis le tout est rincé dans plusieurs eaux, mis au bleu, bien tordu, puis étendu, le plus possible au grand air et à l'abri de la poussière.

Quand on ne veut pas faire bouillir le linge, au lieu d'eau froide, c'est de l'eau bouillante qu'on verse sur les tissus et sur les cristaux de soude, déposés alors à leur surface, aussi bien que l'eau de javelle. Mais dans ce cas le linge est au préalable humecté d'eau froide pour éviter qu'il subisse à sec le contact de l'eau bouillante.

Quelques personnes laissent ce linge tremper ainsi jusqu'au lendemain. Elles font réchauffer une partie de cette eau et la reversent dans le baquet pour achever le savonnage. D'autres lavent aussitôt que la chaleur de l'eau le leur permet.

Une coutume très répandue consiste à plonger, la veille au soir, dans de l'eau froide mélangée de soude, le linge blanc ou bis que l'on doit laver. Le lendemain on tord ce linge pour en bien exprimer l'eau, et l'on procède comme s'il s'agissait de linge sec.

Les langes qui ne sont que mouillés sont trempés dans l'eau fraîche et tordus. Ils sont ainsi débarrassés de la majeure partie de leur malpropreté.

On a préparé dans une bouteille, que l'on garde bien bouchée, de l'eau de javelle additionnée d'une quantité d'eau suffisante pour qu'elle ne brûle pas le linge — ou encore de l'eau de javelle pure, si on a lieu de croire que le débitant s'est chargé de ce soin.

On verse dans une terrine assez de cette préparation pour y plonger toute la partie salie du lange. On l'y presse et on l'y trempe à plusieurs reprises. On éponge tout le liquide avec le lange, lequel est alors déposé dans un baquet.

Tous les langes étant ainsi traités, on met par-dessus la quantité nécessaire de cristaux de soude, puis on verse largement sur le tout de l'eau chaude au plus haut degré d'ébullition.

Les langes sont bien lavés dans cette eau, dès que les mains peuvent en supporter la température. On rince à grande eau, en ajoutant, si l'on veut, du bleu la dernière fois, et l'on met sécher au soleil, ou du moins à l'air libre, si faire se peut.

Les autres langes sont blanchis de même, à cela près que les matières solides — aussitôt l'enfant délangé — sont enlevées au préalable à l'eau fraîche à l'aide d'une brosse.

Une opinion courante veut que le savon nuise à l'enfant qu'il échauffe, dit-on ; quoi qu'il en soit, sans aller jusqu'à éviter de l'employer, si les langes perdent par places leur blancheur, on peut les entretenir ainsi dans un état de propreté irréprochable.

On voit des mères laver de même tout le fin linge. Elles ajoutent seulement du savon, noir ou blanc, pour frotter les endroits salis dans l'eau de javelle, ainsi réduite à des proportions bénignes.

De l'avis des médecins, en dépit du préjugé reçu, le coulage n'est pas indispensable. La science a reconnu maintenant que pour le linge, l'eau de javelle est le meilleur désinfectant. On a vu ce procédé spécialement recommandé en de récentes épidémies.

Ce produit gagne chaque jour du terrain, en même temps qu'il perd, près des ménagères, un peu de sa terrible réputation. Effectivement, quiconque veut bien comparer les résultats reconnaîtra que le linge traité à la maison à l'eau de javelle, dure beaucoup plus longtemps que le linge qui subit la lessive, telle qu'on l'emploie aux lavoirs, c'est-à-dire aiguisée par des produits chimiques. Les bandes ou ceintures de flanelle peuvent être nettoyées à la façon des langes.

Il en est de même pour les langes de laine, à ce détail près qu'on se sert d'eau chaude, mais non bouillante. On les frotte sur la planche à savonner, avec une brosse et non pas avec les mains. Cette dernière manière a, dit-on, l'inconvénient de fouler la laine et, conséquemment, de la faire rétrécir davantage. Pour cette raison, quelques personnes ne tordent pas ces langes. Elles les pendent tout ruisselants et les laissent égoutter. On ne les fait sécher qu'à l'abri du soleil et on les repasse encore humides.

On se sert aussi, pour les lainages, d'eau de son, d'eau de savon blanc, etc. ; l'une emploie l'eau froide, l'autre l'eau tiède, chacune blâmant la façon qui n'est pas la sienne — toujours pour aboutir à ce résultat que la flanelle jaunit de plus en plus et se rétrécit, à l'instar de la peau de chagrin, dont parle Balzac.

Les langes de laine anglaise, de couleur grise, ne donnent pas cet embarras. Il suffit de les tremper à plusieurs reprises dans l'eau additionnée de cristaux de soude — qu'elle soit froide ou chaude — jusqu'à ce que l'eau conserve sa limpidité, ce que l'on constate en en prenant un peu dans le creux de la main.

Pour toutes les étoffes de couleur, — cotonnade bleue comprise, — on évite l'eau trop chaude, l'eau

de javelle et le savon mis à même. On se contente de
préparer une eau de savon en y battant un gros
morceau ou en y faisant dissoudre une certaine
quantité de morceaux coupés menus.

Les uns interdisent les cristaux de soude ; les autres
au contraire les adjoignent pour « conserver » la couleur ; ils vont même jusqu'à les substituer au savon.

On se garde aussi de faire sécher ces étoffes au
soleil, qui « mangerait » leurs couleurs, autrement
dit, les passerait, en vertu de cette propriété qu'il a
de blanchir le linge blanc ou écru, que l'on expose
humide à l'action de ses rayons.

Si l'on possède, à la campagne un coin de prairie,
ou en ville un gazon, on aura tout profit à étendre
dessus le linge tout humide, entre le premier et le
second savonnage. On le laisse ainsi douze ou vingt-
quatre heures. On l'arrose avec de l'eau pure, deux
ou trois fois par jour, s'il sèche trop. Il prend ainsi
une éclatante et durable blancheur et jaunit moins
dans les armoires.

On l'expose de préférence aux rayons du soleil ;
cependant l'air seul a une action bienfaisante, à en
juger par les bons résultats qu'on obtient en laissant
le linge sur l'herbe toute la nuit ou pendant ces
jours sombres où le pâle soleil d'hiver ne peut
percer son rideau de nuages. Même les temps de
gelée ne font pas empêchement. Dans le nord de la

France, on va jusqu'à étendre le linge sur la neige quand on ne peut la balayer, sur le pré détrempé, sans la changer en boue. A la chute des feuilles, on évite les gazons ombragés ; les feuilles mûres, en tombant, risqueraient de faire des taches sur le linge.

L'eau de rivière est préférable pour le linge, mais l'eau de pluie lui est de beaucoup supérieure. En Flandre, le pays du beau linge, les ménagères emmagasinent précieusement l'eau de pluie dans des futailles vides pour les jours de sécheresse. Pour elles, les jours d'orage à pluies diluviennes sont des jours d'allégresse.

Les nourrices et les bonnes d'enfants sont tenues de blanchir tout le linge de l'enfant. Mais souvent les conventions, aussi bien que les usages reçus, sont lettres closes à ce sujet. Quand on ne peut obtenir cela d'elles et qu'on ne veut ni les renvoyer ni prendre une seconde femme de service, on engage, en certaines localités, une journalière pour faire la lessive et le repassage.

Pourvu que l'enfant ait du linge sec et net, c'est-à-dire bien blanc et dépourvu de toute odeur, — fût-ce l'odeur de lessive, — peu importe les procédés employés. Hors ces deux points, le reste n'est que préjugés.

DEUXIÈME PARTIE

LE COUCHER

CHAPITRE PREMIER

Composition du coucher.

I

CHOIX DU BERCEAU

Une estampe du XVIIe siècle représente le petit duc de Bourgogne couché dans un berceau portatif de bois plein, à peine plus grand que lui, et dont les pieds, en forme de croissants, reposent sur un socle à rebord.

Une autre estampe nous montre le duc d'Anjou, depuis Louis XV, dans un berceau d'apparat dont le dossier se termine en couronne sur la tête de l'enfant. Ce berceau, de forme analogue au premier, en bois plein comme celui-ci, est plus grand, mais si bas que la berceuse, « la remueuse », comme on disait alors, est obligée de se baisser pour l'agiter.

On retrouve encore en France, dans les campagnes,

ces deux sortes de berceaux. Ce sont ces berceaux, massifs et bas, que les médecins s'accordent à condamner. Les barcelonnettes de fer et le berceau

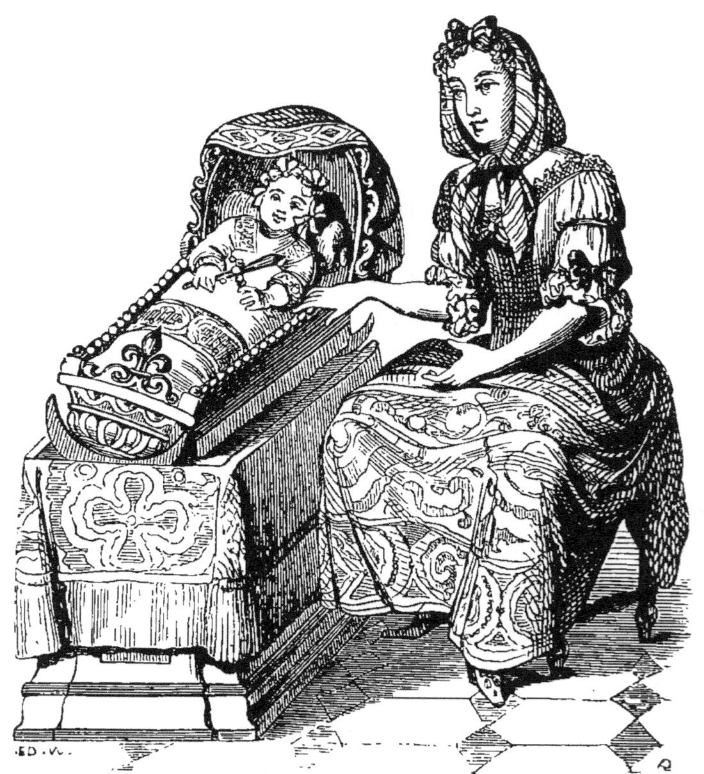

Fig. 49. — Berceau du duc de Bourgogne.

d'osier sont si répandus partout, et les livres ont si peu de chances d'arriver aux mains de ceux qui se servent des autres, qu'il serait oiseux d'en parler si l'on n'était exposé à mettre ses enfants en nourrice en des campagnes reculées où ils sont encore d'usage.

La paysanne apprécie le berceau de bois portatif, qui lui permet de transporter son nourrisson avec elle et même de l'allaiter sans l'en tirer ; elle y trouve à la fois économie de temps et de peine. Mais ces avantages se transforment en inconvénients pour

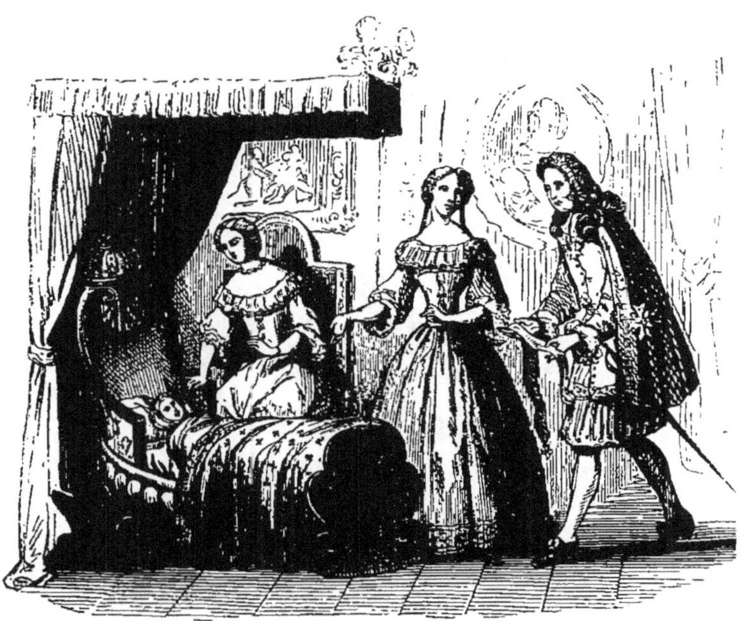

Fig. 50. — Berceau de Louis XV.

l'enfant, emprisonné continuellement dans un étroit berceau.

De plus, comme ce berceau est déposé çà et là, sur un meuble ou par terre, selon que la nourrice y trouve sa commodité, l'enfant court sans cesse risque de la vie et péril pour ses membres. « Le berceau peut tomber du meuble sur lequel on l'a déposé, soit que le nourrisson s'agite vivement, soit qu'un animal l'attire avec sa patte, ou le pousse avec son museau, et l'enfant est asphyxié, la figure contre terre. Si le berceau est déposé à terre, comme cela se pratique

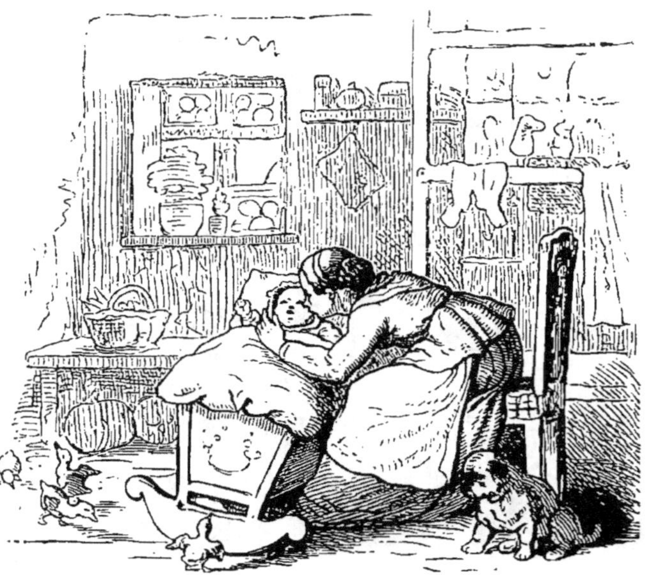

Fig. 51. — Berceau rustique en bois.

dans les campagnes, des animaux — des porcs, par exemple, — le dévorent quelquefois[1]. »

Le mouvement d'oscillation qui résulte, pour ce berceau, de ses pieds recourbés aggrave ses chances d'accidents. Mais les berceaux plats qui posent à terre ne sont guère moins dangereux.

1. Ph. Gyoux, *Éducation de l'enfant*, pages 54 et 55.

Les berceaux bas, plus grands et conséquemment
moins portatifs, participent à ces inconvénients. Si
pour ceux-ci les chutes sont moins fréquentes, l'enfant s'y trouve, comme dans les autres, à la merci

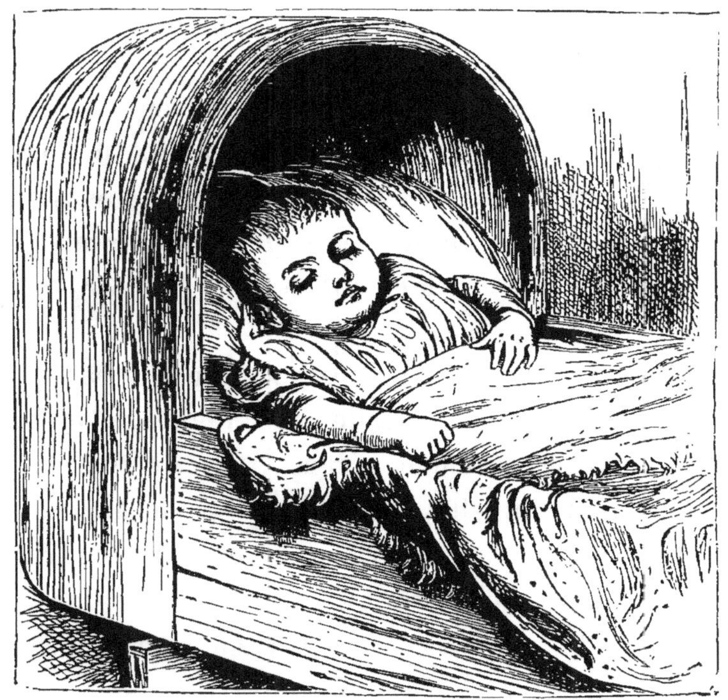

Fig. 52. — Berceau plein.

des animaux et exposé au choc de tout objet qui
échappe des mains.

D'autre part, leurs dimensions et leur pesanteur les
rendent difficilement transportables. La paysanne y
laisse l'enfant dans une sorte d'abandon, d'autant
qu'elle se trouve forcée, pour lui donner ses soins,

de se mettre à genoux, ou tout au moins, si elle s'assied près du berceau, de se courber profondément.

L'hygiène condamne tous les berceaux pleins, « véritables caisses, dans lesquelles les enfants sont comme emprisonnés, et où ils sont empoisonnés par les miasmes des déjections[2]. »

Les berceaux capitonnés ou rembourrés sont encore plus malsains, en raison de la faculté qu'ils ont de s'imprégner davantage des liquides et des mauvaises odeurs : il n'est pas toujours possible de préserver le berceau au moins du lait que l'enfant rejette ou que l'on répand soi-même.

Les berceaux les plus hygiéniques sont les barcelonnettes de fer, dont la nacelle est composée de deux ovales d'inégale grandeur; retenus par un filet de cordelette. Des lamelles de fer croisées, largement èspacées, ferment le fond. Une tige de fer recourbée en crosse suspend les rideaux sur la tête de l'enfant.

Cette nacelle, accrochée entre deux supports qui en forment le pied, vacille à la moindre impulsion ou s'immobilise au moyen d'un écrou.

Quoique le prix de ces barcelonnettes soit relativement peu élevé, il l'est beaucoup plus que celui de la « berce » d'osier, humble berceau du pauvre et du paysan.

2. Mme Millet-Robinet et le docteur Allix : *Le Livre des jeunes mères*, page 7.

Mais celui-ci ne le cède guère à celui-là sous le rapport des conditions hygiéniques. Il a de plus l'avantage d'être si léger qu'on le transporte à deux mains, d'une pièce à l'autre, sans ressentir la moindre fatigue.

Solidement emboîté entre quatre montants, qui

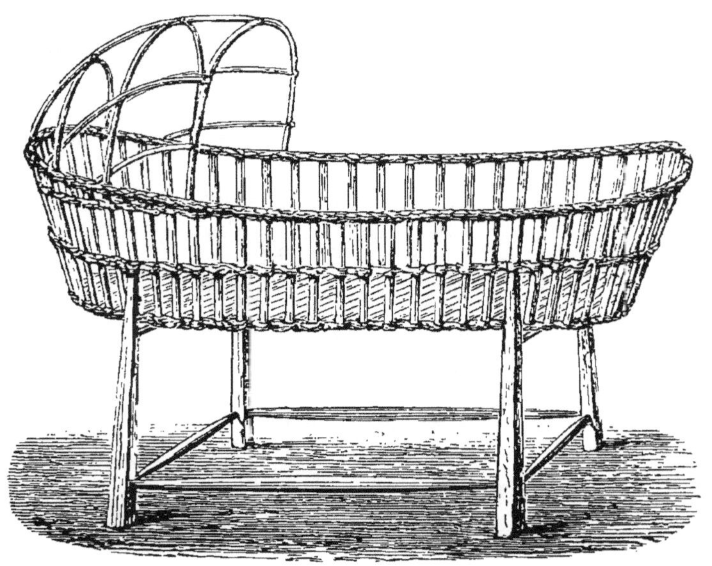

Fig. 53. — Berceau d'osier.

s'écartent du bas pour mieux résister aux chocs, ou qui se fixent dans deux pièces de bois fortement recourbées, le berceau d'osier tient l'enfant hors de toute atteinte dangereuse, en même temps qu'il le met commodément à la portée des mères. L'air circule librement à travers ses parois à claire-voie lors même qu'un léger tissu le recouvre. Les insectes ne s'y attachent pas ; l'humidité n'y prend guère davantage, et si quelqu'accident entache sa propreté, la paysanne le lave à grande eau ; puis elle le sèche aux rayons du soleil ou à la flamme de ses fagots.

On voit aussi des berceaux de bois qui se rapprochent quelque peu des berceaux d'osier. Ils sont faits de lamelles de bois recourbées et suffisamment

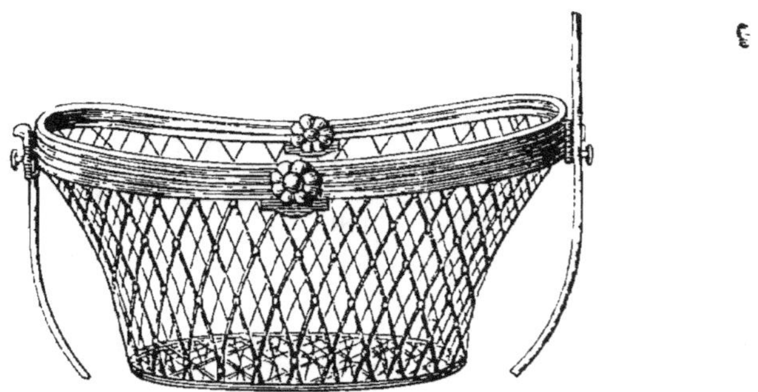

Fig. 54. — Berceau à parachute ouvert.

espacées. Il en est d'autres, composés de légers barreaux, qui en diffèrent encore moins que ceux-là.

Ces deux sortes de berceaux forment un genre intermédiaire entre les berceaux de bois massif et les berceaux de fer et d'osier, participant aux avantages et aux défauts des uns et des autres.

Le *Livre des jeunes mères* recommande un « berceau en fer avec parachute ; ce parachute est assez commode pour empêcher les enfants de tomber de leur berceau [1]. » Mais de même que toutes les inventions analogues, celle-ci ne procure qu'une sécurité relative et son usage ne semble pas devoir se généraliser.

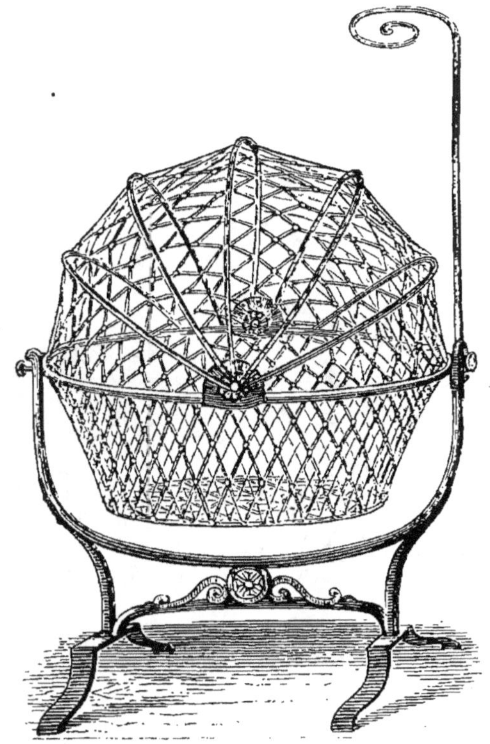

Fig. 55. — Parachute fermé.

Le petit berceau Moïse n'est qu'un meuble de luxe, dans lequel l'enfant ne cherche qu'un repos passager. Il est peu usité. Pourtant il pourrait rendre, au moins

Mme Millet Robinet et le docteur Allix : *Le Livre des jeunes mères*, page 10.

8.

dans les familles riches, plus de services qu'on ne lui en demande actuellement.

Léger et tout petit, il est facile à transporter à l'aide de ses deux poignées enrubannées. En y déposant le nouveau-né, que la délicatesse de ses membres rend si difficile à manier, on peut le porter commodément sous les ombrages d'un parc ou d'un jardin ;

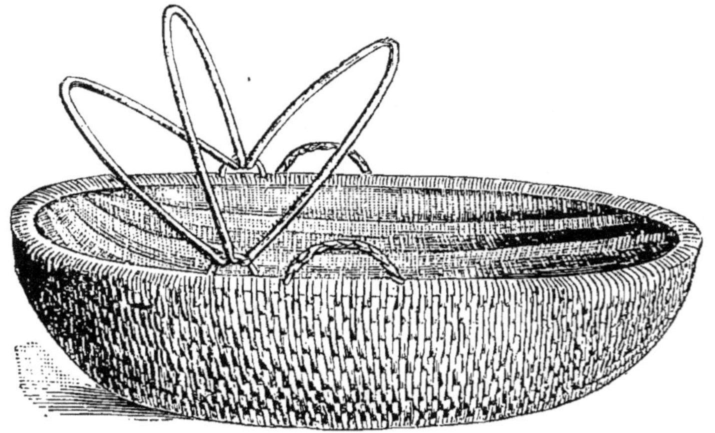

Fig. 56. — Carcasse de berceau Moïse.

on peut, dans une voiture, le déposer sur la banquette de devant, ou le garder sur les genoux. Sous son satin et ses dentelles, ce n'est qu'une simple corbeille d'osier munie de deux anses et abritée par des cerceaux à une extrémité. De même que sur le berceau d'osier, on y suspend des rideaux pour garantir le nouveau-né du grand air et des mouches.

On fait aussi des berceaux de voyage, qui se dé-

montent et se plient de façon à tenir peu de place.
Ces berceaux rendent de réels services aux personnes

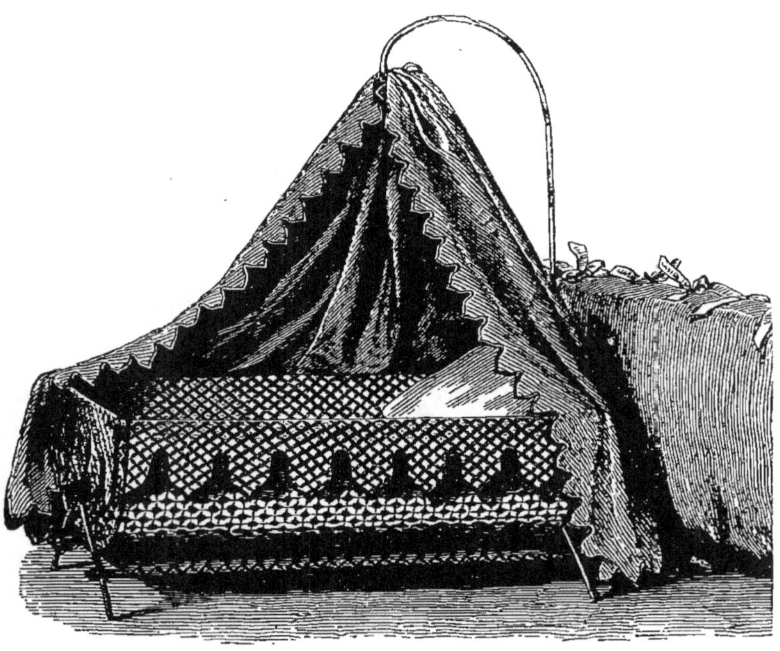

Fig. 57. — Berceau de voyage.

qui voyagent avec de jeunes enfants. On ne peut pas
toujours, dans les hôtels où l'on descend, improviser
pour eux un coucher confortable, ou l'on se fait
scrupule de les laisser dormir dans un berceau d'em-
prunt.

II

GARNITURE DU BERCEAU

Le berceau champêtre se garnit de toiles à carreaux de couleurs, de cotonnades bleues, ou d'indiennes plus ou moins foncées et plus rarement de toile ou de percale blanche.

Dans les villes, toutes les étoffes — depuis la soie et le velours, le cachemire et le damas de laine, jusqu'au piqué molletonné et à la mousseline — sont employées pour cet usage. Mais la perse pour les plus modestes, le piqué molletonné à bandes festonnées, puis, pour les plus riches, la mousseline et l'organdi brodés ou garnis de guipure, de valenciennes ou de dentelles d'imitation, sur transparents de soie ou de satinette, telles sont les étoffes les plus généralement préférées.

Le velours est lourd, poussiéreux, facilement froissé, quoiqu'on le garnisse de guipure ou de broderies, autant pour le préserver que pour l'enrichir.

Le satin, dans les mêmes conditions, est aussi luxueux, mais plus fragile encore. A vrai dire, ce ne sont là, même dans les plus grandes maisons, que des berceaux d'apparat.

Les berceaux d'organdi et de mousseline, sur transparent de couleur ou blanc sur blanc, sont les plus
élégants sous leurs garnitures de dentelles et de broderies; malheureusement leur blancheur est promptement altérée par la poussière et — si peu qu'il en fasse — par la fumée de l'appartement. Le contact des mains et des vêtements, quelque précaution que l'on prenne, les souille toujours un peu. Mais le blanchissage leur rend leur fraîcheur première; seulement la guipure de Cluny et les dentelles d'imitation y perdent leur beauté. Si donc on ne veut les renouveler à chaque lavage, ou s'en servir telles quelles, il vaut mieux donner la préférence aux dentelles de

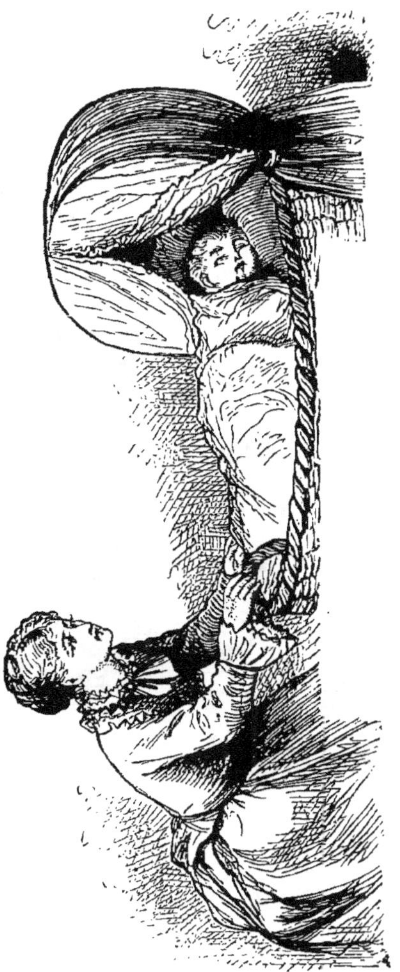

Fig. 58. — Berceau d'osier garni de ses rideaux.

Valenciennes, aux guipures sur filet et surtout aux broderies. Les transparents sont généralement assez garantis — voire suffisamment cachés — pour qu'on

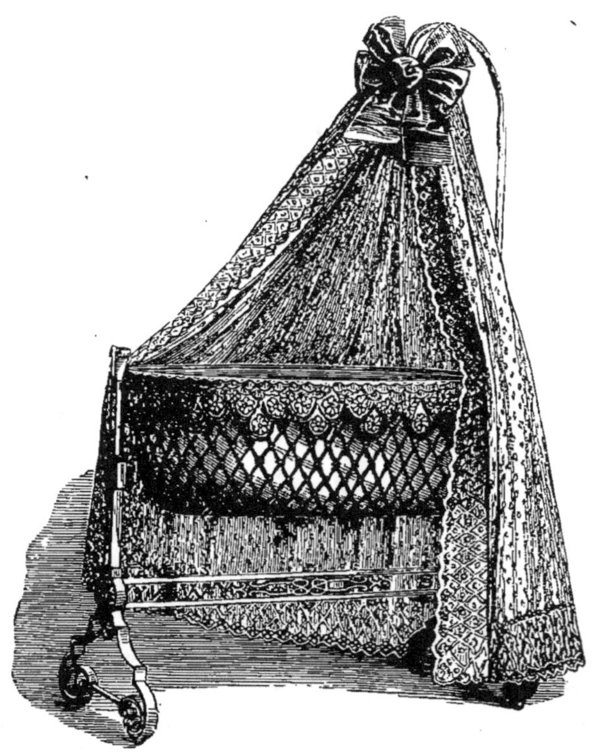

Fig. 59. — Barcelonnette de fer.

puisse les conserver tant que l'enfant dormira au berceau.

Le piqué molletonné, le piqué sec, le bazin se salissent davantage, s'il se peut, mais ils reprennent leur éclat primitif au blanchissage. Les festons qui les ornent ne se déforment pas, si toutefois on a pris soin de bien observer le sens de l'étoffe en les faisant. Ces étoffes se garnissent encore de guipure ou de filet brodé.

La cretonne et la perse se festonnent aussi ; cependant on se borne généralement à les entourer d'un volant plissé. Ces deux étoffes, si garanties qu'elles soient par le marchand, déteignent au blanchissage ; il y a plus, elles se fanent et passent à l'air, lors même .qu'on les tient à l'abri des rayons de soleil.

Les étoffes à meubles, telles que le damas, le reps, etc., sont rarement employées.

Un tissu qui n'est guère plus usité et qui pourtant satisfait à toutes les exigences, c'est le cachemire. Bouillonné et drapé, comme s'il s'agissait d'un costume actuel, il fait un berceau élégant et commode, que la poussière et la fumée n'atteignent pas visiblement. Ses nuances s'harmonisent plutôt qu'elles ne se passent. Assez chaud pour l'hiver, et pas trop pour l'été, il laisse mieux que les autres étoffes, et dans une proportion convenable, l'air circuler dans le berceau.

Pour être charmant, il n'a besoin ni de dentelle ni de broderie ; cependant il peut supporter l'une et l'autre sans choquer le regard.

Quelle que soit l'étoffe qu'on choisisse, quel que soit le berceau qu'on recouvre, le procédé reste le même. Le filet de la nacelle est toujours caché, sauf pour les garnitures de perse et de piqué molletonné. Celles-ci se composent d'une doublure cousue le long de la cordelette qui retient le filet, et d'une bande rabattue sur le rebord du berceau.

On prépare, pour l'intérieur, en doublure ou en étoffe pareille à celle du dessus, une bande suffisante pour recouvrir les parois du berceau. Pour le dehors on taille une autre bande plate, froncée, plissée, assez longue pour faire le tour du berceau. On bâtit, fronces, bouillons ou plis, puis on coud cette bande à celle de l'intérieur, celle-ci restant ouverte, celle-là étant fermée.

Comme le fond du berceau est toujours plus étroit que son orifice, on fronce ou on plisse le bas sur un cordon auquel on a donné la juste mesure du berceau.

Pour la barcelonnette de fer, les deux bandes étant cousues endroit contre endroit, on les entre par le bas de la nacelle, ainsi que l'on ferait pour un objet que l'on mettrait en sac. L'enveloppe amenée au niveau du bord, on replie en dedans la bande de l'intérieur, en faisant passer la tige de support des rideaux par la fente qu'on y a ménagée. Cette fente est fermée et la bande de l'intérieur, bien tirée jusqu'au fond, s'y rattache à celle de l'extérieur au moyen de cordons ou de boutons qu'on y a préparés d'avance.

On n'a qu'à délier les uns ou à déboutonner les

autres, puis à découdre la fente, pour retirer la housse du berceau quand on veut la secouer ou la laver.

Afin de ne pas avoir à pratiquer une seconde fente à la doublure à l'endroit de l'autre support, on décroche la nacelle de ce côté et l'on perce une simple boutonnière pour y passer le piton.

Les bandes de broderie et les dentelles qui entourent le bord du berceau y sont posées tombantes à l'intérieur. Dès qu'elles sont cousues ainsi, on les rabat sur le côté extérieur.

Les bandes de piqué festonnées sont parfois boutonnées au lieu d'être cousues. On y gagne de pouvoir les laver sans toucher au reste, — avantage très appréciable, les bords du berceau se salissant plus promptement.

Pour achever, on décore la barcelonnette de deux gros nœuds de large ruban. L'un est posé au pied, à l'endroit où la nacelle est fixée au support ; l'autre s'attache à la tige de fer au sommet des rideaux. Les jeunes mères catholiques y suspendent une croix d'ivoire. Ces nœuds sont usités surtout pour les berceaux garnis de mousseline, cependant ils ne sont nullement indispensables.

On prendra soin de poser le nœud du pied de telle sorte qu'on puisse saisir le support sans froisser les rubans, le berceau devant être fréquemment transporté de-ci et de-là. Pour cette raison, les rideaux restent séparés derrière, à partir du bord de la nacelle.

Les berceaux d'osier se recouvrent d'une manière analogue, seulement les cerceaux qui font voûte à la tête compliquent la besogne; chacune tourne la difficulté à sa façon. Ainsi, l'une taillera l'étoffe en double capuchon et la posera à plat, dans l'intérieur et à l'extérieur. Une autre suivra le contour du bord, puis rassemblera au milieu toute l'étoffe en une rosace de fronces. Une troisième conciliera les deux systèmes en fronçant le dessus et mettant la doublure à plat.

Il y a des berceaux d'osier dont les cerceaux sont mobiles, au moins d'un côté. La besogne est alors toute simple : on prépare des coulisses dans l'étoffe, on y passe chaque baguette, et, celles-ci remises en place, la capote se trouve faite sans la moindre peine.

En province, où l'on habite généralement seul une maison entière, on a presque toujours deux berceaux : l'un en haut, dans la chambre à coucher, l'autre en bas, dans la pièce où l'on se tient. Le premier berceau, celui de nuit, est en osier. Il est d'ailleurs facile d'en faire un berceau aussi riche qu'on le désire, c'est affaire de garniture, témoin le berceau Moïse.

Les berceaux de bois à jour n'ont guère qu'une doublure; quel qu'en soit le bois, on le laisse visible.

Cette doublure est supprimée pour les berceaux de

bois plein; cependant il arrive qu'on en rembourre les bords, ou encore, si le bois n'est ni peint ni sculpté, on y cloue une étoffe quelconque à titre d'ornement; mais c'est alors besogne de tapissier.

Lorsque ces berceaux de bois ont des rideaux, ils y sont fixés au moyen de crochets ou de trous ménagés à cet effet. Ce sont deux lés d'étoffe qui tombent sur les côtés et qui s'attachent par une épingle ou se croisent simplement pour se fermer sur le berceau.

De même tous les rideaux ne sont qu'une bande d'étoffe plus ou moins large, selon que cela est nécessaire pour bien envelopper au besoin le berceau.

Cette bande, séparée en deux rideaux pour les berceaux à capote, reste d'un seul bout pour les berceaux à flèche. On la passe dans la courbe, la crosse ou l'anneau préparé pour la recevoir à l'extrémité de la tige de fer; elle forme deux rideaux en retombant à droite et à gauche.

Lors même que le tissu a un sens, comme la peluche et le velours, ou des dessins à direction déterminée tels que les fleurs, on peut encore à la rigueur laisser d'une pièce le double rideau. Mais si les dessins sont tellement visibles qu'ils choquent ainsi le regard, mieux vaut couper l'étoffe pour redresser le sens et coudre les deux rideaux ensemble.

Une fois le double rideau suspendu à la tige de fer, on y pratique une couture derrière, jusqu'à l'écrou de la nacelle, afin d'éviter que les deux côtés, en se séparant, laissent pénétrer l'air.

Ces rideaux restent généralement ainsi pendants;

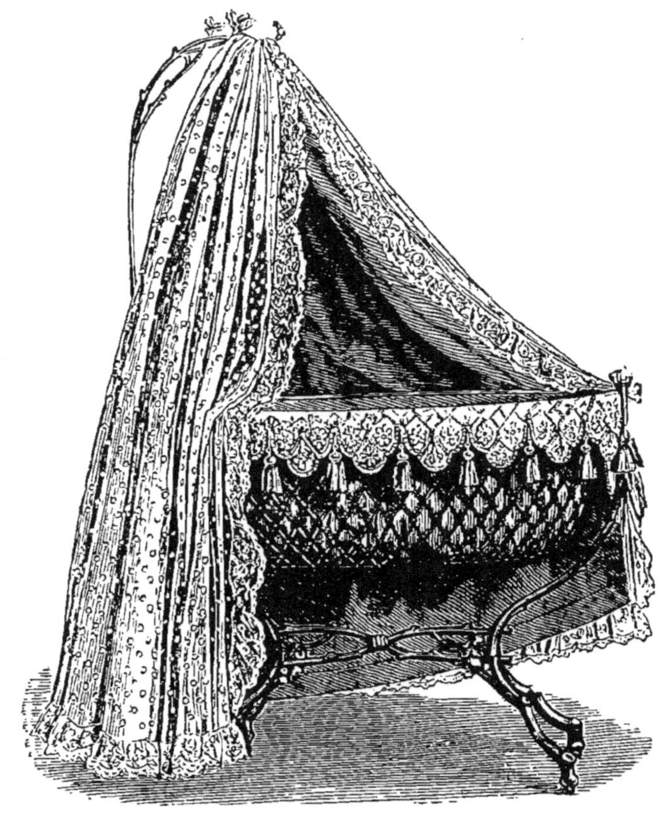

Fig. 59 bis. — Barcelonnette garnie.

néanmoins ils doivent être assez larges pour se refermer en enveloppant tout le berceau.

On les fait en étoffe pareille à la housse du berceau, à moins pourtant que celle-ci ne soit en piqué

molletonné. En ce cas, les rideaux sont en mousseline unie ou brodée, ou en guipure, — non pas
que le piqué molletonné ne puisse servir à cet usage,
— mais on lui préfère les rideaux légers sur percale
ou satinette.

Ces mêmes rideaux de tissus légers se mettent en
double emploi sous les rideaux de soie ou de laine,
l'hygiène interdisant de clore ceux-ci hermétiquement.

En revanche les rideaux de mousseline unie, brodée ou brochée, les rideaux d'organdi et de guipûre
reçoivent toujours un transparent — ou doublure
— librement posé dessus et non cousu.

Ces transparents sont de même couleur et de même
tissu que celui de la nacelle. Pourtant, la doublure
de la housse étant de satinette, les rideaux sont parfois en satin ou en soie légère — de même qu'un berceau de velours peut avoir des rideaux de soie ou de
mousseline.

Les médecins attachent une certaine importance
au choix des rideaux. L'un d'eux résume en quelques
mots les indications de tous : « Les rideaux sont utiles
et doivent être appropriés à la saison. En hiver ils
seront chauds, c'est-à-dire en laine ou en coton, de
manière à empêcher le plus possible que l'atmosphère
qui enveloppe l'enfant ne perde de sa chaleur; en
été, au contraire, une étoffe légère, gaze ou mousseline, suffira pour préserver l'enfant des insectes qui

l'assiègent et peuvent le priver de sommeil. Dans

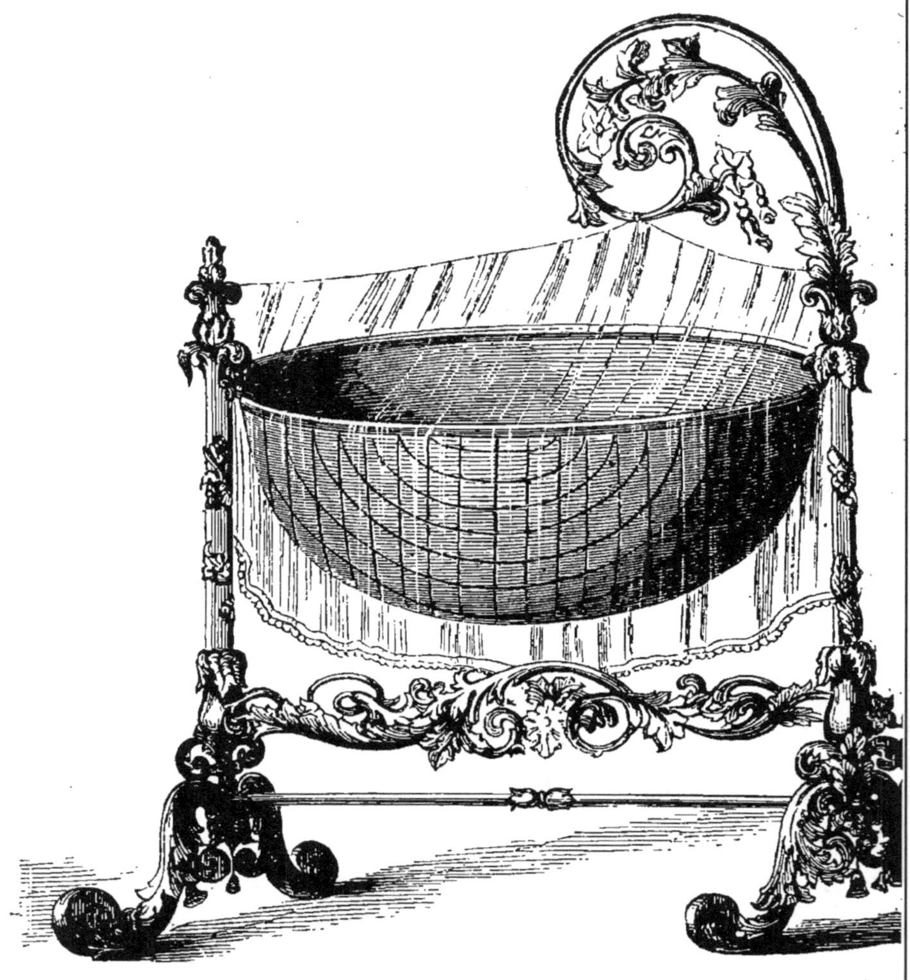

Fig. 60. — Gaze remplaçant les rideaux.

tous les cas, les rideaux foncés et unis seront préférables aux rideaux blancs ou à dessins, afin de ména-

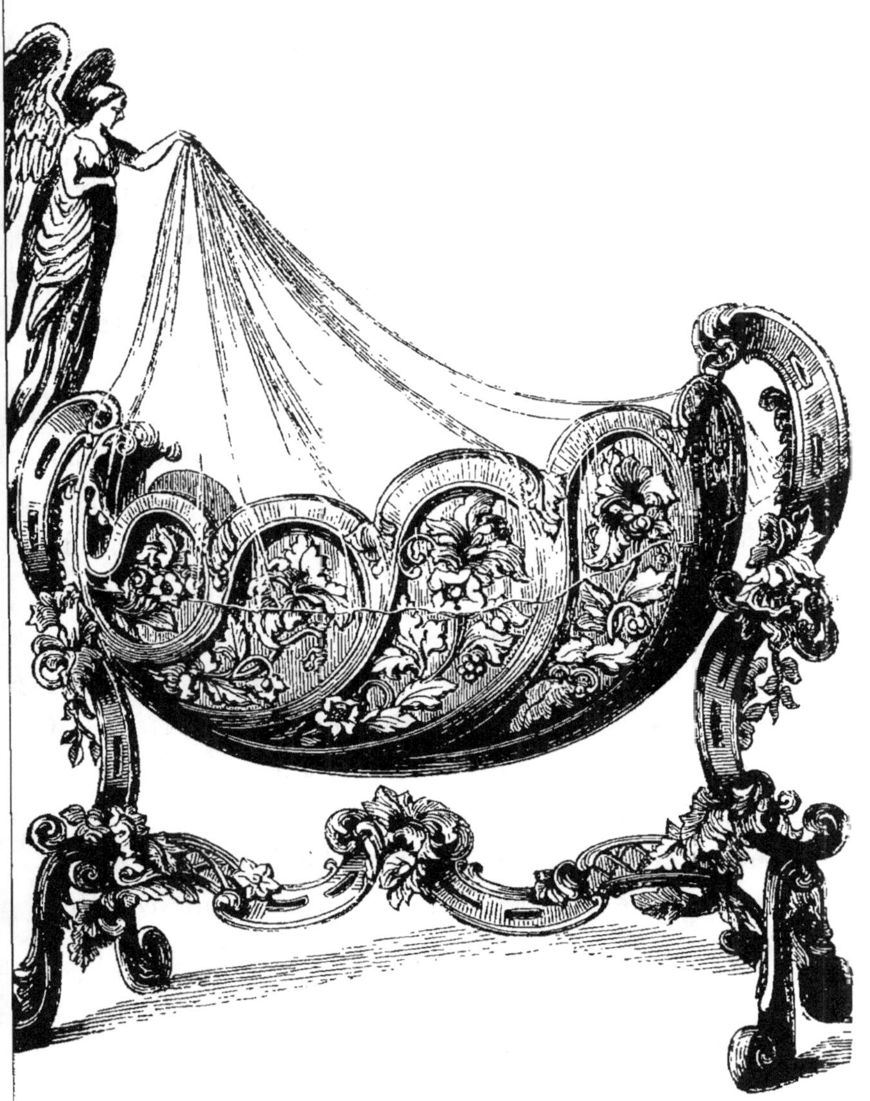

Fig. 61. — Berceau garni d'un moustiquaire.

ger la vue encore tendre de ces petits êtres. Ils devront être assez peu fermés pour que l'air circule au-dessus de l'enfant[1]. »

Les doubles rideaux de cachemire et de mousseline remplissent admirablement le but proposé. Ceux-ci défendent l'enfant des importunités des mouches et de la piqûre des insectes à aiguillon; ceux-là le préservent du froid quand il en est besoin, sans cependant le priver complètement d'air, comme le font des tissus plus compacts.

Il ne semble pourtant pas que les docteurs aient songé à cette combinaison si simple. Ceux-ci attaquent la mousseline comme insuffisante contre le froid; ceux-là jugent les étoffes de laine trop chaudes pour la belle saison. Ils ont, il est vrai, concilié les choses, en prescrivant les uns pour l'été, les autres pour l'hiver; mais ils ont alors perdu de vue que le feu est parfois plus chaud que le soleil, que les étés les plus brûlants ont souvent des heures de fraîcheur, enfin que les courants d'air menacent l'enfant et sont plus dangereux encore pendant les jours caniculaires. Une simple mousseline ne suffit pas toujours pour bien protéger le berceau.

Un docteur a préconisé la perse pour les rideaux, en ce sens surtout que la poussière n'y peut tenir.

1. Docteur Hufeland : *Éducation de l'enfant*, page 55.

Mieux vaut pourtant choisir un tissu comme le cachemire, qui garde l'invisible poussière qui flotte incessamment dans l'air — quitte à la bien secouer chaque jour — plutôt qu'un tissu qui laisse, au moindre choc, glisser sur l'enfant la poussière de ses plis.

Sous ce rapport, les nœuds et les rubans qui ornent le sommet des berceaux sont nuisibles. Quoi que l'on fasse, la poussière s'accumule dans leurs replis et l'enfant, en s'agitant, la fait tomber sur lui.

Dans quelques pays chauds, on fait de luxueux berceaux qui n'ont d'autres rideaux qu'un léger moustiquaire. La chambre, assombrie par des jalousies, ne reçoit du dehors qu'une lumière voilée, l'enfant repose sainement et paisiblement dans ces douces ténèbres.

III

COMPOSITION DE LA LITERIE

Tous les médecins sont d'accord pour proscrire du berceau la laine et le crin, la plume et le duvet. Tout au plus tolèrent-ils le crin pour l'oreiller et le duvet pour le petit édredon.

Les matières animales ont le défaut de concentrer une chaleur trop grande autour de l'enfant. Plus souples que les matières végétales, elles fléchissent davantage sous son poids et concourent à déformer ses membres en raison de l'inégalité qui résulte du plus ou moins de pression exercée contre elles. L'enfant s'y moule, pour ainsi dire, dans les positions les plus défectueuses.

Hufeland demande que le coucher « favorise l'accroissement du corps en ligne droite, cette opération de la nature s'accomplissant en très grande partie pendant le sommeil. Or, je trouve que les lits de plume produisent justement le contraire dè tout cela, puisqu'ils s'imprègnent des émanations méphitiques, qu'ils ramollissent le corps par l'excès de chaleur, disposent la peau à la transpiration et tout l'organisme aux catarrhes et aux fluxions, et, ce qu'il y a de pire en cela, c'est qu'en cédant à la pression, ils laissent se former un creux dans lequel l'enfant est nécessairement blotti et exposé au rachitisme et à la déviation de la colonne épinière[1] ».

La laine, la plume, le duvet — le crin même dans une certaine proportion — ont une facilité à s'imprégner des liquides, une propension à contracter une odeur repoussante à la moindre humidité qui en fait, dit le docteur Gérard, « des nids à vermine et à miasmes putrides »[2].

1. Docteur Hufeland : *Conseils aux mères*, pages 78 et 79.
2. Docteur J. Gérard : *Conseils d'hygiène et d'alimentation.*

Une autre considération à noter encore, c'est que l'élévation de leur prix de revient empêche de les renouveler aussi fréquemment qu'il le faudrait.

Les matériaux recommandés pour les paillasses — paillots ou paillons — sont les balles d'avoine et de maïs, la mousse, la fougère et le varech ou zoster.

Les balles d'avoine fines et tassées, promptes à se mouiller, difficiles à sécher, se rapprochent quelque peu des matières animales. Les balles de maïs participent moins des défauts signalés. Restent la fougère et le varech, lesquels remplissent parfaitement les conditions voulues.

La fougère, qui croît partout dans les forêts de France, se recommande surtout par son bon marché, sa senteur suave et ses propriétés hygiéniques. Elle procure, dit-on, un sommeil bienfaisant, rafraîchit le sang et fortifie les membres.

Pour s'en servir, on enlève la grosse côte qui fait de ses feuilles légères une feuille gigantesque. Elle sèche facilement au soleil, en quelques jours, ou même, à défaut d'espace, dans une chambre, fût-elle close et sans jour.

Le varech est beaucoup plus cher que la fougère, dans les pays éloignés de la mer ; mais il a surtout le grand avantage de durer longuement et de pouvoir se laver.

On garnit le berceau d'une ou deux paillasses. Divers auteurs conseillent d'en mettre deux afin que la première préserve la seconde. Espérer cela, c'est se faire illusion, chaque paillasse étant remplie de matières végétales quasi-imperméables en leur sécheresse, le liquide passe par leurs interstices plus promptement que par le meilleur filtre; l'espace d'une nuit suffit pour les percer, si l'enfant est en contact direct avec elles, — d'autant que le berceau ne devant être rempli qu'à peine à moitié, en faire deux ou seulement une ce n'est à vraiment parler qu'ajouter ou supprimer une toile.

L'unique avantage qu'il y ait, le seul, par parenthèse dont on ne parle pas, c'est qu'une épaisseur donnée sèche mieux et plus promptement séparée en deux parts.

Le docteur Seraine propose une ingénieuse combinaison qu'on ne voit pourtant guère mettre en pratique :

« La composition la plus commode pour le coucher d'un enfant est celle-ci : un grand matelas occupant le fond du berceau, un second matelas recouvrant le premier divisé en trois pièces ou coussins qui peuvent se renouveler séparément, ce qui permet de changer plus fréquemment celui du milieu qui est le plus souvent sali [1]. »

1. Docteur L. Seraine : *De la santé du petit enfant*, pages 39 et 40.

Quelle que soit la quantité et la forme des paillasses, il est nécessaire qu'elles ne montent guère plus haut que jusqu'à la moitié du berceau. S'il en était autrement, l'enfant courrait risque de tomber, en remuant ou en se levant sur son séant, ainsi qu'il le fait au bout de quelques mois.

On fait les paillasses en cotonnade blanche ou écrue. Les toiles de couleur, et même les toiles bises damassées, donnent au berceau un aspect misérable. De plus elles passent quand on les lave.

On les arrondit à leurs extrémités et l'on fait l'une plus petite que l'autre, afin de remplir exactement le contour de la nacelle.

Ce n'est, en somme, qu'un sac dont on arrondit les angles en le cousant et que l'on retourne ensuite. Cependant on taille, si l'on veut, deux ovales qu'on rassemble au moyen d'une bande qui tourne tout autour. L'une des extrémités est cousue au-dessus quand la paillasse est remplie. On peut aussi la refermer au moyen de cordons ou de boutons.

De même la mode fait arrondir maintenant d'un côté le petit oreiller. Il est ainsi moins commode et plus laid. A le voir rogné de cette façon, on le confond avec la paillasse, sur laquelle il semble que l'enfant soit couché à même.

De plus, on ne sait comment le saisir pour l'arranger sous la petite tête qui y repose.

On le remplit des mêmes matières végétales que les paillasses. Cependant comme, à part les balles d'avoine, elles sont un peu dures pour cet usage, on leur préfère souvent le crin. Il est important de ne faire l'oreiller ni trop dur ni trop gros ; la tête de l'enfant doit s'y trouver à peine plus élevée que le reste du corps.

Comme l'oreiller court fréquemment risque d'être mouillé, aussi bien que la paillasse, il faut prendre garde qu'il ne descende pas trop bas sous l'enfant.

Les médecins sont unanimes pour préférer les feutres absorbants aux toiles imperméables, au caoutchouc, aux peaux de bêtes : « Ces plaques imperméables se moulent dans le creux de la paillasse et forment un récipient où l'enfant ne tarde pas à baigner dans son urine, dit le docteur Gérard[1]. »

Un autre inconvénient s'ajoute à celui-là. Les toiles imperméables, quelle que soit leur nature, ne tardent pas à se détériorer, sous la double influence de la chaleur et de l'humidité corrosive de l'urine.

De plus, la paillasse fléchissant sous le poids de l'enfant, les tissus imperméables se foulent et se déchirent par suite de la tension qu'ils subissent dans ce creux. Si l'on ne prend soin de les bien étendre

----

1. Docteur J. Gérard : *Conseils d'hygiène et d'alimentation,* page 44.

ou si les mouvements de l'enfant les dérangent, ils prennent de faux plis, qui se transforment en fentes imperceptibles. Puis la composition qui empâte les toiles s'écaille promptement, les paillasses sont bientôt mouillées d'autant plus profondément que le liquide s'accumule sur un espace plus restreint.

Les peaux de bêtes — agneau, chèvre ou mouton — durcissent et se raccornissent. De plus, elles ont presque toujours d'invisibles solutions de continuité qui s'agrandissent promptement et, en tout cas, les rendent impropres à bien remplir l'usage auquel on les emploie.

Les feutres absorbants ont, d'autre part, l'inconvénient de communiquer leur humidité à ce qui se trouve en contact avec eux. Il faudrait donc les mettre en nombre suffisant pour que celui de dessous ne fût jamais atteint; encore n'acquerrait-on ainsi qu'une sécurité fort relative.

Il est plus simple d'étendre sur la paillasse une toile cirée ou gommée, ou mieux encore du caoutchouc, et de placer par-dessus les feutres absorbants. On n'évitera pas complètement ainsi les inconvénients signalés au point de vue de la literie, mais il en résultera de moindres dommages et une plus longue tranquillité.

On trouve les feutres absorbants dans les mêmes magasins que les layettes. On en vend aussi dans certaines pharmacies ou herboristeries et dans les magasins de toiles cirées et caoutchoucs.

Il y a des mères qui leur substituent ces feutres anglais qui servent pour les tapis d'appartement. Elles en achètent au mètre un grand morceau, elles le plient en plusieurs doubles pour obtenir l'épaisseur nécessaire, et le déploient afin de le rincer et de le faire sécher; ou encore, elles coupent ce feutre à tapis en dimension convenable et posent morceau sur morceau, ne nettoyant alors que ceux qui sont atteints.

Mme Millet-Robinet et son collaborateur, le docteur Allix, conseillent pour cet usage des « piquets faits avec de la finette pliée en double et formant un carré de soixante centimètres sur quarante. Entre les deux doubles d'étoffe, on place une couche de ouate qu'on retient au moyen d'une piqûre à grands carreaux[1] ».

Il serait difficile de laver ces piquets; la ouate supporte mal le blanchissage; elle durcit et se déchire par places, si bien maintenue qu'elle soit par l'étoffe et les piqûres.

Comme la paillasse se trouve toujours forcément garnie, soit de feutres, soit d'autre chose, beaucoup de personnes n'y étendent pas de draps. Elles ne mettent qu'un seul drap, celui de dessus, pour préserver le visage de l'enfant du contact des couvertures.

1. Mme Millet-Robinet et le docteur Allix : *Le Livre des jeunes mères*, page 14.

Une couverture de coton, une couverture de laine, parfois une courtepointe piquée ou tricotée ou encore exécutée au crochet, un petit édredon complètent la literie du berceau.

Ces différents objets s'ajoutent les uns aux autres à mesure que la saison fraîchit.

Il vaut mieux faire les draps et les taies d'oreiller en toile de coton. Le froid contact de la toile de lin impressionne péniblement l'enfant et le rend plus rebelle à dormir au berceau.

On vend, pour les barcelonnettes, des couvertures de laine et de coton du même genre que celles qui servent aux grands lits.

Les langes de laine et de molleton de coton peuvent aussi s'utiliser de cette façon tant que l'enfant dort emmailloté. Assez grands pour couvrir le berceau dans les trois quarts de sa longueur, ils deviennent trop étroits et trop courts dès qu'il est nécessaire de retenir solidement les couvertures autour de la paillasse.

La courtepointe se fait en étoffe pareille ou assortie à celle qui couvre ou double le berceau. On la ouate et on la pique. Mais il arrive plus souvent que cette courtepointe soit en crochet tunisien doublé d'un épais lange de coton.

Pour le petit édredon, on choisit la soie, le satin, le cachemire, la satinette; on en voit même en gui-

pure ou mousseline brodée sur transparent. On fait
souvent une première enveloppe en légère doublure.
On l'emplit d'édredon, de duvet ou de plume.

Le duvet de canards sauvages est excellent pour
cet usage. On le met au four pendant quelques
heures — la porte restant ouverte — afin de le bien
sécher. Mais cette précaution n'est pas indispensable
il suffit de le sécher à l'air.

CHAPITRE II

Hygiène du coucher.

I

ENTRETIEN DU BERCEAU

De même que le lit, le berceau réclame des soins quotidiens. La brosse et le plumeau enlèvent chaque matin la poussière journalière. Comme les rideaux en sont faciles à dépendre, on secoue les uns, on lave les autres le plus souvent qu'il est possible.

Mais la plus grande préoccupation, la suprême difficulté c'est de maintenir la literie du berceau dans un état de propreté satisfaisant.

Lorsqu'on a suffisamment de place, il est plus commode et plus sain d'avoir des paillasses de rechange. Les unes sèchent et s'aèrent à loisir pendant que les autres servent.

Avant que les sommiers élastiques eussent remplacé les sommiers végétaux, on était assez généralement dans l'usage de renouveler l'intérieur chaque année, exception faite pour le varech.

Il en serait ainsi pour les paillasses du berceau, si l'on pouvait se flatter de les préserver absolument.

Il est plus facile d'atteindre ce résultat tant que l'enfant est emmailloté : non seulement il mouille moins les feutres, mais encore il ne les dérange pas, comme il le fait aussitôt qu'il est débarrassé de ses langes et qu'il peut remuer librement ses membres.

On devra exercer sur ce point une incessante surveillance. Les feutres seront changés chaque fois; on soulèvera le tissu imperméable afin de s'assurer que rien, au-dessous, ne trahit l'existence d'une fissure.

S'il avait contracté quelque humidité, on le tirerait du berceau, pour passer à la surface une éponge imbibée d'eau fraîche et on le sécherait loin du feu et du soleil avant que de le remettre en place. On l'étendrait avec soin pour le préserver des plis, et l'on poserait les feutres absorbants dessus, en se préoccucupant de ne le point déranger.

En agissant ainsi, on conservera la literie dans un parfait état de propreté, jusqu'à l'inévitable moment où une fuite se déclarera à l'improviste.

Le mieux serait alors de vider avec précaution la paillasse atteinte pour en retirer la partie mouillée. On laverait la tache de la toile sinon la toile entière. Après l'avoir séchée, on y remettrait soit de l'autre fougère, — si tel en était le contenu — soit la partie préservée, augmentée en proportions nécessaires. Un tissu imperméable tout neuf rétablirait les choses en bon ordre jusqu'à nouvel accident.

Les matières végétales, dans leur extrême sécheresse, ne prennent aucunement l'eau. Mais on aurait tort de se fier à cette imperméabilité factice. Dès qu'elles sont atteintes d'un commencement d'humidité, elles s'imprègnent facilement d'eau et pourrissent très promptement.

Lorsque la fougère est à l'abri de toute atteinte, on la change une fois par an, pour jouir des qualités salutaires qu'on lui attribue dans sa nouveauté, plus encore que pour retrouver une élasticité que ses feuilles, brisées par un long usage, ont perdue en partie.

Quoiqu'on la débarrasse facilement, au soleil ou au feu, de toute humidité et qu'elle ne garde guère de mauvaise odeur, il vaut mieux en faire provision pour le petit enfant et la changer chaque fois qu'elle est mouillée, si la chose est possible.

Pour le varech, il suffit de le tirer des toiles et de l'étendre sous le bec d'une pompe. L'eau, en coulant à flots, entraîne ses souillures et sa poussière. Si l'on n'a pas de pompe, on l'agite, par poignées, dans un baquet plein d'eau, de même que l'on fait pour les herbes potagères. Il sèche vite au soleil, ou dans le grenier, sur une toile, l'eau n'ayant pas de prise sur ses fibres lisses.

Les personnes qui boutonnent la paillasse à l'une de ses extrémités peuvent en tirer le contenu pour le faire sécher et l'aérer complètement. Leur système a, de plus, l'avantage de permettre d'introduire la main pour arranger l'intérieur et pour effacer le creux qui se produit plus ou moins, au milieu.

Les docteurs recommandent de faire sécher les feutres au soleil ou au feu, de même que la literie lorsqu'elle est mouillée. Il vaudrait mieux que ces objets fussent soumis à un nettoyage complet avant que de servir de nouveau.

C'est chose faisable pour la literie, à la condition de la préserver si bien que l'on n'ait à compter qu'avec les accidents imprévus.

Pour les feutres, c'est encore chose possible, pourvu qu'on en ait une quantité assez grande pour les pouvoir laver chaque fois et en trouver toujours de secs quand il en est besoin.

L'eau de puits additionnée de cristaux de soude, l'eau de rivière et l'eau de pluie les nettoient parfaitement, sans grand'peine; la difficulté, vu leur épaisseur, c'est de les faire sécher.

Le nettoiement des objets qui se pressent malaisément — comme les feutres — s'obtient en faisant couler de l'eau au travers. On les pose sur des traverses de bois ou sur quoi que ce soit qui les isole un peu du sol; on les arrose abondamment ou l'on pompe dessus : l'eau, en passant, entraîne leurs impuretés.

A défaut de ce moyen, qui n'est praticable que si l'on dispose d'une cour, on fait tremper ces feutres dans l'eau fraîche.

Une observation à noter en passant, c'est que l'urine met plus de temps à sécher que l'eau ; aussi quelques personnes, tenant compte de ce fait, lavent les places salies avec une éponge imbibée d'eau fraîche. Elles emploient ce procédé pour les feutres, les langes de laine et les paillasses qu'elles ne veulent pas encore laver.

Tout imparfait qu'il soit, il n'en remplit pas moins le but dans une certaine mesure. On s'en convaincra en lavant ainsi un tissu imbibé d'un liquide coloré : la tache pâlira presque au point de disparaître.

Au surplus, c'est ici le cas de ne pas se montrer plus royaliste que le roi. Les docteurs autorisant à sécher tels quels feutres et paillasses, on aurait tort de se tourmenter outre mesure si l'on se trouvait contraint de profiter de cette tolérance.

Il est bon d'aérer tous ces objets le plus possible. L'action de l'air et celle du soleil sont à ce point bienfaisantes que la mauvaise odeur disparaît parfois même de langes qu'on n'a pas lavés.

II

PRÉSERVATIFS CONTRE LE FROID ET LA CHALEUR

« Hufeland défend de chauffer la chambre, même en hiver, car le sommeil dans la moiteur d'une atmosphère chaude affaiblit le système tout entier, mais surtout les poumons, et provoque les rhumes de cerveau et de poitrine, même la phtisie[1]. » Pourtant, dans la froide Allemagne, où les hivers sont plus rigoureux que les nôtres, on est accoutumé à supporter la chaleur tropicale de poêles de faïence.

En de telles conditions, son interdiction a plus de poids que celle de ses confrères de France. En effet, il faut qu'un homme ait eu l'esprit frappé par des inconvénients réels pour qu'il songe à s'élever contre des habitudes qu'il a contractées dès l'enfance.

Seulement, dans le cas présent, il est bon de tenir compte d'un fait : c'est que la maison allemande, mieux prémunie que la nôtre contre le froid et renfermant des pièces fortement chauffées nuit et jour, en est comme attiédie jusque dans ses recoins.

D'autre part, pour le docteur allemand, une pièce chauffée est une sorte d'étuve, étant donnée l'intensité de chaleur que le poêle y dégage. Ceux de nos docteurs qui se sont rangés à son opinion n'avaient donc

1. Docteur Hufeland : *Conseils aux mères,* page 78.

pas les mêmes raisons que lui pour l'adopter. Le reste de leurs confrères désapprouve d'ailleurs cette trop grande rigueur.

L'enfant, lorsqu'il est bien portant, est rarement frileux. Il s'agit donc, non pas de le réchauffer, mais seulement de conserver sa chaleur naturelle.

Il est meilleur pour lui de dormir dans une pièce qui ne soit pas chauffée, pourvu toutefois que la température n'y descende pas trop bas.

Il est souvent facile de tiédir l'atmosphère d'une chambre rien qu'en ouvrant la porte de communication d'une pièce à feu contiguë. On obtient ainsi le bénéfice d'une chaleur tempérée, sans les inconvénients de la fumée et du surcroît de poussière. Cependant il vaudrait mieux entretenir dans la chambre un feu modéré, plutôt que d'y laisser l'enfant exposé au froid.

La température doit être ce que l'on appelle « tempérée », c'est-à-dire qu'en entrant dans la chambre il ne faut ressentir ni une impression de chaleur ni une sensation de froid. Le thermomètre indique à ce point 14 degrés centigrades de chaleur.

Cependant il est essentiel de tenir compte de ces différences de tempérament qui font que l'un ressent du froid où l'autre se trouve bien. Lors même que la chambre semble tiède, il est bon de s'assurer que l'enfant n'a réellement pas froid.

Pour cela on le palpe à la tête, aux mains, aux pieds même ; s'il est démailloté, il est possible de sentir à travers ses chaussures si ses petits pieds sont froids.

Néanmoins il est plus sûr de s'en rapporter à la tiédeur du tronc, que l'on peut constater par-dessus ses vêtements en prenant l'enfant sous les aisselles pour le lever, et surtout à celle de la tête, laquelle prend froid la première étant moins garantie que le reste. Beaucoup d'enfants ont les pieds et les mains presque constamment froids sans en ressentir d'incommodité ; on ne peut donc apprécier certainement leur état d'après ces membres.

Les docteurs, dans leurs livres, n'admettent que la couverture de coton pour l'été et celle de laine pour l'hiver ; quelques-uns tolèrent ou même recommandent le petit édredon. Mais ceux de leurs confrères qui pratiquent seulement prescrivent, avant tout, de tenir l'enfant chaudement.

On aurait donc tort de s'arrêter à un nombre donné de couvertures, le résultat produit étant, en définitive, la seule chose dont il y ait lieu de se préoccuper.

Le petit enfant, qui est couché emmailloté, n'éprouve pas, comme l'enfant plus grand, le besoin de réagir contre le froid du lit ; la surchage nécessaire pour se réchauffer lui serait superflue ; conséquemment

les couvertures qui lui sont utiles au premier moment
le sont encore pendant le reste de la nuit, et l'on n'a
pas à craindre de le mettre en transpiration.

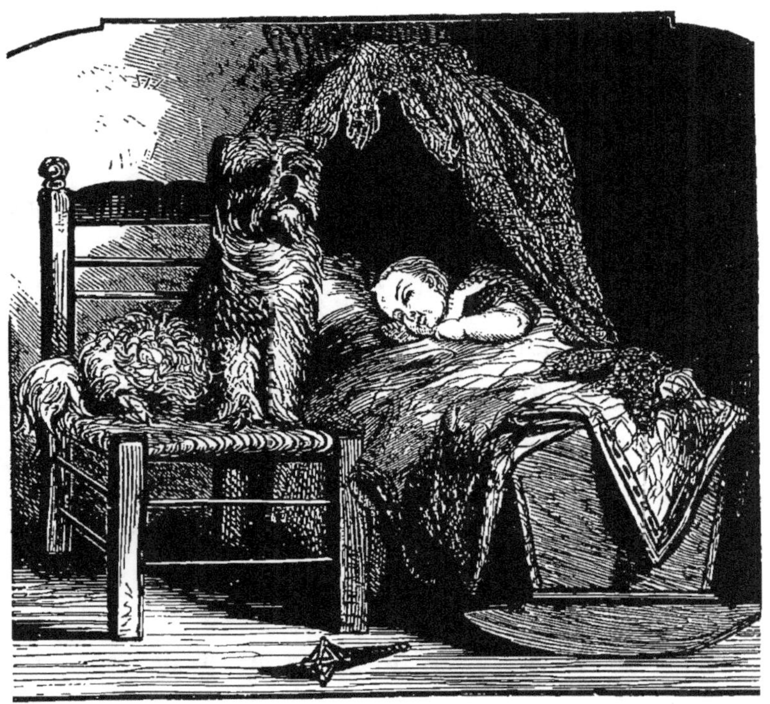

Fig. 62. — Berceau trop couvert.

D'ailleurs l'enfant n'étant jamais abandonné à
lui-même, rien n'est plus simple que de le couvrir de
façon à enlever instantanément ce qui paraîtrait
l'incommoder.

Il est bien rare que l'on voie l'enfant couvert ainsi
que le dit le docteur Brochard : « A la campagne,

souvent même à la ville, on a la fâcheuse habitude de couvrir immodérément les nouveau-nés pendant qu'ils dorment. On les renferme dans d'épais rideaux par-dessus lesquels on met quelquefois un châle ou un morceau d'étoffe, sous prétexte de les garantir du froid et du courant d'air. Sous ces couvertures épaisses les enfants sont toujours en sueur. Ils s'affaiblissent et s'enrhument dès qu'on les découvre » [1].

L'excès de chaleur n'est pas, comme l'excès de nourriture, chose impossible à constater sur-le-champ.

La mère attentive n'a nul besoin de la science du praticien pour apercevoir la rougeur qui monte ou la moiteur qui perce.

Il est plus logique de consulter le temps, de telle sorte que l'enfant dorme sous un simple drap quand il fait chaud et retrouve aux gelées la douce chaleur du léger édredon.

Les rideaux sont destinés surtout à défendre le berceau des courants d'air, des rayons du soleil et d'une trop vive lumière. Ils ne doivent jamais être complètement fermés, exception faite pour les rideaux légers et seulement dans le cas où l'on a des insectes à redouter.

Il y a bien quelques médecins qui conseillent de

1. Docteur Brochard: *Guide pratique de la jeune mère*, page 130.

refermer les rideaux pour abriter l'enfant contre le froid, mais les autres sont unanimes pour soutenir que cette pratique est nuisible.

Ils se fondent sur ce que l'enfant a bientôt épuisé l'élément vital de l'air renfermé avec lui sous les rideaux.

Si l'enfant est maladif, ou encore né avant terme, les médecins ordonnent de faire usage de boules ou cruchons d'eau chaude. On en met à ses pieds et même autour de lui, s'il en est besoin. En prévision de ces circonstances exceptionnelles, on a été jusqu'à proposer « un berceau incubateur, à l'aide duquel on peut, par la circulation d'un courant d'eau chaude dans un double fond de zinc, maintenir une température déterminée et constante[1]. »

Le docteur Gyoux préfère pour l'enfant souffreteux « des corps chauds comme briques, fers, bouteilles, etc., qui rayonnent du calorique en quantité suffisante[2]. »

Au contraire, le docteur Brochard défend énergiquement « les briques et les fers chauffés au feu. Les linges dans lesquels on enveloppe ces briques ou ces fers peuvent brûler et mettre le feu au berceau. J'ai cité dans mes ouvrages plusieurs cas dont j'ai été témoin, où des nourrissons ont péri ainsi miséra-

1. Gyoux : *Éducation de l'enfant*, page 58.
2. Gyoux : *Éducation de l'enfant*, page 57.

blement[1]. » On ne peut que se rendre à un avis motivé de telle sorte.

Les médecins ont grand soin de préciser que c'est seulement pour l'enfant qui souffre et qui se réchauffe difficilement qu'ils admettent ces producteurs de chaleur artificielle. On aurait grandement tort de s'en servir pour l'enfant bien portant. Mieux vaut le bien réchauffer près d'un bon feu et le déposer ensuite dans son berceau.

Les précautions à prendre contre la chaleur sont moins nombreuses et généralement moins efficaces. S'il est possible de régler la chaleur artificielle, il n'est guère facile d'atténuer la chaleur naturelle. On n'y parvient qu'en recourant à de nombreux arrosages quand ils sont praticables, en établissant des courants d'air, enfin en interceptant les rayons du soleil.

Plus l'appartement est assombri, moins il y fait chaud, moins on s'y trouve tourmenté par les mouches et les moucherons, les guêpes et les abeilles. Si l'on peut laisser pendant le jour les fenêtres ouvertes derrière les stores ou les jalousies baissées, la température de l'intérieur devient sensiblement plus fraîche que celle du dehors. Mais il faut les refermer soigneusement une fois la nuit venue. Les médecins

1. Docteur Brochard : *Guide pratique de la jeune mère*, pages 130-131.

affirment que la fraîcheur nocturne est extrêmement dangereuse pendant le sommeil, et les faits leur ont maintes fois donné raison. « Un changement subit de la température peut déterminer un refroidissement presque instantané et doublement nuisible pendant le sommeil[1]. »

En même temps, on découvre l'enfant le plus possible, sans toutefois le laisser coucher vêtu de sa seule chemise. Une légère robe de nuit, un simple drap sont indispensables, au dire des médecins, même dans les nuits les plus étouffantes.

III

CHOIX DE LA CHAMBRE

S'il est possible de transporter le berceau dans une chambre exposée au nord, on réserve la chambre au midi pour les nuits d'automne et d'hiver.

Mais en quelque saison que ce soit, il est essentiel d'aérer la chambre le plus possible, tout en tenant le berceau à l'abri des courants d'air et du froid du dehors. On peut emporter l'enfant dans une autre pièce et ouvrir toutes grandes la porte et les fenêtres

1. Docteur Hufeland : *Conseils aux mères*, page 78.

par les temps les plus rigoureux. L'air pur et souvent renouvelé est, pour l'enfant, l'une des premières nécessités de la vie. « L'air est le pain de la respiration, ce pain-là se respire au lieu de se manger : voilà toute la différence. Je suppose qu'on proposât à un homme de manger du pain trempé dans des immondices, à coup sûr il ne le ferait pas et il aurait raison. Eh bien, s'il vit habituellement d'un air souillé d'exhalaisons mauvaises, il fait exactement ce que je viens de supposer, il s'empoisonne lentement. A mesure que nous le respirons, nous enlevons à l'air l'élément nécessaire à la vie, et nous y versons une sorte d'excrément gazeux qui est comme le résidu de la digestion que nous en avons faite, double cause qui en altère la pureté et le rend impropre à entretenir la santé[1]. »

Plus la chambre sera vaste, plus elle sera élevée de plafond, mieux elle conviendra à l'enfant. Les médecins préfèrent pour lui le premier étage au rez-de-chaussée, celui-ci étant réputé humide et malsain.

Hufeland demande « que l'atmosphère n'en soit imprégnée d'aucune émanation, pas même de celle de fleurs odoriférantes ou de parfums quelconques[2]. » Si les fenêtres de la pièce donnent sur un

1. Max Simon : *Hygiène du corps et de l'âme*, page 29.
2. Docteur Hufeland : *Conseils aux mères*, page 78.

jardin plein de fleurs, on prendra garde que le vent n'y apporte trop violemment leurs parfums.

Cependant, la douce senteur des foins coupés passe pour être hygiénique et fortifiante, de même que l'odeur moins agréable qui s'élève des fermes. Mais cette dernière opinion pourrait bien n'être qu'un préjugé. Probablement attribue-t-on au voisinage des étables ce qui est dû à l'air pur et vivifiant des champs.

On évitera de faire sécher quoi que ce soit — surtout les langes, les feutres et les paillasses — dans la chambre où repose l'enfant; en un mot, on écartera toutes les causes intérieures ou extérieures d'insalubrité.

Ainsi, on prendra pour lui la pièce la plus à l'abri des odeurs de fabriques ou de métiers quelconques, la plus éloignée des pièces d'eau stagnantes. On aura soin, dans les pays humides, de fermer les fenêtres avant que le brouillard se lève, et de ne les ouvrir que lorsqu'il est dissipé.

Il est plus hygiénique de cirer les planches que de les laver. La poussière s'enlève plus complètement et l'on évite l'humidité qui résulte, au moins momentanément, du lavage. Il est de même plus sain de cirer les carreaux peints au chromo rouge ou jaune. La chose est faisable, quoique peu usitée.

Si par hasard on a le choix entre une pièce carrelée et une chambre planchéiée, il vaut mieux opter pour celle-ci. Il serait bon de garnir l'autre d'un tapis de feutre ou d'une natte épaisse. Non seulement le froid, mais encore l'humidité y sont plus à redouter.

Les médecins recommandent d'éviter le plus possible les meubles inutiles, les tableaux, cadres et bibelots, dans la chambre de l'enfant, à cause de la poussière qui s'accumule d'autant plus qu'elle trouve davantage de points où se reposer.

IV

EMPLACEMENT DU BERCEAU

L'usage étant de mettre le berceau près du lit de la mère, on s'y conforme aveuglément, sans chercher à savoir si l'enfant s'y trouve dans des conditions hygiéniques.

Sans doute, il est nécessaire que la mère qui nourrit, ou la nourrice qui la remplace, ait la nuit l'enfant à sa portée, afin de ne pas être obligée de se lever pour lui donner le sein. Mais ce motif ne saurait être pris en considération lorsqu'il s'agit de la place que le berceau doit occuper pendant le jour.

On peut répondre à cela que le lit occupant, dans la chambre à coucher, le plus large panneau, il s'y trouve — et le berceau avec lui — dans la situation la plus favorable.

Cela peut être pour ces anciennes maisons de la province et du vieux Paris qui attestent encore chez l'architecte la préoccupation du bien-être domestique.

Mais dans l'espace mesuré de nos chambres modernes, le lit, presque toujours s'adosse à un panneau aboutissant à une porte, de même qu'en sa longueur il s'allonge contre un second panneau qui se termine de même. Le pied, pour achever, faisant face aux fenêtres et la cheminée s'ouvrant communément dans le dernier panneau, on réunit sur soi, dans ce malheureux lit, la somme de courants d'air et d'aveuglante lumière qu'il peut être donné d'amasser dans une chambre.

Cependant, le lit s'accotant à deux murs, on peut, en s'y rangeant, y trouver un coin pour sa tête. Mais le berceau se trouve par le fait rejeté au milieu de la chambre, dans la pleine région des vents et des courants d'air. Que l'on ouvre une porte sans que l'autre au préalable ait été bien fermée, les rideaux se gonflent, s'agitent et battent les parois du berceau comme des voiles de navire fouettées par la tempête.

L'attire-t-on, pour l'abriter sous les rideaux du lit ? — On se heurte à la conclusion du docteur Seraine : « Jamais il ne sera mis sous les rideaux du lit de la mère, mais dans un lieu où un air pur et frais ait libre accès autour de lui[1]. »

Faisant abnégation de soi-même, tire-t-on le lit pour loger dans la ruelle la barcelonnette? — Le docteur Gyoux attend, pour la blâmer, la mère imprévoyante : « Le berceau ne devra point être placé dans un de ces espaces étroits compris entre le lit de la mère et la muraille, sous peine de forcer l'enfant à respirer un air concentré et malsain, l'aération étant difficile dans des encoignures ainsi occupées[2]. »

Si, dans son embarras, la mère feuillette les livres, elle trouve bien où elle ne doit pas mettre le berceau, mais non pas où elle peut l'installer. On se borne à lui répéter : « Il faut au berceau un air pur, une température uniforme et les soins de la mère[3]. » Celui-ci lui dira : « Il faut que, pendant le jour, il soit exactement placé en face de la croisée et jamais de côté. L'oubli de cette recommandation pourrait engendrer le strabisme[4]. » Celui-là, au contraire, la préviendra que « le berceau ne doit pas être placé de façon à ce que le grand jour tombe sur la figure de l'enfant de peur de lui fatiguer les yeux »[5].

Cependant, en s'attachant plus à l'esprit qu'à la

1. Docteur L. Seraine : *De la santé des petits enfants*, page 40.
2. Ph. Gyoux : *Éducation de l'enfant*, page 56.
3. Ph. Gyoux : *Éducation de l'enfant*, page 56.
4. Docteur Seraine : *De la santé des petits enfants*, page 40.
5. Ph. Gyoux : *Éducation de l'enfant*, page 56.

lettre, en méditant ces indications qui semblent exclure précisément les seules choses qui paraissent

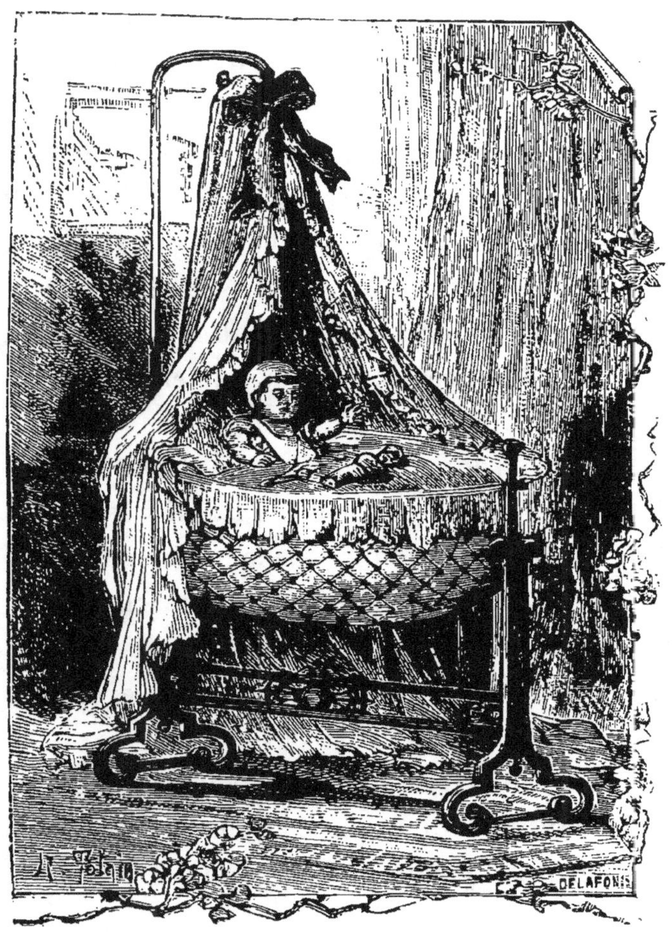

Fig. 63. — Position du berceau.

faisables, on parviendra à démêler la ligne de conduite que l'on devra tenir.

D'abord, pour la nuit, le berceau sera quand même posé auprès du lit, sur le devant et non dans la ruelle. La nuit, tout dort dans la maison; les portes restent closes et les fenêtres, voilées de leurs épais rideaux, ne laissent plus filtrer que l'air du dehors nécessaire à la vie.

Le pied du berceau sera tourné vers le chevet du lit. La mère, sans déranger sa tête de l'oreiller, doit pouvoir reposer son regard sur le visage de l'enfant endormi. Elle tiendra le berceau assez près afin de pouvoir prendre l'enfant en se levant sur son séant. Il sera néanmoins assez écarté pour qu'elle puisse se coucher sans le frôler.

Pendant la journée, on tournera le chevet du berceau du côté des fenêtres. Ses épais rideaux le garantissent des faibles vents coulis et de la lumière du jour. On évitera donc à la fois la trop vive clarté qui fatiguerait sa vue et la direction oblique de la lumière qui le ferait loucher — conciliant ainsi les exigences contradictoires des docteurs Gyoux et Seraine.

Les médecins émettent le vœu que le berceau soit transporté dans une autre pièce pendant le jour. Ce qu'ils recherchent pour l'enfant, c'est la plénitude d'air vital que procure l'isolement. La chambre à coucher où l'on ne se tient pas est donc dans les meilleures conditions, pourvu qu'on ait soin de la bien aérer le matin, d'y assurer le renouvellement de l'air et d'y maintenir une température égale et douce, plutôt encore en ouvrant une communication avec une pièce bien chauffée, qu'en y entretenant un feu modéré, pourvu surtout que l'on puisse exercer sur le berceau une incessante surveillance.

On ne voit pas bien en quoi le berceau bénéficierait à être transporté dans une autre pièce. Ou cette pièce sera celle où l'on se tient : mais alors, de l'avis du médecin, l'enfant y respirera un air vicié. Ou elle sera sans destination actuelle et elle présentera les inconvénients des pièces inhabitées. Ou ce sera une autre chambre à coucher : alors, quel sera le profit?

La chambre à coucher, qui est aménagée surtout en vue du repos nocturne, est, par cela même, la pièce qui convient le mieux à l'enfant. On corrigera ses défectuosités soit en condamnant une porte, soit en déplaçant des meubles pour préparer au berceau une place accessible à l'air, mais à l'abri des courants d'air.

En établissant les courants d'air dans leur plus grande violence, il est facile de se rendre compte de leur direction possible. Le repos complet des légers rideaux indiquera la ligne de démarcation qu'il conviendra de ne point franchir.

La Finlandaise suspend le berceau de son enfant au crochet d'une chaîne qui descend du plafond.

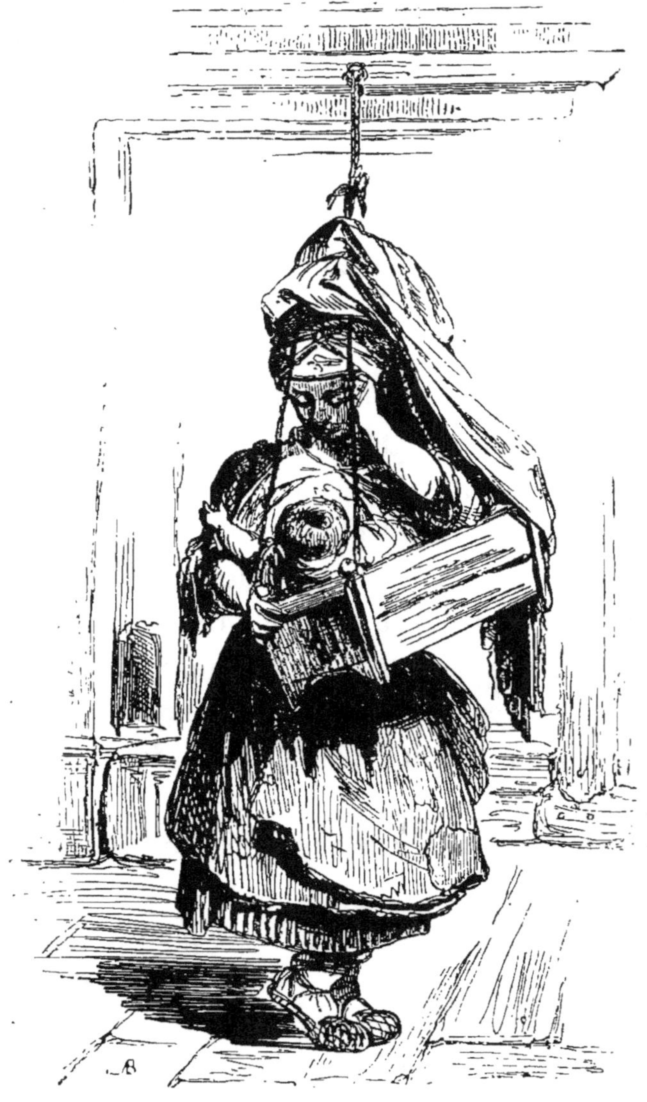

Fig. 64. — Finlandaise allaitant son enfant.

V

MANIÈRE DE COUCHER L'ENFANT

Les enfants rejettent facilement l'excédent d'aliments qu'ils peuvent avoir sur l'estomac; enfin, ils bavent. « Il faut les coucher sur le côté; alors, ce qui leur arrive dans la bouche s'écoule facilement. S'ils étaient sur le dos, ces matières resteraient dans la gorge et gêneraient beaucoup la respiration, ou bien seraient avalées, ce qui pourrait avoir quelques inconvénients [1]. »

« Il faut coucher l'enfant sur le dos, c'est la seule position qui laisse les organes intérieurs dans leur position normale. L'habitude de coucher l'enfant sur le côté présente de nombreux inconvénients. Le corps étant mal équilibré, l'enfant est exposé à retomber la face contre l'oreiller. Tout son poids porte sur un bras et sur une jambe, qui se trouvent souvent retenus dans une position vicieuse. De plus, ses organes intérieurs, et particulièrement le cœur, sont gênés dans leurs fonctions [2]. »

En rapprochant les textes, on trouve, d'une part de

---

1. Mme Millet-Robinet et le docteur Allix : *Le Livre des jeunes mères*, page 181.
2. Docteur J. Gérard : *Conseils d'hygiène et d'alimentation*, pages 48 et 49.

graves raisons et, d'autre part, des inconvénients qui auraient besoin d'être mieux prouvés.

Les enfants conservent la faculté de tourner la tête aussi souvent qu'ils le veulent du côté qu'il leur plaît, et les personnes qui en ont élevé savent qu'ils en profitent parfois au point d'user leurs cheveux à l'occiput. Elles savent encore mieux que ce mouvement leur est familier lorsqu'ils veulent se débarrasser de ce qu'on leur met dans la bouche. Ce seul fait réduirait à néant les raisons alléguées dans le premier texte.

Si l'on voulait faciliter efficacement la sortie des liquides, ce ne serait pas sur le côté, mais bien sur le ventre qu'il faudrait mettre l'enfant, et, pour cela, le tenir sur les bras, ou — mieux encore — le coucher, comme un noyé, la tête plus basse que le corps.

L'enfant rejette trop violemment le lait qu'il ne peut garder pour que l'on ait à se préoccuper, à ce point de vue, de la position dans laquelle on le couche.

Le docteur Gyoux blâme les nourrices qui « font prendre à l'enfant l'habitude de dormir sur le côté, sous le prétexte de faciliter l'écoulement de la salive à l'extérieur. Leur conduite est basée sur une appréciation fausse : la salive n'est pas, en effet, un liquide destiné à s'écouler au dehors, mais bien à être avalé par l'enfant[1] ».

---

1. Ph. Gyoux : *Éducation de l'enfant*, page 18.

De plus, certains docteurs qui semblent, de prime
abord, faire partie du premier camp, pourraient bien
être du second. Ainsi les docteurs Seraine et Brochard
ordonnent de coucher l'enfant sur le côté, mais l'un
et l'autre ajoutent que c'est pour faciliter la sortie des
mucosités qui s'écoulent de sa bouche pendant ses
premiers jours. On peut induire de ce fait qu'ils con-
sidèrent cette position comme nécessitée seulement

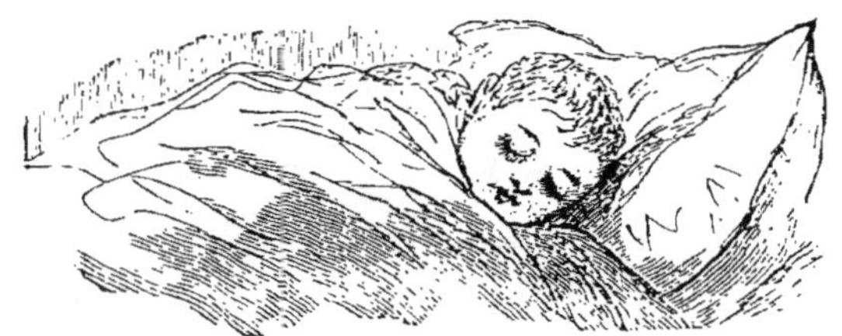

Fig. 65. — Enfant bien couché.

par cette circonstance, et, conséquemment, comme
anormale.

Le petit oreiller doit être à peine rempli, et la
paillasse un peu inclinée vers les pieds, de façon que
l'enfant ait la tête plus élevée, tout en gardant le
corps bien droit et appuyé sur sa longueur.

On a ici deux inconvénients à craindre : d'abord
que la tête soit trop haute, ce qui gênerait la respiration et risquerait de déformer le cou. Ensuite que
les épaules, trop soulevées par le fait de l'élévation
de la tête, ne provoquent une déviation de la colonne

vertébrale, en laissant porter à faux quelque partie du dos.

« Il faut éviter de ne relever que la tête du nourrisson, on forcerait ainsi son menton à venir en contact avec la poitrine, et on gênerait énormément toutes les fonctions que nous voulons favoriser. D'un

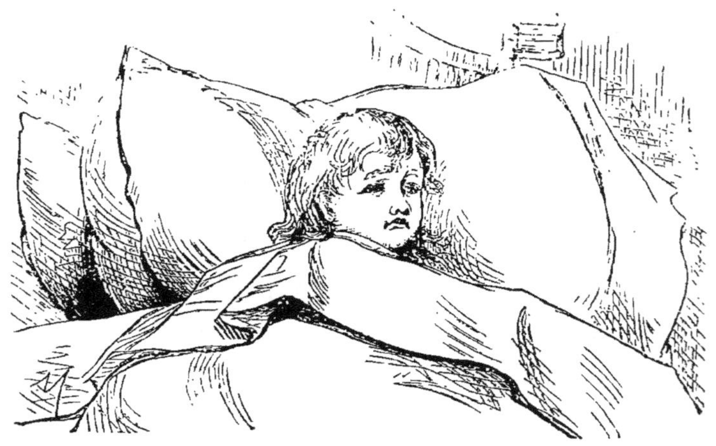

Fig. 66. — Enfant mal couché.

autre côté, en ne soutenant pas le cou, on exposerait la partie postérieure de la tête à s'aplatir et à comprimer le cerveau, puisque c'est sur elle que reposerait une grande partie du poids du crâne. Il importe donc de faire porter uniformément et sur un plan légèrement incliné, la tête, le cou et les épaules [1]. »

Loke, dans son traité d'éducation des enfants, est

1. Ph. Gyoux : *Éducation de l'enfant*, page 59.

d'un avis très différent. Il veut que l'enfant soit accoutumé à dormir dans toutes les positions : tête haute et tête basse. Mais comme c'est surtout en vue de l'endurcir, il vaut mieux se conformer aux lois de l'hygiène en suivant le conseil du docteur Gérard.

VI

BERCEMENT

De toutes les pratiques usitées, depuis la plus haute antiquité, il n'en est peut-être pas qui ait été plus vivement attaquée que le bercement.

Buchan le compare à « une espèce de narcotique qui, quoique moins dangereux que d'autres, n'est cependant pas sans conséquences fâcheuses et qui peut quelquefois être des plus funestes »[1].

Désessartz prétend que le sommeil qui en résulte est comparable « à cet état d'engourdissement et de coma dans lequel on plonge une poule en lui plaçant la tête sous l'aile et en l'agitant vivement à tour de bras »[2].

Hufeland est d'avis qu'un « bercement violent est nuisible à coup sûr ; il peut indubitablement affaiblir

1. Buchan : *Médecine domestique.*
2. Désessartz : *Traité de l'éducation corporelle des enfants en bas âge.*

les nerfs et la tête et occasionner des lésions organiques du corps » [1].

De son côté, le docteur Allix, en conseillant un bercement modéré, ajoute :

« Le berçage trop prolongé et violent ne serait pas inoffensif; il troublerait la digestion et la circulation et pourrait provoquer quelquefois des vomissements [2]. »

Le docteur Gérard avance que l'abus du bercement provoque l'idiotisme : « Bercer un enfant, c'est lui faire faire un stage pour Charenton [3]. »

Le docteur Gyoux constate en passant que telle est l'opinion de plusieurs de ses confrères. Il ajoute : « C'est moins un vrai sommeil que l'on procure qu'un état comateux déterminé par la grande quantité de sang qui se porte au cerveau. Une secousse considérable, imprimée au berceau, est plus dangereuse dans le temps de la dentition, car elle expose davantage les enfants aux convulsions et aux affections comateuses, en augmentant la congestion du sang vers le cerveau, où il est déjà naturellement attiré pendant cette crise [4]. »

1. Hufeland : *Conseils aux mères*, page 54.
2. Mme Millet-Robinet et le docteur Allix : *Le Livre des jeunes mères.*
3. Docteur J. Gérard : *Conseils d'hygiène et d'alimentation*, pages 49 et 50.
4. Ph. Gyoux : *Éducation de l'enfant*, pages 60 et 61.

Pourtant Gyoux est l'un des plus favorables à cette pratique « si le mouvement qu'on imprime au berceau est léger, il ne peut résulter aucun inconvénient de ce doux balancement ».

Mais lui-même ne tarde pas à revenir sur cette opinion, et, par le fait, à condamner le bercement plus sévèrement peut-être que tous ses confrères : « Celui qui y est habitué ne peut pas s'endormir sans ce moyen ; et on est obligé de continuer longtemps cette pratique. Mais bientôt un balancement léger du berceau ne fait plus d'impression sur lui, et il crie de nouveau dès qu'on le suspend : alors on recommence la même manœuvre, et, pour apaiser l'enfant, on est obligé de l'agiter violemment[1]. »

Ainsi, tous les docteurs conviennent que ce léger bercement devient pour l'enfant un irrésistible besoin ; tous reconnaissent qu'il ne saurait se contenter longtemps d'un mouvement modéré. Ce double aveu tranche nettement la question.

Beaucoup de berceaux d'osier sont montés sur des pieds fixes, et si les barcelonnettes de fer peuvent se balancer, c'est moins une qualité cherchée, que la conséquence de leur mode de construction. Toutes, d'ailleurs, sont munies d'un piton qui retient solidement la nacelle immobile.

---

1. Ph. Gyoux : *Éducation de l'enfant*, pages 60 et 61.

Ce piton desserré, c'est-à-dire à peine entré dans son écrou cannelé, laisse vaciller la nacelle. Ce léger mouvement, qui ne constitue pas un véritable bercement, apaise l'enfant et ne peut être nuisible, lorsqu'on n'y a recours qu'accidentellement pour calmer la douleur.

A vrai dire, il semble illogique de prescrire, pour soulager l'enfant malade, ce que l'on interdit comme nuisible à l'enfant bien portant ; pourtant, combien de fois n'a-t-on pas obtenu pour soi-même de semblables résultats de causes analogues ?

Il arrive souvent que les bonnes et les nourrices, pour se débarrasser plus promptement d'une tâche qui les ennuie, bercent l'enfant, malgré les défenses qui leur sont faites.

Pour faire perdre à l'enfant cette mauvaise habitude, on diminue graduellement la durée du bercement, sans tenir compte des cris par lesquels il témoigne de son mécontement.

On peut encore tenter de supprimer brusquement le bercement. On laisse crier l'enfant jusqu'à ce que, lassé de n'être pas écouté, il s'endorme enfin.

Les médecins blâment aussi ces chants monotones que les nourrices de tous les pays emploient pour appeler le sommeil sur les paupières de l'enfant. Il en est qui avancent que le sommeil de l'enfant n'est provoqué que par la fatigue que ces chants causent au cerveau.

D'autres prétendent que ce bruit, qui frappe l'oreille

et va diminuant insensiblement, détermine un léger afflux de sang au cerveau.

Au contraire, le docteur Seraine, s'appuyant sur Platon et Galien, recommande cette pratique : « Les dames grecques, dit Platon, prenaient leurs enfants entre leurs bras et les endormaient, non en silence, mais en chantant avec douceur. » « Le mieux, ajoute le docteur Seraine, est assurément de revenir à cette coutume, que conseille aussi Galien : « Le bercement, dit celui-ci, peut être comparé au roulis d'un vaisseau agité par les vagues. Si les hommes les plus robustes ne peuvent le supporter, comment voulez-vous qu'il puisse être utile à l'enfant ? Endormez-le plutôt par une belle chanson [1]. »

Malgré sa phrase si formelle, on ne peut dire que le docteur Seraine approuve qu'on endorme l'enfant dans les bras. De l'ensemble de ce passage, il résulte plutôt que son esprit, préoccupé par les chants, a passé sur ce fait sans le remarquer.

Le docteur Gyoux, parlant des chants des nourrices, se borne à écrire qu'il n'approuve pas cet usage et qu'il croit « que l'enfant a tout avantage à s'endormir sans qu'aucune tentative soit faite dans ce sens, et il y parviendra toujours, en présence d'une volonté énergique et persévérante [2]. »

1. Docteur Seraine : *De la santé des petits enfants*, page 74.
2. Ph. Gyoux : *Éducation de l'enfant*, pages 61 et 62.

Il n'en est pas moins vrai que « les berceuses » tiennent une large part dans les chants nationaux de tous les pays. On les retrouve chez les peuplades sauvages, aussi bien que parmi les peuples les plus policés ; ce genre a tenté le génie des plus grands poètes.

A comparer le laisser-aller de nos aïeux avec les soins qu'on nous prêche maintenant, on se demande si nous n'allons pas tomber dans l'excès opposé au leur. Il y a plus : on se demande si, parmi tant de dangers, tant d'inconvénients qu'on nous signale, il n'y en a pas qui soient plus imaginaires que réels.

CHAPITRE III

Sommeil.

I

MILIEU FAVORABLE AU SOMMEIL

La plupart des nourrices ont la fâcheuse habitude de coucher l'enfant avec elles dans leur lit. Elles trouvent à cela l'avantage de n'avoir point à se déranger pour lui donner les soins qu'il réclame la nuit.

De plus, la chaleur et le manque d'air qui résultent du voisinage de la nourrice, de l'ampleur des couvertures, de la hauteur des oreillers causent au nourrisson un engourdissement qui le rend immobile et silencieux. La mère même, parfois, se trompe à ces symptômes et les prend pour les indices du bien-être. Pourtant, rien n'est plus dangereux que cette coutume.

Que la couverture retombe lourdement, qu'un oreiller glisse ou se dérange, que soi-même on s'agite en rêvant, ou que l'on se retourne dans l'inconscience du profond sommeil, et l'enfant endormi, surpris par la mort, ne pourra ni se débattre contre l'étouffement, ni donner l'alarme par ses cris.

Le docteur Donné dit qu'il a vu deux enfants étouffés ainsi. Il est peu de médecins qui ne puissent rendre semblable témoignage.

S'il était besoin d'autres raisons, on pourrait ajouter que le grand lit n'étant nullement approprié à la taille de l'enfant, celui-ci ne peut que s'y trouver fort mal ; que, chaudement emmailloté comme il l'est, il s'y met bientôt tout en moiteur ; que blotti, lui tout petit, près d'un grand corps qui le couvre de ses émanations, il y respire un air vicié et malsain ; enfin que ni la nourrice, ni le nourrisson ne goûtent ainsi un repos salutaire, celui-ci se réveillant chaque fois que l'autre bouge, celle-là ne dormant qu'à demi, poursuivie qu'elle est par l'appréhension de déranger l'enfant, sinon par la crainte de pis.

C'est dans son berceau, et seulement là, que l'enfant peut trouver le calme, le bien-être, la sécurité nécessaires.

« C'est donc une règle invariable que l'enfant dorme dans son lit, et qu'il sache y demeurer éveillé jusqu'à ce que le sommeil arrive. Ce précepte est peut-être plus nécessaire encore pour les enfants délicats et souffrants que pour ceux qui sont dans un état de santé parfait[1]. »

Il est aussi nuisible pour l'enfant de dormir sur

—

1. A. Donné : *Conseils aux mères*, page 227.

les genoux ou dans les bras de sa nourrice, ou de toute autre personne. Outre qu'il s'y trouve dans une position incommode qui ne lui permet qu'un sommeil fiévreux, le moindre mouvement l'éveille : « la chaleur du corps l'étouffe, les positions vicieuses qu'il prend sur les genoux le fatiguent, nuisent au développement régulier de ses membres; le sommeil est moins profond et moins réparateur [2]. »

Si l'on a, dans sa vie, dormi dans un fauteuil, une voiture, ou quoi que ce soit hors de son lit, on n'a qu'à se rappeler combien on s'est senti, au réveil, la tête lourde, les membres courbaturés, plus brisé enfin que si l'on eût veillé. On peut juger dès lors ce que doit être ce sommeil pour le petit enfant, plus frêle, plus délicat, partant plus susceptible encore de ressentir la moindre gêne.

Il y a des mères qui, sans vouloir le garder ainsi pendant son sommeil, l'endorment de cette façon; mais si doucement qu'on le pose dans son berceau, l'enfant s'éveille et crie ; ce n'est qu'en le berçant ou même en le reprenant que l'on parvient à le calmer et à le rendormir : trop heureuse la mère, si elle peut, à force de précaution et d'adresse, le déposer enfin, sans qu'il s'en doute, dans la barcelonnette. Parfois les choses en viennent au point que la nuit se passe ainsi

2. A. Donné : *Conseils aux mères*. page 224.

à l'endormir, à le replacer dans son berceau et à le reprendre.

Le docteur Donné, d'accord en ceci avec ses confrères et avec l'expérience universelle, cite son propre exemple pour apprendre à vaincre l'entêtement de l'enfant, et son conseil a cet avantage qu'il est applicable en toute autre occasion.

« L'enfant, dit-il, avait fini, comme il ne peut manquer d'arriver en pareil cas, par se réveiller sans cesse, et il passait ainsi la plus grande partie de la nuit dans ces alternatives de veille et de sommeil, bercé et recouché, ne dormant véritablement que dans les bras ou sur les genoux de sa bonne. Cette méthode fût suivie jusqu'à l'âge de six mois.

« Une réforme devenait urgente ; voici comment elle a été opérée : je fis placer l'enfant tout éveillé dans son berceau, le soir à l'heure où on le couchait ; il se mit dans une grande colère, poussa des cris, pleura et se montra dans un véritable désespoir : son corps était couvert de sueur, l'eau ruisselait sur son visage.

« Je restai près du lit ; peu à peu il devint plus calme ; il parut se résigner et prendre son parti ; néanmoins ce ne fut qu'au bout d'une heure que le sommeil arriva ce premier jour. La nuit fut déjà meilleure et l'enfant moins exigeant.

« Le lendemain, mêmes mesures, mêmes cris, même

douleur, mais après une demi-heure, tout était fini et l'enfant dormait. Le troisième jour, ce fut l'affaire d'un quart d'heure et jamais, depuis lors, il ne fit la moindre difficulté pour être couché dans son berceau tout éveillé [1]. »

Les médecins mettent de plus les mères en garde contre l'habitude de promener les enfants la nuit lorsqu'ils crient. Pourvu que l'on ait la certitude qu'ils ne souffrent pas et n'ont besoin de rien, mieux vaut les laisser crier.

Néanmoins, s'il arrivait que l'enfant, à force de crier, se mit dans une agitation nerveuse d'une certaine intensité, il serait bon de le prendre un instant dans les bras, et de s'efforcer de le calmer, sans pour cela sortir soi-même du lit, au risque de prendre froid. Ce paroxysme de la colère s'observe trop rarement pour que l'on ait à redouter, en agissant ainsi, de donner à l'enfant de mauvaises habitudes.

Les mères ont le grand tort de se laisser impressionner par les cris des enfants et de prendre l'alarme inconsidérément.

Pour d'autres causes, c'est-à-dire par ennui d'entendre crier, par crainte d'être réprimandées, par désir de faire du zèle et de se rendre indispensables, les nourrices et les bonnes ne sont pas moins déraisonnables que les mères.

1. A. Donné : *Conseils aux mères*, pages 230 et 232.

L'enfant, sitôt qu'il est en état de comprendre, exploite cette disposition pour imposer ses volontés. Si l'on en croit les personnes compétentes, si ce qu'on observe n'est pas une illusion, dès ses premiers jours l'enfant aurait une compréhension suffisante pour tyranniser ainsi son entourage.

D'une part, il est facile de se conformer aux instructions du docteur Donné, autrement dit, de résister à l'enfant sans se laisser émouvoir par ses cris.

D'autre part, on peut se rassurer à ce sujet, en lisant ce que dit le docteur Hufeland .

« Les cris des enfants, loin d'être contraires à la nature, sont conformes à ses vœux et utiles.

« Ils sont un moyen de développer et de perfectionner l'appareil respiratoire. D'où il suit qu'empêcher toujours un enfant de crier, c'est vouloir qu'il ait la poitrine faible et qu'il devienne sujet aux maladies des organes qu'elle renferme.

« Mais en admettant même qu'un sentiment de malaise ou de souffrance soit la cause réelle de ses cris, ceux-ci sont fort souvent le meilleur moyen d'éloigner la cause qui les provoque.

« Ainsi l'un des motifs qui portent le plus fréquemment les enfants à crier est l'accumulation de vents qui compriment le diaphragme de bas en haut, et qui, soit par ce refoulement, soit par les douleurs qu'ils déterminent, contraignent l'enfant à respirer

avec plus de force, ou, en d'autres termes, à crier, ce
qui est le sûr moyen de les répartir d'une manière
uniforme dans le bas-ventre.

« Les amas de mucosités ou les congestions de
sang dans les poumons sont une autre cause de cris;
mais en pareil cas aussi, il n'y a pas de remède local
plus certain que l'action de crier.

« Alors même que, comme on le voit souvent, les
cris des enfants dépendent d'une gêne de la circulation dans les parties intérieures et du malaise qui en
est la conséquence, nul moyen n'agit avec plus d'effi-
cacité qu'eux, précisément parce qu'ils accélèrent la
marche des humeurs.

« L'action de crier, envisagée sous le point de vue
des phénomènes généraux qu'elle produit, a des effets
fort avantageux et même nécessaires. C'est l'unique
mouvement que l'enfant puisse se donner dans les
premiers temps de la vie; elle ranime la circulation
du sang, elle rend la distribution des humeurs plus
uniforme, elle favorise la digestion, la nutrition et
l'accroissement du corps; elle dissipe les congestions
dans le bas-ventre, elle vient en aide à toutes les
sécrétions et, notamment, à la transpiration entassée,
qui joue un si grand rôle dans l'économie. En un mot,
je trouve parfaitement juste le vieil adage populaire,
qu'il y a peu de fond à faire sur les enfants qui ne
crient pas ».

A ces raisons, le savant docteur ajoute une considération d'un autre ordre : « J'ai toujours remarqué que les enfants aux cris desquels on avait beaucoup d'égards étaient ceux qui criaient le plus, tandis que ceux auxquels on faisait moins d'attention ne tardaient pas à perdre cette habitude [1]. »

Les docteurs français, sans entrer dans ces détails circonstanciés, en disent cependant assez pour confirmer les assertions du docteur Hufeland. Seulement ils prescrivent de s'assurer que les cris ne sont pas provoqués par le froid ou la faim, par la piqûre d'une épingle ou les morsures d'un insecte, par la gêne qui résulte d'une mauvaise position, par la malpropreté des langes, les excoriations de la peau, enfin par quelque cause externe ou interne.

Ce sont en même temps des causes d'insomnies. « C'est à la mère à les rechercher d'abord, et au médecin de les découvrir ensuite, si les investigations maternelles restent infructueuses [2].

« A l'exception du besoin d'excrétion, qu'on facilite par les lavements, les causes internes d'insomnies sont toutes du ressort du médecin, qui doit être appelé sans tarder [3]. »

---

1. Docteur Hufeland : *Conseils aux mères*, pages 57 et suivantes.
2. Ph. Gyoux : *Éducation de l'enfant*, page 67.
3. Docteur Gérard : *Conseils d'Hygiène et d'alimentation*, page 60.

L'enfant a la faculté de dormir au milieu du bruit.
C'est un fait qu'il est facile de constater à chaque
instant dans les rues tumultueuses de Paris.

Les médecins, tenant compte de cette faculté précieuse, recommandent de ne point l'affaiblir en prenant trop de précautions pour respecter le sommeil
de l'enfant. On peut, disent-ils, aller et venir sans
assourdir le bruit de ses pas, ouvrir et fermer les
portes et les fenêtres, parler librement sans baisser la
voix.

« Le temps de son sommeil est presque toujours le
seul moment de liberté pour les personnes qui le
soignent ; il deviendra au contraire un temps d'escla-
vage pour tous les gens de la maison, si on se condamnait au silence [1] ».

Le docteur Gyoux et le docteur Donné allèguent
d'autres raisons. L'un et l'autre prétendent que son
sommeil n'est ainsi ni moins calme ni moins réparateur. Ils ajoutent tous deux que le soin qu'on pren-
drait pour entourer son repos d'un profond silence
ne ferait que lui nuire, en ce sens qu'on le rendrait
d'une susceptibilité extrême.

Le moindre bruit alors le réveillerait, et si quelque
circonstance l'enlevait à ce milieu paisible, il se trouverait privé de tout repos. D'autre part, ces accidents

1. Mᵐᵉ Millet-Robinet, et le docteur Allix : *Le Livre des
jeunes mères*, page 682.

multiples de la vie domestique, ces maladresses que nul ne peut éviter, l'arrachant en sursaut à son sommeil, lui causeraient une commotion d'autant plus violente et plus dangereuse, qu'il serait plus accoutumé à un silence complet.

Les deux docteurs, en concluant, s'empressent de protester qu'ils ne vont pas jusqu'à tolérer que l'on garde l'enfant dans une chambre où l'on recevrait nombreuse compagnie. Mais c'est moins le tumulte que l'air vicié qu'il respirerait alors qu'ils redoutent pour lui :

« Est-ce à-dire que le sommeil de l'enfant ne doive être aucunement respecté et que, par exemple, on pourra le faire dormir au milieu d'une réunion nombreuse, sous ce prétexte qu'on l'aura sous les yeux pour le surveiller ? C'est là une erreur. L'enfant a besoin, pendant le sommeil comme en état de veille, d'un air pur qui aille revivifier ses organes, et comment pourrait-il en être ainsi lorsqu'un certain nombre de bouches, absorbant l'air pur de l'appartement, l'auront remplacé par de l'air impur ? »

La jeune mère se trouve quelque peu embarrassée pour mettre en pratique ces doctes théories. Si d'une part on veut qu'elle accoutume l'enfant à dormir au milieu du bruit, d'autre part on lui ordonne d'isoler

---

1. Ph. Gyoux : *Éducation de l'enfant*, page 25.

autant que possible son nourrisson endormi, afin de lui ménager un air plus pur. Or, un silence relatif résultera toujours forcément de cet isolement.

En réalité le sommeil, dans ces conditions, est plutôt une question de tempérament qu'une affaire d'habitude, et le même enfant ne montre pas en tout temps la même aptitude à dormir ainsi.

Si le silence lui était nécessaire ou seulement favorable, on aurait tort de troubler son repos, dans le but de l'accoutumer à sommeiller autrement.

Un fait bizarre se produit journellement. L'enfant qui dort paisiblement en plein air, au milieu du roulement des voitures, des cris des marchands, des mille bruits de la rue, s'éveille, à la maison, au moindre son ; si peu que l'on bouge, si bas que l'on parle, il s'agite et pleure.

Peut-être cela provient-il de ce que la rue est toujours bruyante tandis que la chambre a des intervalles de silence profond. Ce qui confirmerait cette supposition, c'est qu'une personne habituée à dormir au milieu d'un bruit régulier se réveille aussitôt que ce bruit cesse accidentellement.

Le docteur Donné ajoute[1] : « Il ne faut pas pousser ce système trop loin, ni faire volontairement du tapage auprès d'un enfant qui dort ; mes observations se

1. A. Donné : *Conseils aux mères*, page 232.

bornent à recommander de ne pas se gêner pour aller et venir dans la chambre de l'enfant, pour ouvrir les portes et pour y parler à son aise. »

De son côté, le docteur Seraine, contredisant sciemment ses confrères, écrit dans son livre : « Le système nerveux des enfants est fort impressionnable ; leur réveil en sursaut peut amener des accidents fâcheux, comme des convulsions et, assurément, il vaut mieux prendre soin qu'ils dorment dans le silence que d'agiter leur sommeil par des conversations bruyantes, des allées et venues continuelles, des portes ou fenêtres ouvertes ou fermées avec bruit [1].»

On sera probablement dans le vrai si, modifiant quelque peu ces diverses recommandations, on parle moins souvent et plus bas, si l'on ne va et vient qu'autant que cela est indispensable, enfin si l'on ouvre et ferme les portes et les fenêtres le plus doucement possible.

On garde généralement une veilleuse allumée toute la nuit dans la chambre à coucher. Pourtant l'enfant dort mieux et plus paisiblement dans les ténèbres. C'est un mauvais service à lui rendre que de l'accoutumer à la veilleuse. Plus tard, il prendra peur et refusera de dormir dans l'obscurité.

On allègue que la veilleuse est indispensable, à

1. Docteur Seraine : *De la santé des petits enfants*, page 73.

cause des soins que l'enfant réclame la nuit. Cette
raison est spécieuse ; rien n'est plus facile que d'obtenir de la lumière dès qu'il en est besoin. D'ailleurs,
on n'a guère à s'occuper de
l'enfant qu'une seule fois dans
la nuit.

On dit aussi que la veil-
leuse sert à entretenir bouillante l'eau qui maintient la
chaleur du biberon. Cette fois
le prétexte est mieux trouvé ;
mais il est bien simple de
substituer la veilleuse opaque

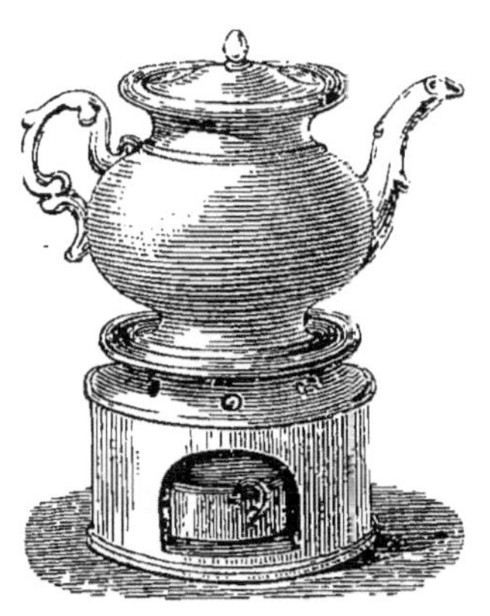

Fig. 67. Veilleuse.

à la tour transparente de porcelaine ou de verre
colorié qui laisse filtrer la clarté du lumignon.

Reste une autre raison : c'est que la mère ou la
nourrice, accoutumée elle-même à conserver de la lumière pendant la nuit, ne saurait s'en passer. Mais à
cela on peut répondre que la mère doit faire passer
avant tout l'intérêt de l'enfant et que le sacrifice de ce
qui n'est, à vrai dire, qu'une manie, lui serait favorable à elle-même.

L'habitude de la veilleuse est rare chez la citadine
pauvre, plus rare encore chez la paysanne, qui redoute
pour son toit de chaumière la moindre étincelle. Puis,
pour toutes deux, l'huile est chère et le lumignon qui
brûle pendant les longues nuits en consume plus

qu'on ne le pense. S'il arrivait que la nourrice se servît de veilleuse, comme ce ne serait pas un usage de sa classe, et partant une habitude invétérée chez elle, on ne la trouverait pas rebelle aux ordres qu'on lui donnerait à ce sujet.

Le corps a besoin des ténèbres pour goûter un repos rafraîchissant et profond. La lumière échauffe le sang et fatigue les nerfs. C'est une vérité que l'on n'apprécie à sa valeur que lorsqu'on est gravement malade.

Si l'on tient, malgré tout, à faire usage de veilleuse, au moins devra-t-on suivre le conseil du docteur Gérard en laissant dormir l'enfant dans l'obscurité pendant les premières heures nocturnes et en n'allumant la veilleuse que lorsqu'on se couchera soi-même.

II

DURÉE DU SOMMEIL

Si l'on veut se bien pénétrer de ce que le sommeil est pour l'enfant, il faut lire Hufeland : « Le sommeil doit être placé au même rang que le boire et le manger : il fait même plus qu'eux. En effet, il soustrait pendant quelque temps l'enfant à toutes les excitations du dehors, même à celles de l'âme, et permet ainsi aux forces de réparer leurs pertes. Il calme la circu-

lation, laisse à la nourriture le temps de se mêler avec
le sang, et donne aux matériaux alibiles celui de se
distribuer d'une manière régulière. La situation horizontale qu'il exige, et qui diminue la pression sur le
rachis, rend le développement plus uniforme. Enfin il
régularise les sécrétions et contribue ainsi à purifier
le sang. En un mot, il répond à tous les besoins de cet
âge[1]. »

Ses confrères expriment une opinion analogue;
seulement tandis que Hufeland, conséquent avec lui-
même, ordonne de laisser dormir l'enfant aussi longtemps que la nature l'y porte, quelques-uns d'entre
eux recommandent de le priver peu à peu du sommeil
diurne, à partir de l'âge de dix-huit à vingt-quatre
mois, — la question d'âge étant encore une de celles
sur lesquelles on ne s'entend guère.

Le docteur Donné prétend que le sommeil devient
de moins en moins utile à mesure que l'enfant grandit, et qu'il arrive une époque où il est plus nuisible
qu'avantageux[2]. La raison qu'il en donne, c'est qu'on
« [3] fait dormir un enfant de une heure à trois heures,
c'est-à-dire au plus beau moment de la promenade,
et, dans certaines saisons même, au seul moment

1. Docteur Hufeland : *Conseils aux mères*, pages 72 et 73.
2. A. Donné : *Conseils aux mères*, page 233.
3. A Donné : *Conseils aux mères*. page 32.

qu'il soit possible de les tenir dehors et de leur faire prendre l'air ». Il n'en allègue pas d'autre.

Le docteur Gyoux partage l'opinion du docteur Hufeland : « Il n'y a rien qu'on doive lui permettre avec plus d'indulgence que le sommeil ; en cela seul, il faut le laisser se satisfaire pleinement, car il n'y a rien qui contribue plus que le sommeil à son accroissement et à sa santé[1]. » Cependant, à la page suivante, on lit : « Lorsque l'enfant atteint sa deuxième année, il doit être peu à peu privé de sommeil pendant le jour [1]. »

Le docteur Brochard traite la question d'une façon ambiguë : « Pendant les premières semaines de son existence, le nouveau-né ne fait en quelque sorte que téter et dormir. Une alimentation souvent répétée et un sommeil prolongé lui sont donc nécessaires. A mesure que l'enfant grandit, il n'a plus besoin d'autant de sommeil. Ce n'est guère qu'après l'âge de deux ans qu'il cessera de dormir dans le jour[2]. » On ne sait s'il entend qu'on sèvre l'enfant de sommeil ou s'il constate simplement un fait naturel.

Il donne, quelques lignes plus bas, un excellent conseil, lequel semble prouver qu'il est favorable à la sieste : « Lorsqu'on a un jardin ou lorsqu'on habite

---

1. Docteur Gyoux : *Éducation de l'enfant*, page 63.
2. Docteur Brochard : *Guide pratique de la jeune mère*, pages 31 et 32.

la campagne, on peut, si le climat et la température le permettent, suspendre à un arbre un hamac, un filet dans lequel on fait dormir l'enfant dans la journée. Ce sommeil pris en plein air est très fortifiant. »

A défaut de jardin, on peut procurer à l'enfant des avantages équivalents, en ouvrant, pendant les beaux jours, les fenêtres de la chambre où il dort. L'air de la journée n'a jamais l'influence nuisible de l'air du soir et surtout de l'air de la nuit. Il suffit de fermer les fenêtres à la chûte du jour.

Le docteur Seraine est de l'opinion du docteur Hufeland. Il dit judicieusement : « Il faut écouter la voix de la nature, laisser dormir l'enfant quand il en éprouve le besoin et ne point faire d'effort pour le soumettre à une règle artificielle [1]. » C'est, en d'autres termes, la pensée de Hufeland.

A vrai dire, l'enfant montre si peu de penchant pour le sommeil, que l'on a plutôt peine à le coucher qu'à le tenir levé.

Le nouveau-né dort, nuit et jour, presque constamment ; à peine s'éveille-t-il pour prendre la nourriture qui lui est nécessaire. Hufeland déclare qu'il est convaincu « qu'on ferait périr un nouveau-né en le faisant veiller pendant vingt-quatre heures ».

L'insomnie est toujours chez l'enfant l'indice d'une

1. Docteur Seraine : *De la santé des petits enfants*, page 71.

indisposition sérieuse, tant le besoin de dormir est impérieux pour lui. Si donc aucune cause accidentelle ne l'empêche de dormir, il faut sur-le-champ appeler un médecin près de lui.

« Je dis, répète Hufeland, que c'est un bon signe quand un enfant dort beaucoup et tranquillement, et que c'est un devoir de le laisser jouir aussi longtemps que possible d'un repos si salutaire. »

En conseillant de sevrer l'enfant de sommeil diurne, il semble que nos docteurs n'aient pas envisagé la question à son juste point de vue.

En réalité, la sieste n'est jamais nuisible par elle-même, mais elle le devient quand elle se fait au détriment du sommeil nocturne.

On voit des enfants affaiblis et mous, dépourvus d'appétit et d'activité, pour lesquels la sieste reste un besoin à un âge plus avancé, précisément pour la seule raison que, couchés trop tard ou dérangés dans leur repos nocturne, ils n'ont pas pris la nuit tout le sommeil qui leur est nécessaire. Chez eux le sommeil diurne, comme l'inappétence et l'étiolement, est un résultat et non pas une cause.

Dès lors, il est indispensable de prolonger le sommeil nocturne, le besoin de dormir pendant le jour disparaîtra aussitôt. Seulement, pour obtenir ce revirement, on sera probablement obligé d'avoir recours au système du docteur Donné — autrement dit, on devra priver l'enfant de tout sommeil diurne, quel que soit le malaise qu'il semble en ressentir. L'excès de fatigue le fera succomber au sommeil dès qu'on le couchera.

Quoi qu'en dise le docteur Donné, la sieste n'empêche guère la promenade : l'enfant dort le matin à des heures où jamais on ne le sort. L'après-midi, pendant l'été, c'est aux heures où la chaleur rendrait la promenade nuisible ; l'hiver, comme le jour est tardif, l'enfant ne s'éveille que vers midi de sa première sieste, ce n'est que plusieurs heures après, c'est-à-dire vers quatre heures, que le sommeil le prend de nouveau. Or, vers cette heure, le temps se refroidit et le brouillard se lève : il est très rare alors qu'on ne rentre pas l'enfant. Ainsi, par le fait même du changement des saisons, les siestes tombent forcément aux heures convenables et laissent toute latitude de profiter, pour la promenade, des belles heures de la journée.

Dans la Flandre française, l'habitude de la sieste, vestige de la domination espagnole, est restée enracinée ; les vieillards et les petits enfants, les seuls êtres qui soient complètement libres de leur temps, l'observent religieusement. Ceux-là y gagnent une saine longévité, ceux-ci une vigueur remarquable. On constate que les enfants soumis à ce régime sont moins nerveux, moins fiévreux que les autres, en d'égales conditions de tempérament et de bien-être ; cet apaisement des nerfs, ce calme du sang sont si bien le résultat du sommeil diurne, qu'ils les perdent sitôt qu'on les en prive.

On couche l'enfant tout habillé et tout éveillé dans son berceau ou sur un lit de repos, avec un léger édredon sur les pieds, dans une pièce où l'on ne reste pas: il a besoin de silence et d'isolement pour s'endormir.

Il n'est pas nécessaire que cette sieste ait lieu à heure fixe. On choisit le moment où l'on ne dérange en rien les occupations, les repas et les promenades. Sa durée dépend de l'organisation de l'enfant, et on en prolonge l'habitude aussi longtemps que possible. On voit dans le nord de la France des enfants de six ans qui dorment ainsi une ou deux heures au milieu de la journée, à midi ou à quatre heures.

Les médecins recommandent de mettre l'enfant au lit à sept heures, jusqu'à sa sixième année; ils désapprouvent qu'on le laisse veiller, fût-ce accidentellement. Même pour les adultes, ces infractions au régime ont pour résultat de provoquer des insomnies; le jeune enfant ressent plus vivement encore l'échauffement du sang et l'agitation nerveuse, suites ordinaires des veilles prolongées.

TROISIÈME PARTIE

LES SOINS DE PROPRETÉ

CHAPITRE PREMIER

Toilette du nouveau-né.

I

USTENSILES NÉCESSAIRES

On a besoin, pour le nouveau-né, d'un certain nombre d'objets qui servent d'ailleurs en tout temps pour la toilette du petit enfant.

Une chaise basse est utile, sinon indispensable. La personne qui soigne l'enfant serait moins commodément sur une chaise ordinaire, un tabouret lui serait nécessaire pour que son giron demeurât bien horizontal, et comme il faut que sa jambe gauche soutienne la tête de l'enfant, le bougeon supérieur d'une chaise serait seul assez haut pour relever suffisamment son pied. Ainsi posé sur deux supports d'inégale grandeur, elle se trouverait moins d'aplomb et l'enfant risquerait de lui échapper.

Étant assise sur sa chaise basse, elle appuie un de ses pieds à terre et l'autre sur un tabouret, de façon que l'enfant soit couché obliquement sur elle.

Cependant certaines femmes préfèrent au tabouret le bougeon inférieur d'une chaise. Le siège leur sert de tablette : elles y déposent les menus objets qui leur servent.

Elles ont un tablier de toile cirée ou de caoutchouc afin de préserver leurs vêtements. Les unes mettent par-dessus un tablier de toile ou de cotonnade ; les autres se contentent d'une simple serviette. L'enfant ne doit pas se trouver en contact avec le glacial tablier imperméable.

Mme Millet-Robinet conseille de prendre un oreiller sur les genoux pour y arranger l'enfant tant qu'il est tout petit. La chose n'est guère pratique ; néanmoins, si l'on savait s'en tirer ainsi et que l'on préférât l'oreiller, rien n'empêcherait de l'employer.

Cependant les médecins sont peu favorables à ce système, soit qu'ils jugent que l'enfant se trouve plus exposé aux chutes, soit qu'ils craignent que l'oreiller se mouillant — au moins accidentellement — il n'en résulte une humidité et une odeur malsaine.

Une grande corbeille reçoit les langes, les brassières, la chemise, en un mot, tous les vêtements de l'enfant. Cette corbeille, richement garnie de dentelles, rubans et broderies sur transparent, est jointe aux layettes de luxe. Des pelotes et des poches sont ménagées à l'entour, intérieurement, pour les épingles et les menus objets.

Mais la simple corbeille d'osier toute nue fait bien mieux l'affaire et reste plus propre. Droite et haute, elle est plus commode qu'évasée et basse. Il est facile de tout retourner dans celle-là, pour trouver ce que l'on cherche, tandis qu'il faut parfois trop se pencher afin de saisir dans celle-ci l'objet que l'on voit.

Quoique des compartiments soient réservés, dans la corbeille de luxe, pour les éponges, brosse de tête, essuie-mains, on se gardera d'y serrer ces objets. Les éponges et les serviettes mouillées communiqueraient leur humidité à la doublure d'étoffe de la corbeille, tout aussi bien qu'aux vêtements qu'elle contiendrait. La brosse à cheveux se trouvant imbibée d'huile et de graisse causerait de pires inconvénients.

Les épingles ordinaires ne servant pas à la toilette de l'enfant, la pelotte est inutile : on ne peut piquer les épingles à ressort sans les forcer et les courber quelque peu ; une boîte est réservée pour elles.

Elles se vendent à la douzaine, ou par boîtes assorties de trois grandeurs. Les plus petites ferment les brassières; les plus grandes retiennent les bouts croisés du maillot ; les moyennes servent aussi à l'un et à l'autre emploi. On en fait de deux sortes : les plus communes se déforment facilement, mais elles sont

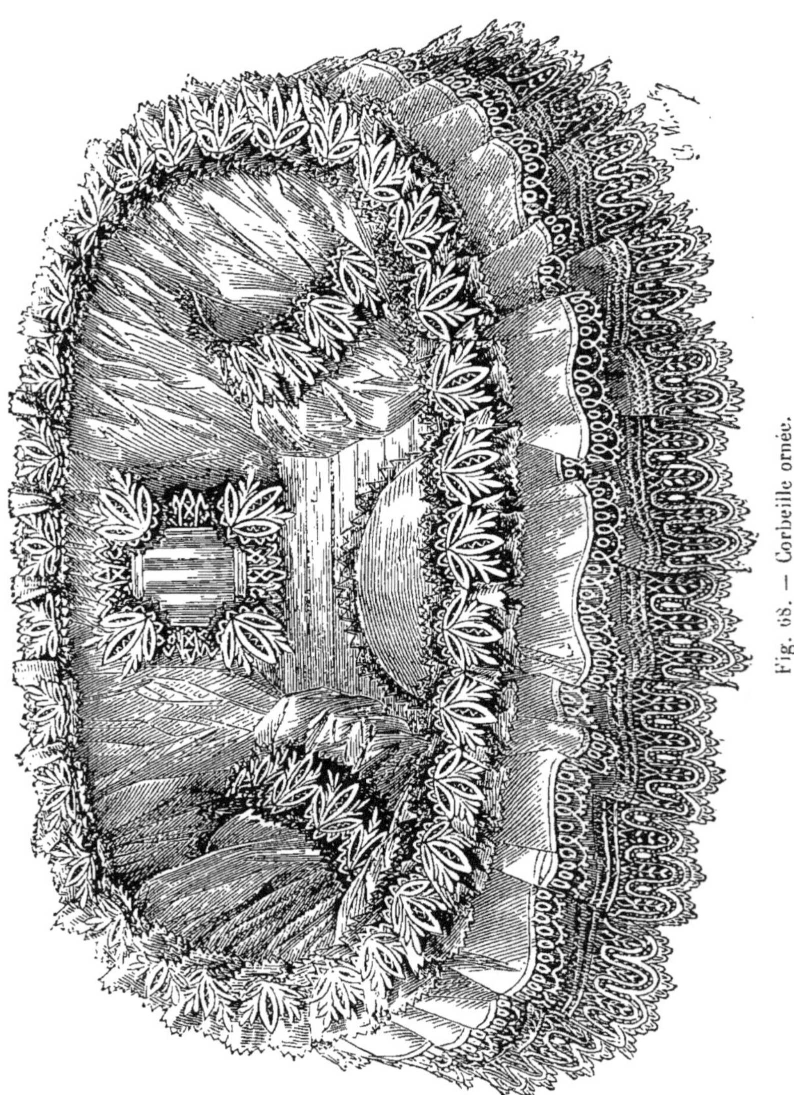

Fig. 68. — Corbeille ornée.

plus commodes à mettre et à ôter. L'arrêt des autres

étant très haut on a quelque peine à y introduire la brochette, et tout autant de mal à l'en sortir.

Un porte-essuie-mains, ou séchoir à double support, permet de séparer les serviettes qu'on emploie pour le visage, de celles qu'on réserve pour le corps.

De même deux fines éponges ont chacune leur des-

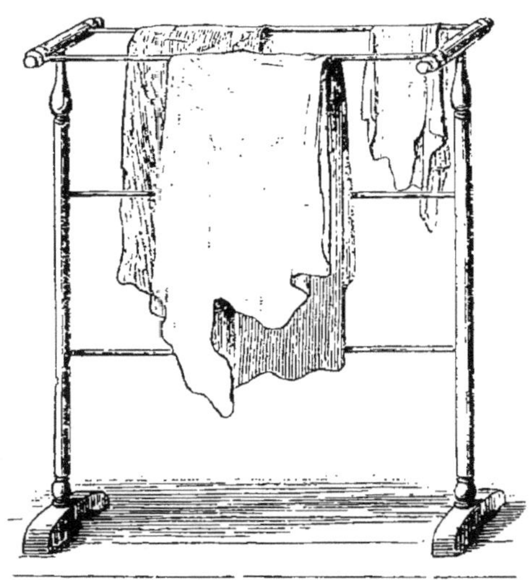

Fig. 69. — Séchoir.

tination. On a soin de ne pas les laisser séjourner dans l'eau : elles deviendraient poisseuses et nettoie-raient mal. On prépare pour les recevoir soit des filets, des vessies ou des sacs de parchemin, voire la partie concave des coquilles saint Jacques. Celles-ci sont plus propres et plus commodes. Elles maintien-nent aussi le pain de savon en bonne consistance, leurs cannelures faisant office de rigoles pour laisser échapper l'eau.

Une soucoupe de porcelaine ou de faïence est réservée pour le jaune d'œuf ou l'huile destinée à nettoyer la tête de l'enfant. Il faut, pour cet usage, une brosse ronde en chiendent, qu'une lanière de cuir fixe à la main.

Beaucoup de mères s'effrayent d'une si rude brosse. Cependant, si elles y voulaient bien songer, le fin peigne d'ivoire ou de corne qu'elles emploient sans scrupule, est d'un contact autrement rude, et la brosse de crin est insuffisante pour nettoyer le cuir chevelu.

Le fin peigne, le démêloir et la brosse de crin ne servent que plus tard, lorsque les cheveux sont assez longs pour nécessiter leur emploi.

La cuvette ordinaire de toilette est incommode et trop grande. On lui préfère de petits vases de forme analogue en argile vernissée. Mais comme ils sont peu élégants, on en fait maintenant en faïence blanche.

Un seul semble suffisant à la plupart des mères; cependant il serait mieux qu'elles en eussent deux et qu'elles veillassent à ce que les nourrices et les bonnes prissent l'un pour le bas et l'autre pour le haut du corps.

On vend maintenant des cuvettes spéciales en fine faïence pour la toilette de l'enfant. Une cloison sépare l'intérieur en deux parties : on a ainsi, avec moins d'encombrement l'avantage de deux bassins, — avantage plus apparent que réel, et contrebalancé par des inconvénients. Ainsi l'on ne peut jeter l'eau d'un compartiment sans répandre forcément le contenu de l'autre. L'inventeur répondra à cela que l'on ne procède pas simultanément au lavage du corps et du visage; mais précisément pour cette raison, il est inutile de s'embarrasser d'un ustensile en somme encombrant à manier, compliqué à vider et enfin difficile à tenir en bon état de propreté. D'autre part, l'eau salie d'un récipient jaillit dans le récipient propre — puis les bonnes, sans trop de scrupule, plongent indistinctement la main dans l'une ou l'autre partie, et la mère la plus attentive est exposée, par les nombreuses distractions que l'enfant lui cause, à subir le même accident.

Une boîte cylindrique en carton ou en métal, munie de sa houppe de cygne, contient la poudre d'amidon, de lycopode ou de riz, ou la fécule de pomme de terre, dont on saupoudre l'enfant après chaque lavage.

La meilleure de ces poudres absorbantes est celle d'amidon. Il est préférable de la préparer soi-même, afin d'éviter la falsification. On pulvérise de l'amidon ordinaire au moyen d'un marteau, d'un rouleau à pâtisserie, ou simplement d'une bouteille vide, puis on le passe au tamis. De cette façon, on n'a pas à craindre que des mélanges nuisibles échauffent et irritent la peau de l'enfant.

On préfère le savon blanc de Marseille, meilleur et plus sain que tous les savons parfumés, quelque hygiéniques qu'ils soient réputés.

Les nourrices et les bonnes placent souvent par terre ou sur une chaise de cuisine ces différents objets. Il est mieux de tirer à proximité une table ordinaire, ou plutôt de prendre une table plus petite et plus basse. Cependant il est encore possible de ranger ces menus ustensiles sur un plateau qu'on dépose, près de soi, sur une chaise.

C'est toujours devant le feu, qu'on procède à la toilette de l'enfant, à moins que la chaleur ne soit trop forte. On ne peut donc faire usage que de meubles portatifs et peu encombrants.

On trouve dans quelques magasins des toilettes basses, dites Toilette-Bébé; elles rassemblent symétriquement et offrent à la main tous les objets qui peuvent servir à la toilette d'un petit enfant. A vrai dire, ce n'est là qu'un meuble de luxe plus gênant qu'utile dans nos logements modernes. Sa vraie place n'est marquée que dans les *Nursery*.

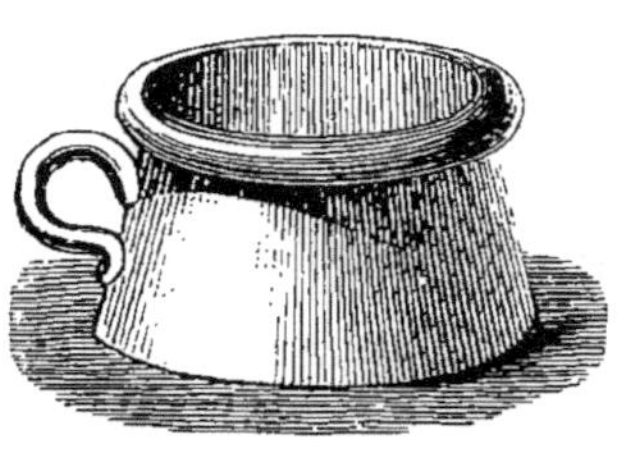

Fig. 76. — Vase de nuit.

Mᵐᵉ Millet-Robinet recommande le vase de nuit « à la polonaise » en gutta-percha. Néanmoins il est peu usité. Le vulgaire

vase de faïence sert aux enfants de toutes les conditions; pourtant on en fait aussi en fer émaillé et
même en fer battu. L'émail des uns s'écaille; les
autres se bossellent; les uns et les autres se nettoient
mal aisément et contractent une mauvaise odeur.

En quelque matière qu'ils soient, leur forme reste la
même : ils sont étroits du haut, larges du bas, pour
que l'enfant ne le renverse pas et s'y trouve bien
d'aplomb.

Le même auteur donne le modèle d'un « panier à
chauffer le linge.
Ils sont en paille
roulée et reliée
par de petites la-
nières de châtai-
gnier, comme on
fait les ruches.

« Ils n'ont pas
de fond et ont un
pli vers le haut, qui
est fermé par un
couvercle ; celui-ci
ne tient pas au pa-
nier; il s'ajuste seu-

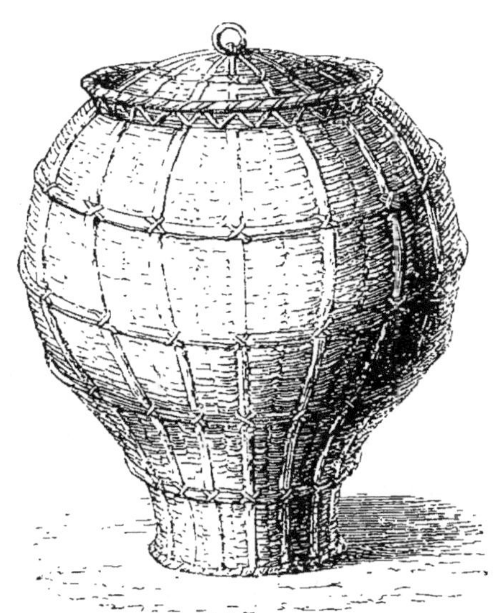

Fig. 71. — Panier à sécher le linge.

lement sur le dessus. Au milieu du renflement, à la
partie A, se trouve un grillage intérieur en bois sur
lequel on dépose les objets à chauffer, après l'avoir

garni toutefois d'un mauvais morceau de linge dont le sort est de roussir.

« On pose par terre un petit fourneau de charbon allumé et le panier par-dessus[1]. »

Mais ce mauvais morceau de linge, dont le sort est de roussir, prête matière à de sérieuses réflexions, tout aussi bien que ce fourneau allumé qu'on pose par terre sous le panier. Il semble que l'on joigne, très bénévolement, les chances d'incendie aux risques d'asphyxie, pour obtenir des résultats qu'un dossier de chaise, devant un bon feu, procurerait plus sûrement et plus promptement.

II

PREMIERS SOINS

C'est des mains du médecin ou de la sage-femme que l'enfant reçoit les premiers soins. « Mais comme l'un et l'autre peuvent être absents au moment où l'enfant vient au monde, il est bon, dit le docteur Brochard, que toutes les femmes sachent ce qu'il y a à faire en pareille circonstance.

« La première chose à faire, est d'empêcher que l'enfant ne séjourne dans le sang et les liquides de

---

1. Mme Millet-Robinet et le docteur Allix : *Le Livre des jeunes mères*, pages 49 et 50.

toutes sortes qui se sont amoncelés dans le lit. Pour cela on le soulève, on le débarrasse du cordon ombilical, s'il est enroulé autour de son cou, on le couche de côté sur un linge propre, en le laissant en communication avec la mère ; puis on lui frictionne doucement la poitrine avec un linge chaud jusqu'à ce qu'il ait crié. La respiration une fois établie, il ne court plus aucun danger[1] ».

Le docteur Brochard se borne à ajouter que le médecin se charge du reste ; mais madame Millet-Robinet et le docteur Allix croient devoir entrer dans de plus amples détails :

« On commence, disent-ils, par opérer une légère pression sur le cordon, pour déplacer la sérosité qu'il peut contenir ; puis on fait une ligature avec une aiguillée composée de plusieurs fils réunis ensemble et cirés, à quatre travers de doigt, c'est-à-dire à six centimètres environ de l'origine du cordon sur le ventre de l'enfant. On tourne cinq ou six fois le fil autour du cordon avant de faire le nœud et en serrant assez fort ; ceci fait, on coupe le cordon avec des ciseaux à quatre centimètres au-dessus de la ligature (c'est-à-dire à dix centimètres du nombril de l'enfant), et on enlève l'enfant.

« Pour plus de sûreté et de propreté, on peut faire

1. Docteur Brochard: *Guide pratique de la jeune mère,* page 41.

deux ligatures ; la première, comme nous venons de le dire, à six centimètres environ de l'origine du cordon sur le ventre de l'enfant, la seconde à six centimètres de la première ; on coupe alors le cordon entre les deux ligatures.

« Avant de lier le cordon, il est bon de s'assurer que la respiration de l'enfant s'établit bien. S'il avait le visage violet et *ne criait pas*, s'il paraissait suffoqué, on pourrait couper le cordon avant de le lier, et laisser couler une ou deux petites cuillerées de sang ; mais on ne doit agir ainsi que lorsque les signes d'apoplexie du nouveau-né sont très marqués. Immédiatement on débarrasse, avec les doigts, la bouche et les narines des mucosités qui pourraient les obstruer et empêcher la respiration de s'établir ; on exerce des frictions sur la poitrine avec la main et avec un linge imbibé de vinaigre ou d'eau-de-vie. La projection brusque d'un peu d'eau froide sur le corps du nouveau-né peut aussi agir utilement dans ce cas.

« Il est bon d'indiquer ici comment on doit prendre l'enfant sur le lit où il est né, pour ne pas s'exposer à le laisser tomber, accident assez fréquent, causé par la matière visqueuse dont l'enfant est enduit et qui a facilité sa sortie.

« Il faut le saisir d'une main par la nuque, de façon que le dessous de la tête se trouve dans le creux de la main, les doigts étant allongés sous les épaules ;

on passe l'autre main sous ses petites fesses, en ayant soin de *mettre le pouce entre ses jambes ;* on l'enlève et on le dépose dans un tablier attaché avec soin à la personne chargée de le recevoir [1] ».

Parlant de la ligature du cordon, le docteur Bouchut ajoute : « Il faut, avant de serrer le fil, voir s'il n'y a pas de hernie ombilicale se prolongeant dans l'épaisseur du cordon, afin de ne pas lier une anse intestinale, ce qui entraînerait la mort, comme on l'a vu plus d'une fois. Si la hernie existait, il faudrait la réduire avec le doigt et la maintenir en place pendant le temps nécessaire à serrer la ligature [2]. »

Le docteur Dehaut n'est pas de l'avis de ses confrères, qui prescrivent généralement d'arranger l'enfant sur le lit même de sa mère : « Près d'une fenêtre qui puisse s'ouvrir au besoin, on mettra une table, et, sur cette table, un oreiller recouvert d'un drap plié en six ou huit. Ce sera le lit sur lequel l'enfant recevra les premiers soins [3]. »

Ces soins ne sont pas les seuls que l'on puisse avoir à donner en l'absence du médecin. « Si l'enfant est faible et décoloré, mou, froid, sans respiration, mais avec persistance du battement de cœur, il y a asphyxie.

1. Mme Millet-Robinet et le docteur Allix : *Le Livre des jeunes mères,* pages 77 et 78.
2. Docteur Bouchut. *Hygiène de la première enfance,* pages 41, 42.
3. Docteur Dehaut, *Manuel de médecine,* page 97.

« Il faut alors pratiquer de suite la ligature du cordon, en se gardant bien de laisser écouler du sang.
On place l'enfant, enveloppé de linges chauds devant
une fenêtre largement ouverte, de façon à ce que la
poitrine et la tête reçoivent seules directement l'impression de l'air. On opère des frictions sur la poitrine
avec la main ou avec un linge imbibé d'eau vinaigrée
froide.

« La percussion du siège avec la main est aussi un
excellent moyen, à la condition de cingler un peu
fort.

« Tout en continuant l'usage de ces moyens, on
fait préparer un bain tiède, dans lequel on plonge
l'enfant dès qu'il commence à faire quelques inspira-
tions.

« Il faut souvent insister sur l'usage de ces moyens,
et ne jamais se lasser, car ils ne réussissent quelquefois qu'au bout d'une heure ou deux.

« Lorsqu'on a constaté leur insuffisance, il faut recourir à l'insufflation, pratiquée par une personne qui
applique sa bouche sur la bouche de l'enfant, de
manière à faire pénétrer de l'air dans sa poitrine à
diverses reprises : il faut pincer le nez dans le moment
de chaque inspiration. L'insufflation ne doit pas être
trop prolongée ni trop brusque, et on doit, après
avoir poussé une petite quantité d'air, s'arrêter et
presser la poitrine, pour chasser l'air introduit et si-

muler l'expiration. L'insufflation, comme les moyens précédents, doit être pratiquée pendant assez longtemps avant d'y renoncer.

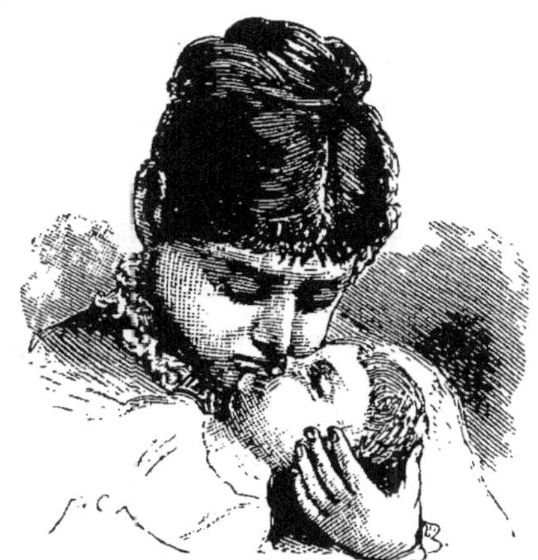

Fig. 72. — Insufflation.

« Les enfants nés avant terme, ou à la suite de

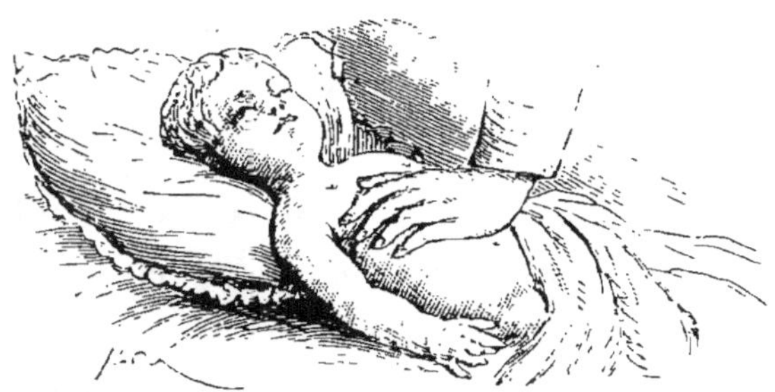

Fig. 73. — Compression de la poitrine.

maladie grave de la mère, demandent des soins tout particuliers. Ils doivent être enveloppés de coton cardé, et exposés à une température assez élevée, ce à quoi on parvient en les entourant de bouteilles d'eau chaude et mieux encore en les plaçant dans un berceau de métal disposé en forme de bain-marie[1]. »

C'est pour les enfants nés en ces conditions que Hoffman et ses collègues prescrivent le lavage au vin chaud, ou à l'eau mélangée de vin.

Il y a un point important que le docteur Seraine a passé sous silence, c'est la hernie ombilicale. Le docteur Allix en parle en ces termes :

« La hernie ombilicale est un vice de conformation que l'on remarque quelquefois au moment même de la naissance de l'enfant. Elle est caractérisée par la présence au nombril d'une grosseur molle et transparente. Ce vice de conformation peut aussi se produire accidentellement, plus ou moins longtemps après la naissance, chez les enfants qui crient beaucoup. L'enfant n'en souffre pas. Il faut toutefois chercher à le guérir, ce qui s'obtient par la réduction de la hernie au moyen de petites compresses de linge, retenues par une bande roulée, ou d'une pelote de ouate cousue dans de la toile et tenue en place par une large bandelette de caoutchouc tissé.

« La hernie de l'intestin est moins fréquente dans l'aine (*hernie inguinale*) qu'à l'ombilic. Dans l'aine elle est plus difficile à guérir parce que la réduction,

1. Docteur Seraine: *De la santé des petits enfants*, pages 33, 34 et 35.

méthodiquement exercée à l'aide d'un bandage, est moins facile. Mais, avec un peu de patience et de persévérance, le but désiré sera presque toujours atteint.

« Les hernies n'empêchent pas de baigner les enfants. Il faut, pour les baigner, ôter le bandage[1]. »

Le docteur Brochard prescrit de même la simple compresse retenue par la bande usitée; mais il ordonne de plus de l'imbiber « de vin rouge dans lequel on a fait bouillir de l'écorce de chêne[2]. » Il désapprouve expressément le bandage spécial que vendent les bandagistes. Il allègue que ce bandage blesse l'enfant et le fait souffrir, tandis que la seule compresse procure le même résultat sans causer de douleur.

Le docteur Seraine mentionne en outre deux sortes de cas, mais c'est pour enjoindre de n'intervenir en aucune façon. Parlant des vices de conformation que l'on doit rechercher, il ajoute :

« Le plus commun est le filet, qui doit être coupé par le médecin avec des ciseaux à pointes mousses, et non point avec l'ongle, comme le pratiquent certaines sages-femmes. Il importe extrêmement de ne pas laisser couper le filet par une sage-femme, qui souvent fait en coupant le frein de la langue une opération

1. Mme Millet-Robinet et le docteur Allix : *Le Livre des jeunes mères*, pages 246 et 247.
2. Docteur Brochard : *Guide pratique de la jeune mère*, page 45.

inutile et non sans danger, puisqu'elle peut être suivie d'une hémorrhagie grave.

Un enfant qui prend bien le sein n'a pas le filet.

« Si la tête a été longtemps au passage, il arrive souvent qu'elle s'est allongée et est devenue difforme ; quelques bonnes femmes se mêlent alors de la pétrir pour lui rendre sa forme naturelle, ce qui peut être cause de graves accidents. Il faut laisser faire la nature, qui, en mère tendré, répare cette défectuosité d'une manière insensible et sans faire courir le moindre risque à l'individu [1]. »

Mme Millet-Robinet et son collaborateur rapportent un fait que le docteur Bouchut a constaté dans son savant ouvrage : c'est que le nouveau-né peut souffrir d'une sécrétion du lait. « Quelques jours après la naissance, il arrive quelquefois que le nourrisson a du lait dans ses petits seins, qui deviennent alors durs, brillants, rouges et fort douloureux. Pour les débarrasser de cet engorgement, qui pourrait donner la fièvre et amener un abcès, on appliquera des cataplasmes : en général, deux ou trois jours après, il n'y paraîtra plus. Si l'engorgement persistait, il faudrait consulter un médecin [2]. »

De son côté, le docteur Gyoux signale l'hémorrha-

---

1. Docteur Seraine : *De la santé des petits enfants,* pages 35, 36.
2. Mme Millet-Robinet et le docteur Allix : *Le Livre des jeunes mères,* page 99.

gie du cordon ombilical ; mais ce cas se rattache au pansement du cordon.

III

NETTOIEMENT DU NOUVEAU-NÉ

Les médecins attachent une importance capitale au nettoiement du nouveau-né. Ils disent que l'enduit cérumineux, qui, presque toujours, le recouvre en entier ou par places, en s'opposant au fonctionnement des pores, peut provoquer de graves maladies.

Cet enduit onctueux et blanchâtre est insoluble même à l'eau tiède ; il ne cède qu'à l'action du jaune d'œuf ou des corps gras tels que l'huile, le beurre, le saindoux, le cold-cream.

L'enduit cérumineux se montre par plaques, ou même en couche continue, qui enveloppe le corps et le rend si glissant qu'on a peine à le retenir et surtout à le manier.

De tous les ingrédients qui servent à l'enlever, le jaune d'œuf est encore le plus commode. Il a le double avantage de se mêler facilement à l'eau et de laisser le corps de l'enfant dans une propreté parfaite.

Au contraire, les huiles et matières grasses adhérant elles-mêmes à la peau, nécessitent un surcroît de nettoyage ; si bien que l'on frotte l'épiderme, il en reste quelque peu dans les pores, à moins qu'on n'use de savon, et ce n'est pas la coutume dans ce cas.

On prend dans le creux de la main, — ou mieux au bout d'une fine éponge, — un peu de jaune d'œuf ou

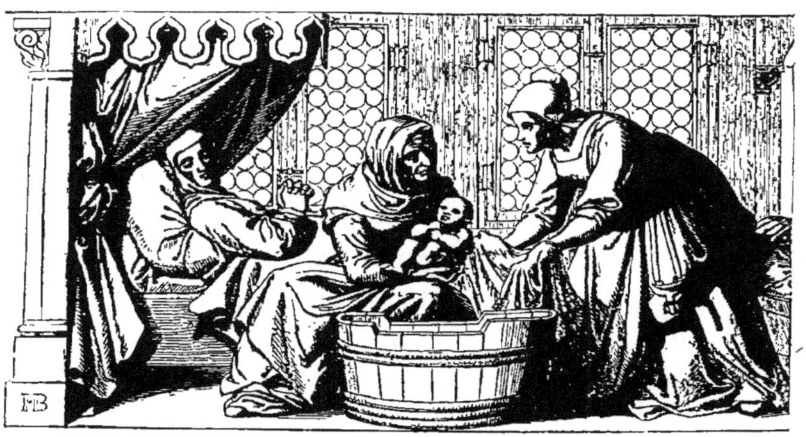

Fig. 74. — Nettoiement du nouveau-né.

du corps gras choisi ; on en frotte tout le corps et principalement les parties souillées.

Comme l'enduit cérumineux s'accumule dans les plis des membres, on s'attache à rendre nets les aines, les aisselles, les paumes, l'intervalle des doigts, le cou et les oreilles.

Lorsqu'on juge l'enduit suffisamment détaché, on immerge l'enfant dans l'eau tiède.

Une cuvette de zinc vulgairement appelée « bain de pied » ou le grand bassin ordinaire de toilette a été préparée à cet effet. Comme l'enfant échappe encore facilement des mains, on ne remplit qu'à demi le récipient, de façon à y trouver autant d'eau qu'on en a besoin, sans cependant avoir à craindre d'accident.

La cuvette longue en zinc est généralement employée : néanmoins, comme l'enfant est ramassé sur lui-même et qu'il n'étend pas encore ses membres, quelques personnes préfèrent la vaste cuvette de toilette. Sa forme ronde permet d'y manier l'enfant en tous sens, en même temps que ses parois évasés évitent des heurts à sa tête ballottante.

La cuvette ovale, au contraire, empêche de tourner l'enfant autrement que sens dessus dessous, et sa petite tête porte de droite et de gauche, contre les parois perpendiculaires.

Mme Millet-Robinet prescrit de « plonger l'enfant dans un bain d'eau tiède à trente-cinq degrés centigrades. Une grande cuvette longue, ou même le petit bassin de zinc, dont nous avons parlé et qu'on remplit à moitié, est ce qu'il y a de plus commode. La peau du bébé sera nettoyée assez facilement, en le frottant légèrement avec la main enduite de cérat ou de beurre, d'huile d'olive ou d'un jaune d'œuf, qui a l'avantage de se mêler à l'eau. On peut aussi se servir d'une éponge fine qui pénètre même dans tous les

angles et qu'on promènera sur tout le corps, dans le
bain, doucement et rapidement[1]. »

Mais ce conseil est peu pratique : l'enfant étant ainsi
dans l'eau, on ne se rendrait pas bien compte de la
besogne que l'on exécuterait ; puis au contact de l'eau
chauffée à ce degré, le corps gras s'enlèverait de la
main ou de l'éponge et monterait à la surface du bain,
avant que d'atteindre la chair de l'enfant ; le jaune
d'œuf se mêlerait si parfaitement à l'eau qu'il n'en
resterait rien. Il n'est pas question dans ce passage de
soulever hors de l'eau partiellement le corps de l'enfant, ce serait cependant le seul moyen d'y appliquer
les ingrédients ; mais on risquerait de causer au nouveau-né un refroidissement mortel. En de telles conditions, le nettoiement serait impraticable.

Le docteur Gyoux, beaucoup plus rationnel, conseille de frotter le nouveau-né : « avec un corps gras,
de l'huile, de la graisse, du beurre, ou mieux encore
un jaune d'œuf. et de le laver ensuite à l'eau
tiède[2]. »

Le docteur Bouchut fait des recommandations parfaitement identiques. Il est à remarquer qu'il indique
vingt-huit degrés centigrade pour la température de
l'eau, au lieu de trente-cinq degrés, température

<hr>

1. Mme Millet-Robinet et le docteur Allix : *Le Livre des
jeunes mères,* page 94.
2. Ph. Gyoux : *Éducation de l'enfant,* pages 23 et 24.

conseillée par Mme Millet-Robinet et le docteur Allix.

Comme le visage et 'la tête restent forcément hors
de l'eau, on ne les mouille qu'en dernier lieu.

Dès que l'enfant semble net, on le reçoit promptement sur une serviette chauffée et on l'y essuie en le
frictionnant. Il est bon de préparer plusieurs serviettes
chaudes pour s'en servir successivement, s'il arrivait
que les premières se mouillassent trop pour bien enlever toute humidité du corps de l'enfant.

En l'essuyant ainsi, on vérifie si l'enduit cérumineux
est parfaitement enlevé. « Certaines indispositions de
la première enfance n'ont d'autre origine qu'un résidu
de l'enduit cérumineux obstruant les pores[2]. »

On délaye parfaitement le jaune d'œuf dans une
soucoupe avant que de s'en servir. C'est aussi dans
une soucoupe qu'on prépare l'huile. Quoique les matières figées, telles que cérat, cold-cream, etc., soient
généralement en pots, il est plus commode d'en préparer dans une soucoupe, afin de perdre moins de temps.

Par le froid, il est nécessaire de tenir ces ingrédients,
principalement le beurre, auprès du feu, non pas
pour les rendre liquides, mais seulement pour les ramollir. Sans cette précaution, la dureté que le froid
leur communique en rendrait l'emploi difficile.

1. Docteur J. Gérard : *Conseils d'hygiène et d'alimentation*,
page 7.

A moins que l'enfant ne soit trop faible et trop débile, il vaut mieux faire usage d'eau pure pour ce
bain. Il y a des médecins qui prescrivent l'eau mélangée de vin par égales parties, ou même le vin pur.
Mais la plupart de leurs confrères désapprouvent ce
système et enjoignent de réserver le vin et les aromates fortifiants pour les cas de nécessité absolue.

Ceux-là s'en tiennent, sous cette réserve, au précepte
d'Hoffman; ils recommandent en le citant de laver
avec du vin chaud les enfants « qui sont très faibles,
ce que l'on reconnait lorsqu'ils ne poussent que des
cris à demi formés, que la respiration est petite et
difficile, qu'ils ont le corps maigre et sans force [1]. »

Des philosophes, tels que Michel de Montaigne et
Jean-Jacques Rousseau, et, après eux, quelques docteurs recommandent de plonger les enfants dans l'eau
froide à leur naissance. Mais la grande majorité des
médecins regardent ce système comme mortel pour la
plupart des enfants.

D'autre part, toute femme sait que l'eau froide net-
toie plus imparfaitement que l'eau chaude. Rien qu'à
ce point de vue, on devrait de préférence se servir
d'eau tiède pour le nettoiement du nouveau-né.

On prend une serviette chaude pour le recevoir au
sortir de l'eau. On l'y enveloppe des pieds à la tête

---

1. *OEuvres d'Hoffman,* tome III, page 472.

et on le frictionne légèrement, par-dessus la serviette, ayant soin de la changer dès qu'elle devient humide.

Il est bon de tenir ainsi l'enfant dans une serviette sèche et chaude pendant quelques minutes, lorsqu'il est bien essuyé. Le docteur Gyoux conseille de se servir « d'un linge en laine sec et chaud ». Mais chacun sait que la laine, n'absorbant guère l'humidité, essuie mal pour cette raison. On pourrait pourtant remplacer par ce linge la dernière serviette, qui ne sert qu'à garantir l'enfant de l'air pendant qu'on le vêtit.

On abaisse cette serviette sous les aisselles afin de le maintenir chaudement pendant qu'on lui passe sa chemise et ses brassières. A mesure qu'on le découvre, on saupoudre légèrement sa chair d'amidon pulvérisé, de poudre d'iris de Florence ou de toute autre poudre, afin d'absorber cette moiteur persistante que l'eau laisse sur la peau, si bien essuyée qu'elle soit.

Tout en le vêtissant, on s'assure qu'il est bien conformé et que ni sa peau ni ses membres ne présentent rien d'anormal. Au cas contraire, on en préviendrait immédiatement le médecin, pour qu'il y portât remède si la chose était possible. La chirurgie a fait de tels progrès, les os du nouveau-né sont encore si spongieux et si flexibles, sa chair est si vivace, que le médecin peut corriger des défectuosités autrefois réputées incurables. On évite ainsi à l'enfant des maladies graves ou des difformités dont il souffrirait le reste de sa vie.

Il est indispensable d'enlever de la bouche et des narines du nouveau-né les mucosités qu'elles peuvent contenir. Le docteur Brochard conseille de faire boire à l'enfant une cuillerée d'eau sucrée et de le coucher immédiatement dans son berceau, la tête posée de côté, pour que les mucosités s'écoulent plus facilement.

D'autres disent d'en débarrasser la bouche avec le doigt ou avec la barbe d'une plume.

Le nettoiement du nez est aussi recommandé tout spécialement. « Il se forme dans le nez des concrétions, des mucosités, qui obstruent le passage que l'air doit trouver à travers les fosses nasales, et cet accident peut gêner énormément l'enfant au moment où il tète. Si, en effet, il saisit le mamelon, il ne peut le conserver dans la bouche à cause de l'asphyxie dont il est menacé, ce qui le pousse à pleurer, le prive de sa nourriture. De plus, l'enfant est obligé d'ouvrir la bouche pour respirer, l'air dessèche sa gorge, l'irrite et peut provoquer des angines : cause en apparence légère produisant des accidents sérieux. [1] »

---

1. Ph. Gyoux : *Éducation de l'enfant*, pages 25 et 26.

IV

PANSEMENT DU CORDON OMBILICAL

Les médecins et les sages-femmes ne font pas opérer le pansement ombilical d'une manière uniforme. Ceux-ci prescrivent d'employer l'huile, le cérat, le beurre ou toute autre matière grasse. Ceux-là ordonnent de se servir d'eau-de-vie et condamnent également tous les corps gras. Cette dernière façon est la plus usitée maintenant : l'autre est traitée de routine, de pratique arriérée et nuisible.

Autrefois on se servait d'une compresse de toile double qu'on repliait sur le cordon. Maintenant « on prend une petite compresse carrée, au centre de laquelle on pratique un trou destiné à embrasser la racine du cordon, et on fend un des côtés depuis le bord jusqu'au trou [1]. »

On imbibe cette compresse du liquide choisi, ou on l'enduit de cérat ou de beurre frais. On introduit la racine du cordon dans le trou, par la fente ménagée sur le côté, en appliquant la compresse aussi près que possible de la chair, on enveloppe le cordon de façon qu'il s'y cache dans toute sa longueur, puis on le couche sur la paroi gauche du ventre, « pour ne pas comprimer le foie », dit le docteur Seraine.

1. Docteur Seraine : *De la santé des petits enfants*, page 37.

14

On pose par-dessus une compresse sèche de quatre ou six doubles de toile; on la maintient en place par les bandes ou ceintures de toile ou de flanelle, préparées à cet effet. Elles sont attachées par des épingles de nourrice, ou encore par des cordons qui font deux fois le tour du corps. Il faut éviter de trop serrer cet appareil : on causerait ainsi à l'enfant une compression douloureuse qui pourrait l'empêcher de teter.

S'il arrivait que la compresse se desséchât autour du cordon, on l'humecterait d'eau-de-vie, d'huile ou de cérat, — selon l'ingrédient que l'on aurait préféré, — jusqu'à ce qu'elle pût se détacher sans effort.

Ce pansement est refait chaque fois qu'on change les langes de l'enfant, afin d'éviter que le cordon n'exhale de la mauvaise odeur. D'ailleurs les bandages étant salis, de même que les langes, on ne pourrait, pour cette raison, se dispenser de les renouveler.

A mesure que le cordon ombilical se dessèche, il faut prendre de plus grandes précautions tant en le maniant, qu'en le bandant sur l'abdomen. D'une part on risquerait de provoquer à sa racine un arrachement dans la chair vive; d'autre part, on infligerait au nouveau-né « une pression si douloureuse qu'elle le ferait crier » et le priverait de sommeil. Il en perdrait la faculté de teter, et même de respirer librement. Le soulèvement régulier de l'abdomen, qui résulte de la succion et de l'inspiration, en augmentant la compression, lui causerait une si vive souffrance, qu'il ne saurait y résister.

D'après les uns, c'est le troisième jour, d'après les autres, le cinquième ou même le huitième jour, que la plaie du nombril étant cicatrisée, le cordon ombilical se détache enfin. Cette divergence des docteurs n'est probablement qu'une affaire de tempérament chez les sujets qu'ils ont étudiés.

Quoi qu'il en soit, on n'a qu'à laisser agir la nature et à se garder de l'entraver en cherchant à l'aider. Le cordon ne tînt-il qu'à un fil, qu'il faudrait le panser comme de coutume, et même avec plus de soin encore, pour éviter de précipiter sa chute.

Le nombril apparaît alors tout formé. On continue à le panser aussi fréquemment, seulement on n'emploie sous la bande qu'une compresse sèche « de la forme et de l'épaisseur d'un domino, » dit le docteur Brochard.

Le docteur Seraine conseille de saupoudrer la cicatrice de poudre de lycopode; mais, de l'avis d'autres docteurs, l'amidon pulvérisé est de beaucoup préférable.

Le pansement est encore nécessaire pendant plus de six semaines après la chute du cordon. En le négligeant on exposerait l'enfant à contracter une hernie ombilicale.

Passé ce laps de temps, à moins de complications

imprévues, il n'est plus besoin de bander le nombril. Cependant on persiste généralement à entourer le corps d'une bande ou ceinture de flanelle, en vue surtout de procurer à l'enfant une chaleur qui prévient ou apaise les coliques et facilite les digestions.

On voit des mères qui se trouvent bien de persévérer dans cette pratique, aussi longtemps qu'elles emmaillotent l'enfant pendant le jour.

La bande ou ceinture de flanelle est renouvelée aussi souvent qu'on délange l'enfant. Elle est, du reste, toujours plus ou moins mouillée dans les langes.

Il est indispensable de bien surveiller l'état de la compresse, avant comme après la chute du cordon ombilical ; s'il arrivait qu'elle fût tachée de sang, il faudrait « la changer et mettre autour du cordon une seconde ligature un peu plus serrée que la première[1]. » Puis, sans attacher plus d'importance à ce fait, le docteur Brochard passe à un autre sujet.

C'est à peu près dans les mêmes termes que le docteur Gyoux s'exprime : « Il faudrait, dit-il, saisir entre deux doigt le bout du cordon, le presser fortement, et appliquer une seconde ligature au-dessous du point où avait été appliquée la première[2] ».

Les autres auteurs ne mentionnent même pas ce

1. Docteur Brochard : *Guide pratique de la jeune mère*, page 45.
2. Ph. Gyoux : *Éducation de l'enfance*, page 29.

cas. Mais si l'on ouvre le volumineux traité du docteur Bouchut[1], et surtout, si l'on consulte le *Manuel* des docteurs A. d'Espine et C. Picot, on jugera indispensable l'intervention du médecin, si le sang ne cessait de couler aussitôt la nouvelle ligature opérée.

Les docteurs Brochard et Gyoux attribuent cet accident à une ligature défectueuse; au contraire, les docteurs d'Espine et Picot avancent que « la ligature du cordon n'est pas indispensable à l'hémostase ombilicale après la naissance; la nature y a pourvu par deux mécanismes très simples : pour la veine ombilicale, par l'aspiration que produit la dilatation de la cage thoracique sur le sang veineux, pour les artères ombilicales, par leur occlusion grâce à la rétraction de leur tunique musculaire, rétraction qui, à l'état normal, est de beaucoup supérieure à la tension artérielle. Il est actuellement démontré que, dans les cas d'arrachement du cordon à ras de l'ombilic ou dans ceux où on avait omis volontairement la ligature du cordon sectionné, il ne se produit pas d'omphalorragie, pourvu qu'on ait soin d'assurer le libre exercice de la respiration[2]. » Ils appuient cette opinion sur celle de Depaul et de Kleinwachter.

---

1. Bouchut : *Traité pratique des maladies des nouveau-nés et des enfants à la mamelle.*

2. A. d'Espine et C. Picot : *Manuel pratique des maladies de l'enfance*, page 761.

« Par contre, la gêne causée par l'asphyxie, par des tentatives criminelles, par la faiblesse congéniale, par un maillot trop serré, ou bien par l'augmentation subite de la tension artérielle due aux efforts et aux cris continuels du nouveau-né, sont les causes ordinaires de l'omphalorragie mécanique, lorsqu'elle est rendue possible par l'absence de ligature du cordon ou une ligature mal faite. Si l'on ne s'aperçoit à temps de l'accident, l'hémorragie peut être rapidement mortelle [1]. »

En réalité, cette étiologie ne change pas sensiblement la ligne de conduite à tenir, puisque la ligature ultérieure du cordon en est la conclusion; mais elle donne une importance capitale à la gêne de la respiration qui, pour ces docteurs, est le fait générateur. Elle permet à la mère de remédier parfois à la cause aussi bien qu'à ses suites; autrement dit, celle-ci peut, tout en arrêtant l'effusion du sang, détruire la cause qui la provoque en régularisant la respiration.

Le docteur Bouchut dit que : « l'hémorragie a toujours lieu après la chute du cordon [2]. » Le cas échéant, on faciliterait la respiration et l'on s'efforcerait d'arrêter ou du moins d'entraver l'écoulement

1. A. d'Espine et C. Picot : *Manuel pratique des maladies de l'enfance.*
2. E. Bouchut : *Traité pratique des maladies du nouveau-né et des enfants à la mamelle*, page 52.

du sang, en même temps que l'on s'empresserait de faire venir le médecin.

Après la chute du cordon ombilical, on observe parfois à l'entour du nombril des petits boutons ou un peu d'inflammation caractérisée par une faible rougeur. Le docteur Allix prescrit dans ce cas des lotions à l'eau de guimauve.

Si le nombril même est le siège d'une légère suppuration, on le lave ainsi et on le saupoudre d'amidon, après l'avoir essuyé le mieux possible avec un linge très fin. Le docteur Allix conseille d'avoir recours au médecin si le mal ne cédait pas à cette médication si simple.

Le docteur Brochard semble avoir en vue cet accident lorsqu'il dit : « Il arrive quelquefois que la cicatrice de l'ombilic s'écorche ou s'ulcère. La suie, que l'on trouve partout, est, dans ce cas, un siccatif excellent. Il suffit, pour faire disparaître cette ulcération, de la couvrir de suie, ou de graisser la compresse qui recouvre la cicatrice ombilicale avec du beurre sur lequel on étend la suie [2]. »

En tout cas, si les deux docteurs n'ont pas visé le même fait, rapprocher leurs textes c'est combler une lacune.

---

1. Docteur Brochard : *Guide pratique de la jeune mère*, page 46.

CHAPITRE II

Toilette ordinaire de l'enfant.

I

TEMPÉRATURE DE L'EAU

La question de la température de l'eau est une de celles qui sont le plus controversées. Les partisans de l'eau froide citent des exemples nombreux choisis dans tous les temps et dans tous les pays.

La négresse plonge son nouveau-né dans l'eau froide; d'après les relations de voyages, la femme sauvage, quelle que soit la couleur de sa peau, porte l'enfant qui vient de naître au fleuve le plus voisin pour le laver dans ses eaux; au dire de Gracilaso de la Véga, au temps des Incas, la Péruvienne exposait au serein l'eau qui lui servait pour son nourrisson. Les Laponnes enfouissent le leur dans la neige, puis, après un espace de temps plus ou moins long, elles le réchauffent dans un bain dont l'eau est portée à une haute température.

On exploite, comme une preuve de l'immersion des nouveau-nés à l'eau froide, la fable d'Achille trempé dans l'eau du Styx et devenu invulnérable, sauf au talon fameux par lequel Thétis le tenait.

De nos jours, nos voisins les Anglais, les Écossais

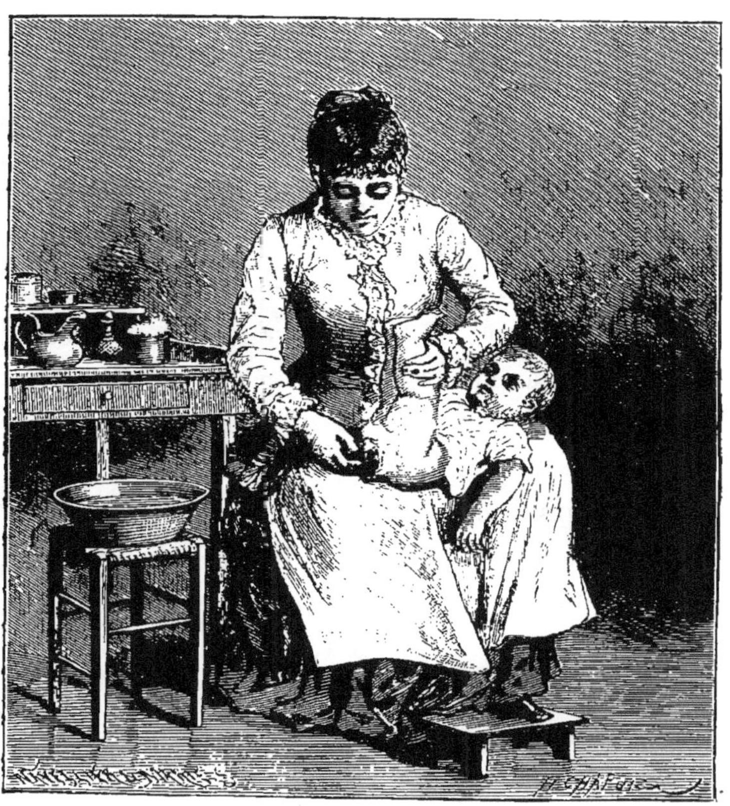

Fig. 75. — Toilette de l'enfant.

et les Irlandais servent de preuves à l'appui, quand on allègue la vertu de l'eau froide. Mais un de nos médecins demande s'il y a réellement progrès, là où l'on obtient des enfants vigoureux, c'est vrai, mais à la condition d'en perdre trois ou quatre sur cinq.

On cite Hufeland comme le plus éminent et le .plus ardent promoteur des lotions à l'eau froide. Il semble pourtant qu'on l'ait mal lu, quand on en a fait, pour ainsi dire, le chef de cette école. Il a écrit, il est vrai, un éloge de l'eau froide qui touche à l'hyperbole :

« La première règle et la plus importante est *de laver l'enfant tous les matins avec de l'eau froide, depuis la tête jusqu'aux pieds.*

« On ne saurait croire quel effet extraordinaire produit ce moyen si simple. Il entretient la propreté, il endurcit peu à peu la surface du corps et le rend moins sensible aux impressions nuisibles du froid et des autres influences atmosphériques, ce qui en fait un des meilleurs préservatifs du coryza, de la toux, des fluxions et de la fièvre ; il fortifie le système nerveux et préserve aussi les enfants des spasmes, des accidents nerveux et de cette exaltation morbide de la sensibilité qui est souvent le fléau de la vie entière ; il consolide la fibre et procure à la peau cette vitalité pleine de santé, dont l'absence est une source principale des maux qui règnent de nos jours.

« Heureux les hommes auxquels on a fait contracter dès l'enfance cette habitude de se laver chaque jour le corps entier avec de l'eau froide, à tel point qu'elle soit devenue pour eux un véritable besoin. Ils possèdent en elle un des meilleurs préservatifs contre la goutte, les flux de tout espèce, la faiblesse nerveuse, les catarrhes, etc. et un des plus puissants moyens de conserver leur santé[1]. »

Mais les recommandations qu'il ajoute à ces lignes sont de nature à faire réfléchir les plus enthousiastes : « Ordinairement je fais commencer ces lotions dès la troisième ou la quatrième semaine. On rafraîchit peu à peu l'eau chaude dont on s'était servi jusqu'alors et l'on arrive ainsi par degrés à ne faire usage que d'eau froide. Les enfants s'habituent promptement à ce régime. Qu'on ne croie pas qu'il les expose au moindre danger. Je recommande seulement d'observer deux précautions : la première de ne pas les laver à leur réveil, mais seulement une demi-heure après, quand ils ont eu le temps de perdre la chaleur du lit; et la seconde de procéder au lavage avec rapidité. Je crois dangereux d'humecter la peau lentement et sans la frotter comme on en a généralement l'habitude, car rien n'excite alors cet organe à réagir, et l'eau a le temps de s'évaporer, ce qui peut déterminer un véritable refroidissement. Mais lorsqu'on agit avec promptitude, et qu'en même temps on frotte la peau de manière à la sécher et à l'échauffer bientôt, on joint à l'utilité de l'impression du froid les grands avantages du frottement, et la réaction qu'on détermine met à l'abri de tous les inconvénients qui pour-

1. Docteur Hufeland : *Conseils aux mères*, pages 15, 16 et 17.

raient résulter d'une rétropulsion des humeurs. Si l'enfant est débile et très irritable, il vaut mieux encore ne le laver à froid que dans la soirée et le coucher immédiatement après. Durant l'hiver, le lavage doit toujours avoir lieu dans une chambre chaude.

« Mais je me vois forcé de répéter encore que c'est le lavage rapide et avec frottement à l'eau froide que je recommande, et non le bain froid, car ce dernier nuirait certainement aux enfants d'une et deux années dont il s'agit ici [1]. »

Après l'injonction si formelle de ne commencer les lotions d'eau froide qu'après la troisième ou la quatrième semaine, on lit avec un certain étonnement cette phrase, quelques pages plus loin : « Dès leur naissance, mes enfants ont été, chaque jour, lavés à l'eau froide, depuis la tête jusqu'aux pieds, aussi jouissent-ils d'une excellente santé [2].

Nos plus célèbres spécialistes sont tous d'accord pour soustraire le nouveau-né aux lotions et aux bains d'eau froide. Le docteur Gyoux, l'un de ceux qui approfondissent le plus la question, écrit ceci :

« Il est incontestable que si le froid appliqué sur la peau de l'enfant est trop intense ou d'une durée trop grande, il refoulera vers les organes internes

1. Docteur Hufeland. *Conseils aux mères*, pages 15, 16 et 17.
2. *Ibid. Conseils aux mères*, page 26.

le sang qui devait parcourir la surface cutanée, et comme l'enfant n'aura pas une puissance de réaction suffisante pour ramener vers l'extérieur la congestion provoquée à l'intérieur, il sera exposé ainsi à des engorgements sanguins développés dans les organes les plus essentiels à la vie : le cerveau, le foie, la rate et surtout les poumons.

« Le même accident peut se produire à l'égard des enfants d'une santé débile ; ils ne pourront réagir contre l'impression du froid. Et ce qui les distinguera des premiers, c'est que chez eux le froid n'aura besoin d'être ni intense, ni longtemps appliqué.

« Nous préférons le système d'Underwood, approuvé par MM. J. Béclard et Fonssagrives, et qui consiste à réserver l'eau froide pour une période de la vie où elle offre moins d'inconvénients [1] »

Le docteur Donné, exprimant, en d'autres termes, une opinion semblable, conclut en disant : « Les lotions froides n'offrent pas d'ailleurs des avantages tels qu'elles ne puissent être convenablement remplacées par l'usage des lotions tièdes ou des bains [2]. »

En résumé, si l'enfant est bien portant, c'est seulement après ses premières semaines, plus tôt ou plus tard, selon la saison, qu'il est mieux de faire usage d'eau froide pour le laver.

1. Ph. Gyoux : *Éducation de l'enfant.*
2. A. Donné : *Conseils aux mères*, page 229.

D'autre part, en raison des dangers signalés, peut-être serait-il plus prudent de ne point faire journellement des lotions froides par tout le corps et de s'en tenir au lavage des parties indispensables, c'est-à-dire du visage et des mains et du bas du corps, jusqu'aux aisselles en relevant les brassières, le bain entier suppléant au reste pour les nécessités de la propreté.

Il est mieux d'opérer le lavage par petites fractions et d'essuyer au fur et à mesure.

En définitive, l'éponge n'étant imbibée que d'une quantité d'eau très minime, son contact n'est jamais bien pénible à la peau; l'enfant s'y habitue promptement. D'ailleurs, le frottement indispensable au nettoyage appelle à la surface un calorique suffisant pour établir la réaction.

L'essentiel est de bien essuyer l'enfant, pour éviter le refroidissement et, pendant la saison rigoureuse, le gercement qui résulterait de l'application de l'air froid sur la peau humide. A ce point de vue, le refroidissement est tout aussi à redouter après les lavages à l'eau tiède.

On ne devra donc pas craindre de nettoyer ainsi le corps de l'enfant, à moins qu'il ne soit malade ou trop débile, encore le médecin de la famille sera-t-il seul juge de l'opportunité de l'eau tiède.

Seulement, par eau froide, on ne devra pas entendre, pendant l'hiver, l'eau qui sort du puits ou de la rivière, ni même celle qui provient d'une cuisine ou d'une chambre sans feu. C'est l'eau à la température de la pièce chauffée où on lave l'enfant; autrement dit, l'eau qui y a séjourné au moins douze heures, si le froid est intense ailleurs. On ne doit pas, en la buvant, sentir cette impression de froid qui endolorit les dents et glace l'arrière-bouche.

Par les gelées, il est préférable de la garder dans des carafes, dans des pots de faïence, ou tout au moins de porcelaine. Le grès tient l'eau presque aussi fraîche que la fontaine de pierre.

On peut mettre le vase près du feu pour « dégourdir » l'eau. Si l'on est pressé et pris au dépourvu, un filet d'eau bouillante amènera l'eau à la température convenable.

Une chose essentielle à remarquer, c'est que la toilette de l'enfant se faisant devant un bon feu, la chaleur de la flamme atténue ce que l'eau froide peut avoir de trop rigoureux.

II

TOILETTE DU MATIN

En dehors des lavages partiels, que l'on pratique aussi souvent que l'on change les langes, l'enfant subit, une fois par jour, ce qu'on appelle sa toilette du matin, c'est-à-dire un nettoyage plus complet et plus général.

L'heure à laquelle on doit faire cette opération rentre dans le groupe des choses controversées. Les uns exigent que l'enfant soit levé et habillé à jeun, prétendant qu'autrement on troublerait sa digestion.

Les autres veulent qu'on nettoye l'enfant après son déjeuner. Mais une phrase du docteur Brochard jette sur la question une lueur qui permet de la trancher, et semble prouver que la contradiction est plus apparente que réelle : « Lorsque le nouveau-né a déjeuné, et qu'il a bien dormi, il faut s'occuper de sa toilette. » Ces mots « lorsqu'il a bien dormi » montrent que, par déjeuner, les docteurs entendent cette tétée matinale qui a lieu de quatre à cinq heures du matin. Or comme il ne vient à personne l'idée de nettoyer l'enfant à une heure aussi indue, tout le monde, par le fait, se trouve d'accord.

Hufeland ordonne de ne laver l'enfant à l'eau froide qu'une demi-heure après son lever, à cause de l'état de moiteur où le met la chaleur du lit. Nos docteurs trouvent généralement qu'on emploie assez de temps à le délanger, et que le plus pressé est encore de le débarrasser de sa malpropreté. On jugera qu'ils ont raison, si l'on réfléchit que l'enfant n'est jamais en moiteur dans son berceau, à moins qu'il n'y soit trop couvert; que son maillot étant mouillé se refroidit sur lui si l'on attend; enfin qu'il se trouve plutôt en moiteur à l'ouverture de ses langes qu'au sortir du berceau.

Cependant l'observation d'Hufeland aurait quelque justesse si l'on enlevait à l'enfant ses brassières et sa chemise pour laver sa poitrine, son dos et ses épaules. C'est même cette chaleur persistante qui fait estimer plus prudent de ne pas lui laver journellement cette partie du corps.

Avant que de lever l'enfant, on rassemble à portée de la main tous les ustensiles à son usage, des langes propres, ses vêtements de jour, l'eau chaude ou l'eau froide, plus un récipient pour jeter les eaux de toilette.

On attise et ranime le feu pour qu'il soit « clair, brillant sans être ardent, de manière à chauffer l'enfant sans l'incommoder[1]. » Les portes et les fenêtres sont refermées, le temps fût-il chaud au dehors. L'enfant, demi-nu et mouillé, ne doit pas affronter l'air. Lors même qu'il est rhabillé, il faut attendre que la réaction naturelle se soit produite, c'est-à-dire pendant l'espace de quelques minutes, avant que de l'exposer au grand air.

Comme l'enfant est longtemps incapable d'opérer

1. Docteur Brochard : *Guide pratique de la jeune mère,* page 119.

cette insuflation qui expulse des narines les matières gênantes, on est obligé de les lui enlever.

Des médecins recommandent de se servir à cet effet d'un linge humecté d'eau et tordu en façon de vrille ou spirale, pour qu'il offre plus de résistance. On l'enfonce dans les fosses nasales aussi profondément que l'on peut, et l'on s'efforce d'attirer au dehors les malpropretés qui s'y trouvent. Mais comme elles s'y dessèchent promptement, ce moyen est souvent insuffisant.

Les mères emploient plutôt la tête d'une épingle ordinaire, qu'elles enferment dans un coin de mouchoir mouillé ou sec. La tête de l'épingle doit être assez grosse pour ne point percer l'étoffe.

Elles l'introduisent ainsi dans chaque narine et attirent doucement et patiemment au dehors ce qui peut les obstruer.

L'épingle occupant le centre d'un tissu dont l'ampleur va croissant autour de sa tige, ne peut ni s'échapper des doigts qui la retiennent, ni s'enfoncer trop profondément, ni surtout blesser l'enfant.

Le linge tordu ou ce dernier appareil servent aussi pour l'oreille, les médecins interdisant l'usage des cure-oreille en ivoire ou en toute autre matière résistante, qui risquent de léser un organe aussi délicat que compliqué.

L'éponge minuscule, montée sur un manche d'os

ou d'ivoire, ne peut guère nettoyer que les conques ; si petite qu'elle soit, elle est toujours trop grosse pour entrer dans le conduit auditif, fût-ce celui d'un adulte.

L'un de nos plus illustres docteurs auristes, le docteur Deleau jeune, ordonnait d'amincir l'un des bouts d'une tige d'allumette dépourvue de phosphore et de soufre et d'enrouler autour un léger flocon de ouate. Il recommandait d'introduire avec précaution dans l'oreille cet instrument inoffensif, et de ne point en faire usage trop fréquemment, deux ou trois fois par semaine tout au plus.

Le cérumen, ou matière cérumineuse jaune, que l'oreille sécrète, entretient l'humidité nécessaire à la souplesse de l'organe ; son excès seul devient nuisible, en obstruant les conduits, ou en empêchant l'air de communiquer avec la membrane du tympan. Il en résulte une surdité factice, que le curage fait disparaître, mais néanmoins elle aurait chez l'enfant de grands inconvénients. Son oreille devant percevoir les sons pour qu'il tente de les reproduire, la mutité serait la conséquence forcée de cet accident,

Les yeux ont à redouter des suites encore plus graves de leur malpropreté. Il en peut résulter des ophthalmies plus ou moins intenses, plus ou moins rebelles.

Il convient de les laver à l'eau pure chaque jour

pour éviter ces accidents. L'eau additionnée d'un peu d'eau-de-vie prévaut maintenant sur l'eau simple, pour les lotions des yeux. Elle prévient la formation de l'humeur et fortifie la vue. Le médecin n'hésite pas à la répandre sur les yeux du nouveau-né, quoique celui-ci crie à ce contact.

Les petits enfants sont souvent affectés de maux d'yeux. Cela provient, en dehors des causes organiques accidentelles, de diverses causes qu'il est facile d'écarter : c'est une lumière trop vive qui blesse leur vue délicate, c'est un courant d'air qui les surprend dans la moiteur du réveil, un froid trop violent, un nettoiement insuffisant, un peu d'humeur qui se porte là. Dans ce dernier cas, les nourrices frottent vivement le crâne, derrière l'oreille, avec un doigt enduit de savon noir en pâte; il en résulte une irritation de la peau suivie d'un léger suintement; cela suffit le plus souvent pour détourner le courant d'humeur qui rend les yeux malades. Les médecins approuvent ce simple traitement, quittes à prescrire un vésicatoire s'il n'opère pas.

On devra se tenir en garde contre l'éponge, qui parfois pénètre mal dans les cavités des yeux, tout comme dans les plis des articulations. Un linge très fin, ou mieux encore un morceau de fin tricot de coton la remplace avantageusement.

On peut aromatiser l'eau qui sert au visage de quelques gouttes d'eau de Cologne ou d'eau de lavande. Le vinaigre de Bully est encore hygiénique; mais toutes les autres eaux de senteurs doivent être évitées, non que leurs parfums soient nuisibles, mais parce que leur préparation n'est pas toujours exempte de principes échauffants et irritants.

En somme, il en est de ceci comme de bien d'autres choses; par cela seul qu'elles sont inutiles, il est plus sage de s'en abstenir.

Chez la plupart des enfants, le cuir chevelu secrète une humeur qui sèche à mesure et se tranforme en croûtes épaisses et brunes. Il en est qui en sont, en naissant, complètement exempts, mais c'est là l'exception; encore, si l'on négligeait quelque peu de nettoyer la tête, ces croûtes l'envahiraient bientôt.

Le docteur Gyoux les considère comme « le résultat de la concrétion des matières excrétées par le cuir chevelu. » Le docteur Brochard y voit un mélange de matières excrétées par la peau, de sueur et de poussière. Il dit qu'on n'observe ces croûtes que chez les enfants « qui ont la tête trop couverte et toujours en sueur ». C'est ce qu'on nomme vulgairement : croûte, calotte, crasse ou chapeau.

Les médecins s'élèvent énergiquement contre le préjugé populaire « qui considère les croûtes dont est couvert le cuir chevelu comme une crasse sacrée, à laquelle il est défendu de toucher ».

15.

La nourrice et, par suite, la mère qui se laisse si souvent guider ou plutôt égarer par elle, n'ont réellement en ceci que le tort de trop exagérer un principe juste. De ce qu'il serait très nuisible à l'enfant d'arracher ces croûtes, elles ont conclu qu'il était salutaire de les lui laisser.

On prévient la formation de ces croûtes en lavant chaque jour la tête à l'eau pure, en même temps que le visage. On ne doit les enlever qu'avec la plus grande précaution.

On enduit le soir la tête d'huile d'amandes douces ou d'huile d'olive. Ces croûtes se détrempent pendant la nuit et perdent à la fois de leur dureté et de leur adhérence. La brosse de chiendent, maniée doucement dans le sens des cheveux, c'est-à-dire en partant en tous sens du sommet de la tête, en détache toutes les parcelles décollées.

On peut aussi faire dissoudre du savon en pâte dans de l'eau tiède. Après avoir brossé la tête, on la lave longuement avec cette eau savonneuse, on l'essuie, puis on la brosse de nouveau.

Cette adjonction de lotions savonneuses active l'action des onctions d'huile et les remplace au besoin. Le savon en pain ne serait pas aussi salutaire : celui-ci étant à base de soude est moins actif que le savon en pâte qui est fabriqué avec de la potasse.

On continue ainsi jusqu'à parfaite guérison. Les

simples lavages journaliers suffisent désormais pour
en préserver l'enfant. C'est l'avis des docteurs Donné,
Brochard, Gyoux, etc.

Cependant actuellement les médecins prescrivent
l'eau-de-vie pure, ou le rhum, pour les soins de la
tête. On en verse un peu dans le creux de la main et
on en frotte le cuir chevelu. On a moins à craindre
les refroidissements qui enrhument l'enfant, à la
condition toutefois de frictionner longtemps le crâne,
pour qu'il ne reste aux cheveux que peu d'humidité.
La moiteur que laissent les alcools est loin d'avoir
les inconvénients de celle qui provient de l'eau
simple.

Il est à remarquer que les enfants dont la tête a
été bien tenue, ont de plus belles chevelures. En outre,
ils sont moins sujets, plus tard, aux calvities accidentelles, et ils gardent généralement leurs cheveux
jusque dans la vieillesse.

Il faut lire le docteur Brochard pour se rendre
bien compte de toute la portée de ces recommandations. On hésiterait à reproduire son texte, n'était la
gravité du sujet qu'il traite. On sait que les médecins
sont d'intrépides partisans du système que Boileau
résume dans ce vers : « J'appelle un chat un chat et
Rollet un fripon ».

« Ces croûtes se forment facilement chez les nouveau-nés qui ont la tête trop couverte et toujours

en sueur. Elles laissent quelquefois exhaler une odeur fétide et repoussante et occasionnent de vives démangeaisons. Les enfants se frottent sans cesse la tête sur leur oreiller. Dès qu'ils l'ont découverte, ils y portent la main et la grattent avec rage. J'ai vu des nourrissons, ainsi privés de sommeil pendant des mois entiers, dormir très tranquillement dès que leur tête eut été nettoyée.

« Chez les nourrissons confiés à des femmes sales et inintelligentes, chez certains enfants de la classe ouvrière, ces croûtes, dûes d'abord à la saleté, se transforment parfois en une véritable maladie. Les poux, que l'on ne doit pas respecter plus que la crasse, se logent sous ces croûtes où ils pullulent.

« Il se forme alors une suppuration fétide qui amène des ulcérations et qui épuise les enfants. Respectant cette suppuration comme elles ont respecté là crasse et les poux, les regardant comme salutaires, les nourrices mettent sur la tête des enfants une feuille de chou ou de bette, et plusieurs doubles de linges, le tout recouvert d'un bonnet.

« Sous l'influence de ce traitement stupide, le cuir chevelu se transforme en un véritable ulcère. Les enfants s'étiolent, maigrissent et finissent par succomber.

« Quelque soit le degré de la maladie, il suffit pour la guérir de couper les cheveux de l'enfant aussi ras que possible, puis de faire sur le cuir chevelu une ou deux frictions avec l'*huile de cade,* qui tue les poux et sèche les ulcérations. On fait disparaître les croûtes, comme je l'ai dit, au moyen d'huile et de lotions savonneuses. Pendant le traitement on maintient l'enfant nu-tête, et on ne lui met qu'un simple bonnet de toile[1]. »

Le docteur Gyoux prétend que l'on peut oindre la chevelure avec n'importe quels corps gras, attendu qu' « empêchant la respiration de ces parasites, ils les asphyxient rapidement. Les frictions avec l'essence de térébenthine, l'huile de pétrole, la poudre de staphysaigre sont aussi utilement employées. Il en est de même des lotions avec une décoction de petite centaurée[2] ».

Le docteur Underwood prescrit un remède qui a tout l'air d'une recette de bonne femme : « Couper les cheveux et laver la tête avec une décoction de persil bouilli dans moitié eau et moitié vinaigre, ou bien poudre de persil employée seule[3]. »

1. Docteur Brochard : *Guide pratique de la jeune mère,* pages 126, 127, 128.
2. Docteur Gyoux : *Éducation de l'enfant,* page 27.
3. Underwood : *Traité des maladies des enfants,* page 369.

III

LAVAGES PARTIELS DU CORPS

L'enfant doit être lavé chaque fois qu'on le dé-lange. L'oubli de cette prescription causerait des rougeurs, bientôt suivies d'excoriations, qui apporteraient dans l'économie générale les plus grands désordres.

L'épiderme de l'enfant est déjà trop délicat pour bien résister au caustique des matières excrémentielles : c'est à force de lavages qui le rafraîchissent et le délivrent momentanément des résidus corrosifs, qu'il peut supporter sans inconvénient le contact de langes salis.

Pourtant on voit des bonnes et des nourrices qui se bornent à l'essuyer pour lui mettre des langes propres, et ne le lavent que le matin en le levant et le soir en le couchant.

Il en résulte que l'épiderme détruit laisse bientôt à nu la chair vive. L'enfant, torturé par une sensation de cuisson continue, ne cesse de crier et de se plaindre que pour tomber, par excès de fatigue, dans un sommeil convulsif. Pressé par le besoin, il prend à peine la nourriture strictement indispensable; il languit, dépérit et meurt. On a vu cette incurie provoquer chez des nourrissons des convulsions assez violentes pour mettre leur vie en danger.

Même lorsque le mal a pris un entier développement et que les plaies de l'enfant sont en suppuration, on peut en avoir raison assez promptement par des bains, et surtout par des lotions fréquentes d'eau de son, de mauve ou de graine de lin. On essuie la chair le plus complètement possible en l'épongeant doucement avec un linge très fin et très doux, puis on la saupoudre d'amidon à profusion.

Ainsi poudrée à blanc, la chair présente une sorte de croûte légère et bienfaisante qui la met à l'abri du contact de l'air et du frottement des langes et se dissout au moindre lavage, laissant ainsi, sans risque d'arrachement, la chair disposée pour un nouveau pansement. On doit cesser les lotions émollientes pour se servir d'eau pure aussitôt que l'inflammation a disparu.

Toutefois, si la douleur était trop vive et que la plaie tournât à l'ulcération, on soulagerait l'enfant en mettant un linge très peu imbibé de glycérine dans le pli de l'aine ou de l'articulation atteinte, pour atténuer le frottement des chairs. Mais il vaut mieux se dispenser d'avoir recours à ce moyen. Beaucoup de médecins se montrent contraires à l'application des corps gras sur la plaie.

Le docteur Gyoux prescrit un autre traitement :

lotions au vin tiède, poudre de quinquina substituée à la poudre d'amidon. Lorsque les langes adhèrent à la peau, ce docteur conseille de les imbiber de glycérine. Le premier traitement est maintenant le plus généralement suivi.

Ces excoriations ne sont pas seulement le résultat de la malpropreté; la maigreur et l'embonpoint, portés à un certain degré, produisent des effets semblables.

Dans le premier cas, c'est la maigreur même qu'il s'agit de combattre; les excoriations qui en sont la suite disparaissent en même temps.

Dans le second cas, comme il ne peut être question de réduire l'embonpoint de l'enfant, on s'efforce d'en atténuer les inconvénients : la moiteur qu'il provoque étant enlevée au fur et à mesure par les poudres absorbantes, elle n'engendre pas d'excoriations, ou celles-ci sont promptement guéries par une plus grande recherche de propreté.

Les excoriations de la cheville et du talon se traitent de même que celles-ci. Comme elles sont dues au frottement que l'enfant opère en s'agitant dans son maillot, il est utile de serrer un peu plus ses langes pour l'empêcher de tant remuer.

Le docteur Brochard défend d'employer les corps gras pour les excoriations : « Il suffit, pour guérir ces enfants, de mettre une couche épaisse de son dans leurs langes, ou de les coucher dans le son, comme on le fait dans certaines provinces de la France. L'urine n'irritant plus la peau, l'épiderme se reforme immédiatement[1]. »

Cette recette, expérimentée par des mères, n'a pas donné les résultats promis par le célèbre docteur. Les matières excrémentielles communiquent au son une humidité qui fait adhérer à la peau ses fines pellicules. Par le fait de la chaleur naturelle du corps, elles s'y sèchent et s'y durcissent au point que des lavages successifs ont peine à en nettoyer l'épiderme. Il est facile de s'en convaincre en observant l'état d'un linge qui a contenu un cataplasme de cette matière.

Au surplus, le son ne vaut en cette occurrence qu'en raison du résidu farineux qu'il renferme : se servir simplement de fécule ou de poudre, c'est donc jouir de ses avantages en éliminant ses inconvénients.

Une légère suppuration s'établit parfois derrière l'oreille; il semble que la peau va se fendre à l'endroit où le pavillon s'attache à la boîte osseuse. Les femmes du peuple disent alors que « l'oreille se coupe ». Elles emploient pour cela un remède que le docteur Brochard défend énergiquement : c'est un linge fin ou de la charpie imbibée de cérat, d'huile, de beurre

1. Docteur Brochard : *Guide pratique de la jeune mère,* pages 122, 123.

ou de glycérine, ou encore une feuille de bette, une feuille de lierre enduite de beurre frais, qu'elles passent derrière l'oreille. Un bandeau, ou le bonnet simplement, tient l'appareil en place.

« En agissant ainsi, on éternise le mal et l'on établit derrière l'oreille un véritable vésicatoire[1]. » Ce docteur recommande de simples lotions d'eau froide. On éponge l'eau en appuyant un linge très fin, puis on applique une poudre absorbante, l'amidon de préférence; seulement, comme l'eau froide, si salutaire qu'elle soit pour les blessures, passe pour avoir sur les plaies en suppuration une influence fâcheuse, il est préférable d'y substituer de l'eau tiède.

1. Docteur Brochard : *Guide pratique de la jeune mère*, page 221.

CHAPITRE III

Bains.

I

CHOIX DE LA BAIGNOIRE

De prime abord, il ne semble pas qu'il y ait matière à choix, puisque l'on vend des baignoires d'enfant et qu'on n'en trouve qu'un seul modèle. Mais cette baignoire étroite et haute, plus encore que la baignoire

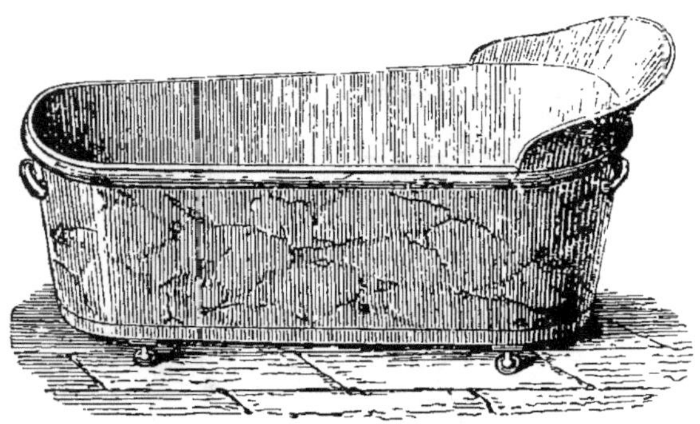

Fig. 76. — Baignoire ordinaire.

d'adultes, est si incommode, voire si dangereuse, que beaucoup de mères leur préfèrent un récipient quelconque.

L'enfant né s'y tient guère, ou du moins s'y tient

mal assis. La mobilité de l'eau, le défaut de point d'appui, l'impossibilité d'avoir une baignoire bien assortie à sa taille, chose que l'on ne recherche même pas, sont cause qu'il y coule à fond avec une déplorable facilité, au moindre mouvement qu'il tente.

L'immobilité même que la peur lui fait parfois garder ne le garantit pas d'être entraîné par sa pesanteur, sur cette surface glissante, et les parois ne lui offrent aucun point où se retenir.

Par contre, l'étroitesse de la baignoire, sans servir en aucune façon à maintenir l'équilibre, empêche la mère de bien soutenir l'enfant et la gêne pour le frictionner et le nettoyer.

Il est préférable de se servir de baquets de forme

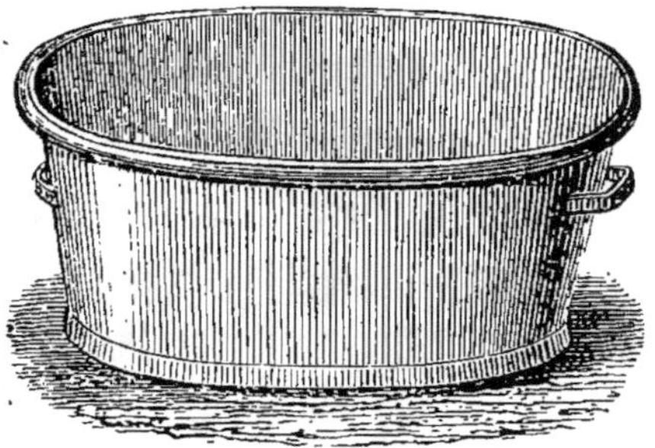

Fig. 77. — Cuvette pour bains.

ovale, tel que les marchands de vin en ont, ou encore d'une cuvette de zinc ovale, que l'on est alors obligé de faire faire sur commande.

A l'inverse des cuvettes dites « bain de pied », celles-ci vont s'évasant largement vers le bord, tant pour dégager les mouvements de la personne qui baigne l'enfant, que pour diminuer le volume d'eau qu'elles nécessiteraient si leur fond était d'une dimension égale à leur orifice.

C'est seulement quand l'enfant est abandonné à lui-même dans le bain, c'est-à-dire quand il est assez âgé pour avoir conscience de ses actes et du danger qu'il peut courir, que la baignoire ordinaire est substituée à ce récipient, devenu d'ailleurs trop petit.

II

CEINTURES DE BAIN

Seul, le docteur Bouchut recommande d'employer

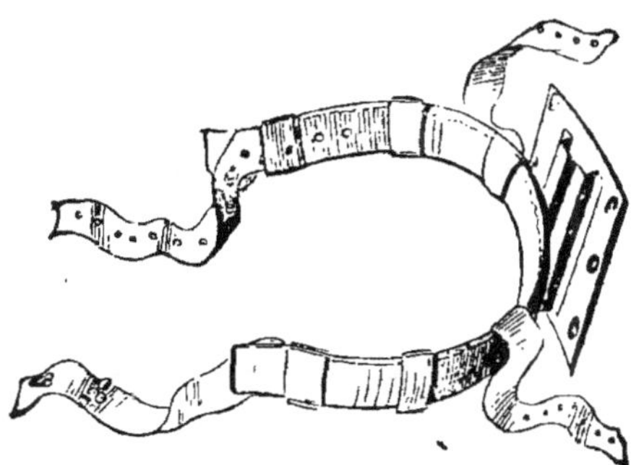

Fig. 78. — Ceinture de bain.

un appareil pour tenir à volonté l'enfant assis ou couché dans la baignoire. C'est une ceinture fixée par une plaque soudée ou vissée au chevet de la bai-

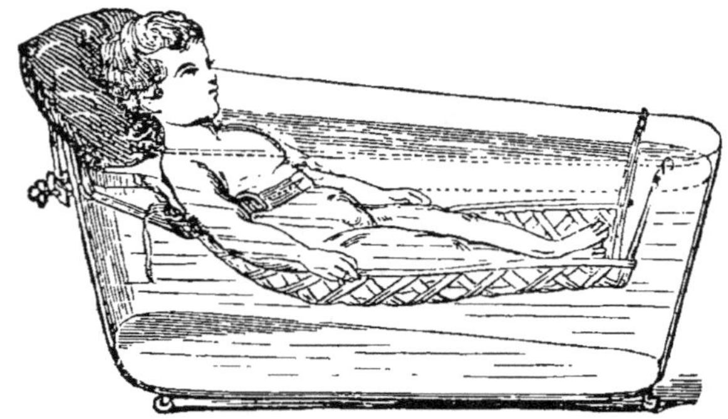

Fig. 79. — Enfant retenu dans un filet.

gnoire; on la boucle par des courroies sur la poitrine de l'enfant.

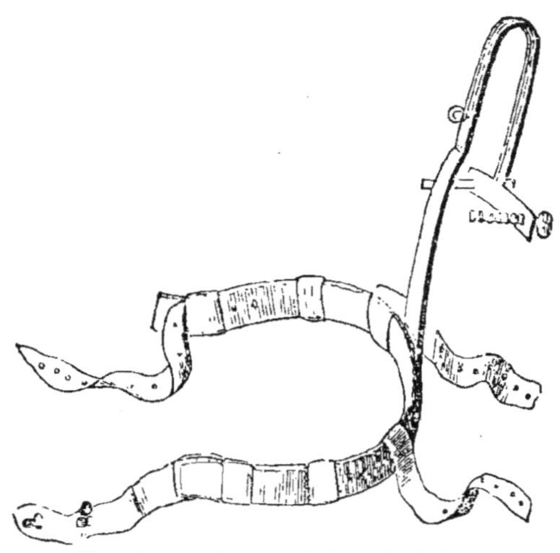

Fig. 80. — Autre ceinture de bain.

S'il est couché, un oreiller soutient sa tête un peu relevée, et un filet maintient son corps allongé entre deux eaux.

S'il est assis, deux épaulières le contraignent à demeurer sous l'eau, dont sa tête émerge seule.

Tous les bandagistes et les fabricants d'appareils orthopédiques vendent, d'ailleurs, des ceintures de ce genre. Mais l'enfant, s'y trouvant retenu de force, ou

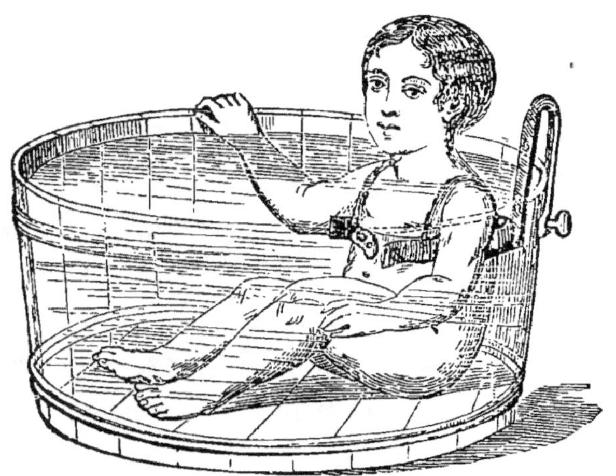

Fig. 81. — Enfant assis dans la baignoire.

s'irrite, ou prend peur. D'autre part, la compression qu'elles exercent pour le tenir en place entrave l'action salutaire que l'on demande au bain.

Ces ceintures sont très peu usitées. Elles ne donnent, en somme, qu'une sécurité très relative et parfois dangereuse, puisqu'il dépend d'une boucle mal fermée, d'une courroie rompue, d'une mise à point mal faite pour qu'un accident s'ensuive.

Il est de beaucoup préférable de ne pas quitter

l'enfant d'une seconde. La mère, les manches relevées, fait à l'enfant un dossier de l'un de ses bras, tandis que, de l'autre, elle le maintient doucement et sûrement allongé dans l'eau, ses mains sont ainsi libres de ramener dans l'eau les petits bras qui en sortent sans cesse.

Si l'on songe que l'enfant ne reste au bain que de cinq à quinze minutes, suivant son âge, on jugera que la fatigue signalée pour la mère par le docteur Bouchut ne sera pas bien grande.

D'ailleurs, c'est plutôt une question de posture qu'une question de temps. Si la baignoire est par terre, si la mère, à genoux, à demi courbée, s'y penche dans une fausse position, ses bras, engourdis et endoloris, lui refuseront bientôt tout service.

Si, au contraire, la baignoire est posée sur une table basse, si la mère prend, pour s'asseoir, un siège surélevé, de façon qu'appuyée à la paroi de la baignoire, elle plonge ses bras dans l'eau sans gêne et sans effort, elle n'éprouvera aucune lassitude à garder ainsi l'enfant aussi longtemps qu'elle le voudra.

Pendant ses premiers mois, l'enfant est trop jeune pour s'asseoir dans la baignoire. La mère l'y tient couché sur ses mains; sa main gauche porte la tête et la naissance des épaules, sa main droite les cuisses, aussi près que possible de l'articulation des genoux. L'enfant est maintenu perpendiculairement, pour que son visage reste hors de l'eau, tandis que son corps y plonge.

La grande difficulté, c'est bien de l'immerger, tant il agite ses bras et ses jambes. Parfois on n'atteint ce but qu'en remplissant si peu la baignoire qu'on puisse le coucher au fond. Tandis que sa tête, reposant sur le bras replié de sa mère, demeure élevée, la main maternelle retient ses petits bras dans l'eau. L'autre main rassemble ses pieds, non pas pour les empêcher de remuer, mais pour obtenir, s'il se peut, qu'ils ne dépassent pas le niveau de l'eau.

L'enfant aime l'eau. Si petit qu'il soit, il prend plaisir à tremper ses mains dans celle qui se trouve à sa portée. Son penchant naturel le pousse à y plonger tout ce qu'il peut saisir; puis il s'efforce d'y repêcher ce qu'il y a précipité.

S'il est au bain, la mobilité et le clapotement de l'eau l'amusent. Il éclabousse la chambre de flaques d'eau, à tel point qu'il est indispensable de recouvrir le parquet d'une ample toile cirée.

S'il arrive qu'il s'y effraie, c'est que l'équilibre y étant difficile à garder, l'instinct le porte à chercher un appui qu'il ne rencontre pas. Lorsqu'il est assez grand pour saisir le rebord, assez fort pour s'y cramponner, on le voit se dresser et battre l'eau de ses pieds : ce lui sera un jeu s'il est assez vigoureux pour se bien tenir; ce sera un effarement si, par sa maladresse, le fond manque à ses pieds.

A ce point de vue, les ceintures ont quelque utilité : elles lui offrent cette sécurité que son instinct réclame.

Mais à tous les égards, les bras de la mère ou de la nourrice valent mieux pour lui.

L'enfant qui a peur au bain est presque toujours un enfant qu'on n'a baigné que trop grand, et qu'on a mal soutenu. Toutefois il y a des enfants exceptionnellement nerveux que l'aspect de l'eau terrifie. Des docteurs, entre autres le docteur anglais West, conseillent d'éviter de remplir la baignoire devant eux. Le bruit des seaux que l'on vide, le volume d'eau, énorme pour eux, l'épaisse vapeur qui se dégage de l'eau bouillante les impressionnent désagréablement.

A ceux-là, il faut présenter le bain comme un jeu et se bien garder d'accueillir leurs cris par des airs de commisération. La sévérité, quoiqu'elle ait parfois sa raison d'être, est le plus souvent nuisible. Le saisissement provoqué par les réprimandes et par la menace des châtiments, se joignant à l'affolement causé par l'appréhension de l'eau, peut déterminer une crise nerveuse.

Mieux vaut les encourager et rire de leurs terreurs. L'enfant, trop petit pour attribuer un sens aux paroles, subit instinctivement l'influence joyeuse et réconfortante du timbre de la voix et de l'éclat de rire.

On vend toutes sortes de jouets nautiques : petits bateaux, cygnes et canards, poissons rouges flottant sur l'eau, pour distraire l'enfant de ses frayeurs et l'amuser dans son bain. Ce dernier point a parfois son importance. L'enfant s'ennuie et crie pour qu'on le retire du bain plus tôt qu'il ne le faudrait. Telle est sa mobilité d'esprit, que cette agitation de l'eau qui l'épouvantait le fait rire, quand elle soulève et choque ses jouets flottants.

Le docteur Gyoux dit que la vue de l'eau effraie parfois beaucoup les petits enfants et conseille « d'apporter le bain tout prêt, recouvert d'une couverture de laine ; l'enfant est couché sur celle-ci ; elle s'enfonce peu à peu sous son poids, et il se trouve dans l'eau sans s'en apercevoir ». Mais c'est précisément cette sensation d'enfoncement qui le saisit, et elle est, dans ce cas, aggravée par l'irruption plus ou moins impétueuse de l'eau.

III

UTILITÉ DES BAINS

Le docteur Hufeland fait l'éloge le plus pompeux de la vertu des bains : « Rien n'égale le bain, dit-il, pour entretenir la propreté du corps, cette colonne fondamentale de la santé. Qu'on ne croie pas les lotions superficielles, auxquelles on a recours pour débarbouiller les enfants, capables d'enlever cette crasse, qui a pénétré jusque dans les pores de la peau. Les bains seuls ont ce pouvoir, et quand on les néglige, la malpropreté devient une des principales sources des nombreuses maladies de la peau, et finit même par altérer et corrompre la masse des humeurs.

« Le bain rafraîchit et vivifie le tissu de la peau, qui, par le traitement ordinaire, ne perd que trop souvent de sa vigueur ; on tombe dans l'inertie ou dans un état d'irritabilité morbide.

« Un enfant qu'on baigne fréquemment sera non seulement exempt des éruptions qui tiennent généralement à l'atonie de cet organe, et il supportera beaucoup mieux celles qui sont inévitables, telles que la variole, la petite rougeole, etc., mais encore la sympathie bien connue de la surface extérieure du corps avec la surface intérieure fera que les systèmes internes se ressentiront du surcroît d'énergie acquis par la peau.

« Nul moyen n'est aussi apte que les bains à résoudre les engorgements, à mettre fin aux désordres des mouvements et de la circulation, à répandre la vie et l'activité dans tous les points de l'économie, même les plus éloignés, à établir, par conséquent, l'harmonie dans l'ensemble des fonctions, et, ce qui a surtout une importance spéciale, à régulariser le développement organique de manière que les forces se trouvent réparties avec uniformité.

« Y a-t-il rien de plus répandu aujourd'hui que les distorsions ou les contractures des membres, les tuméfactions, les scrofules, le carreau, le rachitisme, l'éruption trop précoce ou trop tardive des dents, l'hydrocéphale, la faiblesse des extrémités inférieures et l'impossibilité de marcher qui en est la conséquence, la manifestation trop hâtive ou inégale des facultés intellectuelles et celle de parler?

« La plupart de ces maux, sinon même tous, tiennent à la mauvaise marche du développement des organes, à l'inégale distribution des forces, et la plus sûre manière de les prévenir est d'employer un moyen en parallèle avec lequel aucun autre ne saurait être mis sous le point de vue des vertus apéritives et fortifiantes, eu égard à la propriété de distribuer la nourriture et l'influence de la force vitale d'une manière uniforme et proportionnelle sur tous les points.

« Enfin, l'habitude des bains, contractée de bonne heure, a encore un avantage immense, inaperçu jusqu'à ce jour, et qui consiste en ce qu'elle dirige davantage la nature entière, c'est-à-dire l'activité vivante, vers la superficie et les parties extérieures, de sorte qu'elle communique même à la force médiatrice une tendance plus prononcée à porter ses mouvements critiques vers la peau, et à profiter de la sécrétion

16.

cutanée pour juger et faire cesser les maladies[1]. »

Tels sont les passages saillants d'une théorie que le célèbre docteur développe en quatorze pages.

Nos docteurs se montrent moins enthousiastes des bains Tout en reconnaissant leur influence bienfaisante sur la santé, ils leur attribuent surtout la propriété de nettoyer parfaitement l'enfant, et l'avantage, plus grand à leurs yeux, de le familiariser avec les grands bains : « Rien, en effet, n'est terrible pour le médecin, comme un enfant qui a peur de l'eau, dit le docteur Brochard. Dans un grand nombre de cas, on se trouve ainsi privé d'un moyen thérapeutique puissant[2]. »

Si l'on songe au rôle capital que les bains médicinaux — voire le simple bain d'eau pure — jouent dans certaines indispositions, si l'on réfléchit à la révolution mortelle que le saisissement peut causer à l'enfant malade, plongé de force dans ces bains, on concevra toute l'importance que les docteurs sont en droit d'attacher à l'usage fréquent des bains de propreté.

Le docteur Allix a pu dire sans exagération : « C'est l'un des meilleurs préservatifs et des plus efficaces remèdes contre la plupart des maladies du premier

---

1. Docteur Hufeland : *Conseils aux mères*, pages 19 et suivantes.
2. Docteur Brochard : *Guide pratique de la jeune mère*, page 132.

âge, qui sont presque toutes des maladies inflammatoires.

« Les bains, loin d'affaiblir, comme on le croit généralement, lorsqu'ils ne sont donnés ni trop prolongés
ni trop chauds, fortifient l'enfant et aident à son
développement en détendant les muscles et la peau.[1] »

Ils ont encore le grand avantage de calmer les nerfs
et de rafraîchir le sang. En baignant l'enfant avant
son repas et en le mettant coucher aussitôt qu'il a
mangé ou tété, on lui procure un paisible sommeil.

IV

TEMPÉRATURE DE L'EAU

Parmi les médecins français qui se sont spécialement
occupés de l'hygiène infantile, il n'en est guère qui
aient approuvé les bains froids pour l'enfant, et surtout
pour le nouveau-né.

Il est à remarquer que les médecins les plus favorables à ce système thérapeutique appuient leur opinion sur celle du docteur Hufeland.

Or, le célèbre Allemand, non seulement ne prescrit
que les bains tièdes, mais encore il dit formellement :

1. Mme Millet-Robinet et le docteur Allix : *Le Livre des
jeunes mères*, page 187.

« C'est le lavage rapide et avec frottement à l'eau froide que je recommande, et non le bain froid, car ce dernier nuirait certainement aux enfants de une ou deux années, dont il s'agit ici.

« Qu'on se rappelle combien un pédiluve tiède ranime et délasse les jambes épuisées par une longue marche, avec quelle promptitude, presque instantanée, il dissipe la fatigue et ranime la sensibilité éteinte. N'est-ce point là une preuve suffisante de la propriété vivifiante dont jouit l'eau tiède? Bruce a même remarqué, sous le ciel brûlant de l'Abyssinie, qu'un bain tiède le rafraîchissait et le fortifiait davantage qu'un bain froid. D'ailleurs, nous avons affaire ici à des sujets délicats et qui ne sont habitués qu'à la chaleur.

« Le bain froid rentre dans la classe des fortifiants héroïques, de ceux qui impriment une violente secousse à l'économie, et il tient de près à l'électricité. Or, nous savons que l'action des moyens propres à ranimer et stimuler doit être proportionnée au degré de la force vitale, qu'un souffle trop violent éteint une faible étincelle plutôt qu'il ne l'allume, et qu'un degré d'excitation salutaire avec un corps robuste peut être funeste à un autre plus faible. D'après cela, n'y a-t-il pas de la témérité à employer chez des êtres délicats et débiles un moyen qui n'est pas toujours sans danger, même chez les adultes? Sans doute, beaucoup d'enfants le supportent très bien, comme l'atteste le baptême des Russes dans la Newa; mais combien n'en pourrait-on pas citer qui l'ont payé de leur vie.

« Il y a plus, le bain froid est non seulement dangereux, mais encore contraire au but que nous nous proposons. Son principal effet est de resserrer fortement la surface entière du corps, de faire refluer violemment toutes les humeurs vers l'intérieur, d'ébranler l'économie, d'irriter. Ne doit-il pas s'ensuivre, de toute nécessité, chez des êtres faibles et possédant encore si peu de réaction intérieure, une répartition inégale de la vitalité, une stase des humeurs, leur accumulation dans la tête surtout, qui seule est garantie de l'impression tumultueuse, et une rigidité spasmodique; au lieu du développement harmonique, du salutaire effet fortifiant et de l'heureuse perméabilité qu'opère le bain tiède et qui sont les effets qu'il s'agit surtout d'obtenir[1]. »

En cette circonstance, l'essentiel, pour les mères, c'est de savoir que les autorités médicales les plus compétentes sur ce sujet sont d'accord pour interdire les bains froids et pour recommander les bains tièdes.

Parmi leurs adversaires, il en est qui, en fait de

---

1. Docteur Hufeland : *Conseils aux mères*, pages 28, 29 et 30.

bains froids, proscrivent les bains de baignoire et
n'admettent que les bains de rivière, c'est-à-dire ceux
où l'exercice violent de la natation compense largement l'abaissement de la température de l'eau. Mais
la question envisagée sous ce jour est complètement
hors de propos ici.

Le docteur Buchan et l'auteur anonyme de *l'Enfant* conseillent le bain froid de baignoire. Mais « on
ne fait alors que plonger l'enfant dans l'eau; on le
retire immédiatement après »[1].

C'est généralement de cette façon que les partisans
de l'eau froide entendent le bain. Encore jugent-ils
nécessaire d'abaisser graduellement et avec beaucoup
de précaution la température du bain, pour ne pas
provoquer, disent-ils, des accidents graves.

Cette recommandation est de nature à faire reculer
toute mère prudente devant l'emploi de ce fortifiant,
fort contestable d'ailleurs.

On doit, en terminant, noter cet aveu précieux et
concluant, émis par le premier de ces auteurs et
reproduit par le second : « Il est très certain qu'un
enfant élevé à notre mode et baigné tout à coup dans
l'eau froide serait exposé à périr dans les convulsions[2]. »

Ce point de controverse écarté, il en reste un autre

1. Buchan : *Médecine domestique.*
2. Buchan : *Médecine domestique.* Anonyme : *l'Enfant*, page 63.

plus difficile à élucider. En recommandant les bains tièdes, les docteurs ne sont pas d'accord sur le nombre de degrés centigrades qui constitue une température tempérée pour les bains.

De plus, les uns indiquent une température d'été et une température d'hiver, tandis que les autres n'admettent, avec un certain bon sens, qu'une température uniforme pour toutes les saisons. En réalité, les bains se prenant dans une pièce chauffée — parfois même très fortement — la température du dehors n'est pas un point dont, sagement, on ait à tenir compte.

Il est étonnant que des hommes éminents aient tranché la question dans un autre sens. Plus la température de l'air différera de la température de l'eau, plus la sortie du bain sera dangereuse, plus la transition de l'eau chaude à l'air froid du dehors sera pénible à supporter.

Parmi les premiers, le docteur Allix marque vingt-huit à trente degrés centigrades pour l'été ; trente-cinq à trente-six pour l'hiver. Le docteur Bouchut vingt-sept en été et trente en hiver.

Entre les seconds, Hufeland indique vingt-quatre à vingt-cinq, le docteur Gyoux vingt à vingt-cinq — on doit entendre ici des degrés Réaumur, lesquels comportent, comme chacun sait, une température plus élevée. — Le docteur Seraine et le docteur Donné prescrivent, celui-ci vingt-cinq à trente degrés; celui-là vingt-sept à trente. En notant deux chiffres sans plus de commentaires, ces trois docteurs donnent clairement à entendre que cette latitude est laissée en raison de la différence des tempéraments, et non pas de la diversité des saisons, auquel cas ils eussent spécifié, comme leurs confrères, qu'il s'agissait de l'hiver ou de l'été.

Il est surprenant que chacun de ces docteurs ne s'en tienne pas à un chiffre précis, quitte à autoriser ses clients à le dépasser ou à l'abaisser selon leur convenance.

Cette façon de s'exprimer laisse la mère dans l'embarras, étant donné surtout cet écart énorme de cinq degrés.

Les thermomètres mêmes ne sont pas d'accord : les uns marquent les bains à vingt-huit degrés, d'autres à trente-trois. Le premier chiffre est celui que beaucoup de docteurs prescrivent à leur clientèle.

Divers auteurs ne précisent rien à cet égard dans leurs ouvrages et se renferment dans un silence absolu, les autres se bornent à l'indication vague de « température de la chambre » ou de « bain tiède. »

Seul, le docteur Gérard motive son abstention en disant :

« C'est le tempérament et non pas le thermomètre qui doit décider de la température du bain[1]. Tel bain tiède pour l'un est froid pour l'autre. Toute sensation de malaise indique une température nuisible. »

Cette indication, suffisante pour l'adulte et même pour l'adolescent, ne l'est pas pour l'enfant, incapable d'exprimer ou d'analyser ses sensations. Seulement la mère observatrice peut tirer des symptômes qu'elle saisit des notions utiles pour modifier la température choisie.

Le docteur Allix recommande de constater la chaleur de l'eau au moyen du thermomètre, alléguant cette raison très juste « qu'on juge d'une manière fort inexacte avec la main : lorsque la main est chaude, on trouve le bain froid, et lorsqu'elle est froide, on le trouve chaud ».

Le docteur Donné ajoute une autre recommandation tout aussi utile : c'est de laisser le thermomètre dans l'eau pendant quelques instants avant que de l'en tirer pour vérifier le nombre de degrés. « Il arrive souvent que les bains sont trois ou quatre degrés plus chauds qu'on ne pense, le thermomètre n'ayant pas eu le temps de monter jusqu'au degré de la chaleur de l'eau[2]. »

1. Docteur J. Gérard : *Conseils d'hygiène et d'alimentation*, page 242.
2. Mme Millet-Robinet et le docteur Allix : *Le Livre des jeunes mères*.

Une autre prescription utile, que ces docteurs omettent pourtant, c'est de garder le thermomètre dans l'eau pendant toute la durée du bain et de s'assurer qu'il ne baisse point. Le refroidissement de l'eau est parfois la cause du malaise que l'on ressent au sortir du bain. Il y a plus : il prédispose à un refroidissement qui peut devenir grave.

On devra donc réchauffer l'eau pour la retenir au degré nécessaire. Il ne s'agit pour cela que de préparer une quantité suffisante d'eau bouillante.

On a soin de verser peu à peu, en remuant l'eau de l'autre main pour opérer le mélange, et en évitant d'en répandre sur les membres, lors même qu'une épaisse couche d'eau semblerait les protéger. Le jet descend, tout brûlant, plus ou moins profondément, selon sa force et la résistance qu'il rencontre. On n'est donc jamais bien sûr qu'il ne percera pas le volume d'eau tiède pour atteindre la peau.

On trouve dans l'ouvrage du docteur Hufeland une recommandation qu'il est bon de citer. Après avoir dit de se servir de lait chaud ou d'eau bouillante pour donner au bain la température voulue, le docteur ajoute : « Mais j'insiste pour qu'on ne fasse pas bouillir toute l'eau ; ce serait lui trop enlever des principes gazeux qui en font pour ainsi dire l'esprit[2]. »

1. A. Donné : *Conseils aux mères,* page 242.
2. Docteur Hufeland : *Conseils aux mères,* pages 30 et 31.

V

NATURE DU BAIN

On est maintenant dans l'usage d'ajouter à l'eau du carbonate de soude, pour combattre l'action débilitante du bain et pour obtenir un nettoyage plus prompt et plus complet. Chacun en détermine à son gré la quantité. C'est généralement ou cinq cents ou deux cent cinquante grammes pour un bain d'adulte. Ce sel est inoffensif; une dose trop forte occasionnerait tout au plus un léger picotement à la peau.

On calcule d'après ces données la quantité nécessitée par les dimensions du récipient que l'on emploie pour l'enfant.

Il en est de même pour le sel de cuisine, dont l'emploi est à peu près analogue. Dans les villes où les salaisons abondent, on vend pour cela le sel provenant des tonneaux de poisson salé. On attribue à ce sel les vertus spéciales de l'eau de mer et de l'air marin.

En réalité, en dehors de l'odeur de poisson qu'il exhale, il n'a, avec le gros sel ordinaire, que la différence de provenir sûrement de la mer; encore faudrait-il peut-être contrôler scientifiquement sa provenance d'origine, pour être bien certain qu'il n'est point simplement du sel gemme.

C'est avec cet ingrédient que, dans certains établissements, on fabrique les bains de mer à domicile.

Le docteur Brochard dit que « l'on peut rendre
les bains fortifiants en y ajoutant du sel, du savon
ou une décoction de plantes aromatiques. »[1]

Mme Millet-Robinet et le docteur Allix préconisent
les bains de son ; mais le docteur Brochard interdit
de donner aux enfants des bains de son ou de géla-
tine : « En agissant ainsi on les affaiblit et l'on
augmente chez eux la tendance au lymphatisme, déjà
si grande chez les enfants des grandes villes. On rend
en outre la peau de ces enfants trop sensible à
l'action de l'urine.

« J'ai vu des nouveau-nés, que l'on baignait ainsi
tous les jours, avoir la peau des parties et des fesses
complètement écorchée[2]. »

Les docteurs Bouchut et Gyoux, d'accord avec
leur savant confrère, prescrivent les bains d'eau
simple. Ils « ne contiendront d'autre substance, ajoute
le second, que si le médecin l'ordonne[3] ».

En raison des facultés absorbantes de la peau, il
n'est pas toujours indifférent de baigner l'enfant dans
des eaux mélangées de liquides, de sel ou de sucs réputés fortifiants. En tout cas, il vaut mieux les réserver

1. Docteur Brochard : *Guide pratique de la jeune mère*, page 123.
2. Docteur Brochard : *Guide pratique de la jeune mère*, page 122.
3. Docteur Gyoux : *Éducation de l'enfant*, page 218.

pour les incommodités et les maladies qui les rendent nécessaires. On y gagne tout au moins cet avantage que le remède n'étant pas défloré garde toute son énergie d'action pour le moment critique.

Dans les pays à bière, on fait prendre aux enfants des bains de drêche pour les fortifier. La drêche sert au sortir de la cuve, sitôt que sa chaleur devient supportable.

On en met une couche au fond de la baignoire, on y assied l'enfant, puis on le recouvre de drêche aussi haut que possible ; parfois la tête seule reste en dehors. L'enfant demeure ainsi tant que la drêche conserve une chaleur suffisante.

Au sortir de ce bain, on le frictionne avec une serviette, pour enlever les pellicules d'orge qui collent sur sa peau. Au besoin, une éponge humectée d'eau détachera le reste.

Sur les côtes de Bretagne, on cherche l'équivalent de ce bain dans les bains de sable marin que le soleil a échauffé à un degré relativement élevé.

L'un et l'autre genres de bains sont aussi difficiles à administrer à l'enfant. Sa peau s'y trouve désagréablement picotée, tant par l'alcool ou les sels marins que par le contact acéré des minuscules cailloux ou des pellicules mal émoussées.

Les bains de son et d'aromates se préparent en faisant bouillir les ingrédients dans une petite quantité d'eau. On verse le liquide dans le bain au travers d'un tamis ou d'un torchon. Beaucoup de personnes se contentent de verser pêle-mêle le contenu du chaudron dans la baignoire. C'est moins par paresse que pour ne pas perdre les parties liquides qui restent dans les parties solides, lesquelles se détrempent ainsi dans la grande eau.

D'autres déposent au fond de la baignoire le son renfermé dans un linge clair ou une mousseline, ou les plantes nouées en paquets, et jettent l'eau bouillante dessus. Après un moment d'infusion, la baignoire étant recouverte d'un drap, on allonge l'eau.

Les quantités sont prescrites par le médecin qui ordonne le bain. Au besoin l'herboriste qui vend les ingrédients indique la proportion. Elle varie parfois selon l'affection que l'on traite.

Les sels, le savon, l'amidon sont mis dans la baignoire; on répand l'eau dessus peu à peu, en prenant soin d'agiter, avec la main ou avec un bâton pour accélérer la fonte des ingrédients et pour obtenir un mélange parfait.

On préfère souvent opérer dans très peu d'eau et remplir quand tout est bien amalgamé.

VI

FRÉQUENCE DES BAINS

C'est très injustement qu'on impute au docteur Hufeland la prescription de baigner l'enfant chaque jour. Il dit, au contraire, de ne lui faire prendre qu'un ou deux bains par semaine[1]. Le docteur Allix est presque le seul qui demande que l'enfant soit baigné tous les matins; encore ajoute-il « ou tout au moins deux ou trois fois par semaine. »[2]

Le docteur Donné, en constatant que telle est, d'après la mode importée d'Angleterre, l'habitude de beaucoup de maisons, dit qu'il « ne la blâme pas absolument. Toutefois il est hors de doute que cette habitude ne convient pas à de certaines natures; quelques enfants sont fatigués et amollis par l'emploi de ces bains quotidiens, et ils se trouveraient beaucoup mieux de n'en prendre qu'un par semaine[3]. »

Le docteur Seraine juge aussi qu'un bain par semaine est tout ce qu'il faut. Le docteur Bouchut, plus catégorique, déclare qu'on « doit regarder l'admi-

1. Docteur Hufeland : *Conseils aux mères*, page 19.
2. Mme Millet-Robinet et le docteur Allix : *Le Livre des jeunes mères*, page 188.
3. A Donné : *Conseils aux mères*, page 241.

nistration d'un bain quotidien comme superflue. Je considère même ce bain comme nuisible, car il fatigue et affaiblit les enfants plutôt que de les fortifier. Un bain d'eau simple, pendant dix minutes, répété tous les deux jours et même une ou deux fois par semaine peut suffire pour habituer les enfants à un moyen qui peut devenir indispensable en cas de maladie de peau et de phlegmasie abdominale[1]. »

Dans la pratique courante, nombre de médecins vont plus loin. Ils interdisent absolument le bain pendant la saison froide, hors le cas de nécessité absolue, et le premier bain du nouveau-né rentre dans ce cas.

Ils prétextent que les lotions peuvent tenir l'enfant dans un état de propreté satisfaisant, et que le bain complet lui fait courir des risques mal compensés par ses avantages.

VII

DURÉE DU BAIN

La durée prescrite pour le bain varie selon chaque auteur. Ceux qui admettent le bain quotidien en fixent la durée à deux ou trois minutes. Ce n'est à vrai dire qu'un simple lavage, aussi bref que possible.

1. E. Bouchut : *Hygiène de la première enfance.*

Pour le bain moins fréquent, on indique, pendant la première année, de cinq à quinze minutes.

Les uns, comme le docteur Gyoux, proposent de cinq à dix minutes. D'autres, comme le docteur Bouchut, prescrivent absolument dix minutes.

On ne trouve pas d'indications pour les bains de la seconde année. D'ordinaire les médecins ordonnent d'y laisser l'enfant un quart d'heure ou une demi-heure, le laps de temps variant selon l'opinion du médecin consulté et non pas selon l'âge de l'enfant.

Les auteurs qui admettent les bains froids sont d'accord pour qu'on se borne à y plonger l'enfant, qu'on essuie aussitôt.

VIII

MOMENT DU BAIN

A part le docteur Hufeland, Mme Millet-Robinet et le docteur Allix, personne ne parle du point le plus important, c'est-à-dire de l'intervalle qu'il convient de mettre entre le dernier repas et le bain.

Les deux derniers prescrivent de laisser écouler une heure après la tétée, et « une heure et demie à deux heures après un repas plus solide »[1].

1. Mme Millet-Robinet et le docteur Allix : *Le Livre des jeunes mères*, page 89.

Si l'enfant a pris autre chose que du lait, il est plus prudent d'attendre deux heures accomplies. Les aliments qu'il reçoit alors étant des féculents, des œufs, du jus de viande ou de bouillon, son alimentation rentre à peu près dans le cadre de l'alimentation de l'adulte. Or, pour celui-ci, les médecins sont dans l'usage d'ordonner un intervalle de trois heures.

Ce n'est donc qu'à la rigueur et seulement parce qu'il n'a été fait usage que des aliments les plus légers, que deux heures de digestion suffisent pour l'enfant dans sa première année. Sitôt que sa nutrition se rapproche davantage de la nourriture ordinaire, le même espace de temps devient nécessaire.

Le docteur Hufeland dit de donner le bain avant le repas ou trois heures après. Peut-être serait-il plus sage de s'en tenir à ce précepte.

Presque tous les auteurs se sont au contraire préoccupés du moment de la journée où l'on doit baigner l'enfant.

Le docteur Donné, tout en constatant sans commentaires que la coutume est de lui faire prendre le bain le matin, conseille de le baigner le soir, si le bain semble le fatiguer. Il ajoute que ces bains sont excellents pour calmer les enfants, quand ils sont agités, et pour leur procurer un bon sommeil.

Néanmoins, c'est seulement pendant la mauvaise saison qu'il désapprouve le bain du matin, par crainte du refroidissement qui en pourrait résulter si on sortait l'enfant par le froid et le brouillard.

Hufeland défend aussi d' « exposer sur-le-champ l'enfant à l'air quand la saison est rigoureuse »[1]. Seul le docteur Brochard demande qu'on lui fasse faire un peu d'exercice en plein air, « si le temps le permet ». Comme cette dernière phrase n'est accompagnée d'aucune restriction relative aux bains, il est permis d'en induire qu'à son avis, cette question n'influence en rien sur les sorties de l'enfant.

La plupart recommandent, comme une pratique salutaire, de le coucher aussitôt après son bain. Le docteur Brochard au, contraire, le défend énergiquement, pour la raison « que cela provoque la transpiration. Lorsque le bain est employé comme moyen hygiénique, il a pour but de fortifier et non d'affaiblir[2]. »

Pourtant, à moins qu'on ne donne un bain très chaud et qu'on ne prenne des précautions pour ne pas laisser évaporer la chaleur artificielle qu'on a ainsi communiquée à l'enfant, on ne voit pas qu'il transpire davantage au berceau après un bain.

Au contraire, on a peine à l'empêcher de prendre froid. On est obligé d'avoir recours aux frictions pour combattre le frisson qui le saisit. A ce point de vue,

---

1. Docteur Hufeland : *Conseils aux mères*, page 32.
2. Docteur Brochard : *Guide pratique de la jeune mère*. page 123.

la chaleur du berceau devient un auxiliaire précieux. Il semble donc, à envisager la chose sans parti pris, qu'elle soit plutôt à rechercher qu'à redouter après le bain.

D'ailleurs, en prescrivant les frictions, le docteur Brochard reconnaît implicitement qu'après le bain, il faut réagir contre le froid et non contre l'excès de la chaleur.

Si l'on en juge par ce qu'on éprouve soi-même, c'est une sensation de fraîcheur et de délassement plutôt qu'une chaleur factice qu'on apporte au lit en pareille occurrence.

Au surplus, la mère étant prévenue, elle n'a plus qu'à observer ce qui advient, pour régler sa conduite en conséquence.

On préfère généralement baigner l'enfant avant son repas. Il est presque indispensable d'agir ainsi envers le petit enfant; ses tétées sont si nombreuses qu'on ne peut attendre l'intervalle réglementaire sans se rapprocher du repas suivant.

IX

SORTIE DU BAIN

La sortie du bain est toujours un moment critique. Si doux que soit le temps, si chaude que soit la chambre, on éprouve une indéfinissable sensation de malaise, que le linge sec et les frictions peuvent seuls dissiper.

L'enfant, que sa délicatesse rend encore plus sensible au froid, exige des soins tout particuliers.

Il est nécessaire qu'une bonne chaleur soit maintenue dans la pièce et que les portes et les fenêtres soient refermées, même pendant l'été, au moment où l'enfant est retiré de la baignoire.

On l'enlève de l'eau vivement et on le reçoit à la hâte dans du linge chaud et bien sec.

Ceux des médecins qui recommandent les frictions disent de les pratiquer d'abord avec un linge, puis avec la main, l'enfant étant au préalable bien essuyé.

D'autres, sans entrer dans de plus amples détails, disent seulement de l'essuyer. Dans ce cas, on garde l'enfant quelques minutes sur soi bien enveloppé dans un linge sec, et, en hiver, dans une couverture de laine, pour qu'il s'y sèche et s'y réchauffe. Puis on le vêtit sans perdre de temps.

Les mères prudentes préfèrent généralement cette dernière manière d'agir. Quand les frictions ne sont pas faites par une main exercée, l'enfant risque de prendre froid. De plus, si rapides qu'elles soient, les frictions ne suffisent pas toujours pour garantir à la fois toutes les parties du corps qui se trouvent en contact avec l'air.

C'est pour éviter cet inconvénient de la nudité que certaines personnes frictionnent tant bien que mal l'enfant par-dessus la serviette qui l'enveloppe.

On emploie des serviettes de toile souple, ou des serviettes spongieuses de coton fabriquées pour les bains. Cependant il est préférable de consacrer à cet usage de vieilles nappes damassées hors de service.

Si grandes qu'elles soient, les serviettes ne le sont pas assez pour envelopper amplement l'enfant. On l'essuie mal et plus lentement et, quoi que l'on fasse, il se découvre.

Mme Millet-Robinet conseille de prendre une nappe ouvrée, grosse et vieille. Elle dit que son épaisseur et son moelleux la rendent très propre à conserver la chaleur et à enlever l'humidité.

Pour éviter de se mouiller au contact de l'enfant, on peut mettre sur soi le tablier imperméable recouvert d'un lange ou d'une couverture de laine. Celle-ci seule est même suffisante.

CHAPITRE IV

Habitudes de propreté.

I

ÉPOQUE APPROXIMATIVE

Si l'on consulte les médecins, ils répondent que c'est seulement vers l'âge de deux ans et demi qu'on peut obtenir de l'enfant des habitudes de propreté qui ne seront enfreintes qu'accidentellement.

La même question posée à des nourrices ou à des mères expérimentées recevra une réponse analogue.

C'est donc avec un certain étonnement qu'on lit dans *Le Livre des jeunes mères* : « Nous pouvons faire espérer que, si l'on apporte tout le soin nécessaire à donner à un enfant l'habitude de la propreté, même avant l'âge de trois mois il ne se salira que par accident ; on évitera de la sorte une grande consommation de linge et beaucoup d'embarras [1]. »

En réalité, il est très sage de tenter de rendre l'enfant propre dès son plus bas âge. On y gagne

1. Mme Millet-Robinet et le docteur Allix : *Le Livre des jeunes mères*, page 191.

tout au moins d'éviter, à force de vigilance, de nombreux accidents.

On trouve pourtant de très jeunes enfants qui avertissent, par des cris, du moment où il faut les prendre, soit qu'ils ressentent alors quelque peu de malaise, soit, chose plus douteuse, qu'ils aient déjà conscience qu'ils s'épargnent le désagréable contact de langes mouillés.

Ce qui donnerait à croire que la première hypothèse est la vraie, c'est que l'enfant alors est presque toujours un enfant constipé.

Si donc la personne qui le soigne fait preuve d'une incessante surveillance, il résultera de cette coïncidence un semblant de propreté, même chez un enfant de moins de trois mois. Mais presque toujours les choses changeront à l'époque de la dentition, soit que les circonstances ne se trouvent plus les mêmes, soit que le fait provienne de « l'excitation que la pousse des dents détermine vers l'appareil urinaire » ainsi que le constate le docteur Donné.

II

EMPÊCHEMENTS NATURELS

La propreté pendant le jour est de beaucoup plus précoce que la propreté pendant la nuit. La difficulté

de prévenir, la paresse de quitter, l'hiver surtout,
un berceau bien chaud, l'inconscience où le sommeil
le plonge sont pour l'enfant les causes sinon l'excuse
de ses méfaits nocturnes.

Cependant si cet état de choses se prolongeait, quoi
que l'on eût fait, au delà de sa troisième année — de sa
deuxième, dit le docteur Bouchut — il faudrait consulter le médecin. Ce serait alors l'incontinence
d'urine, une maladie de la seconde enfance, que
Fonssagrives étudie longuement dans son ouvrage
sur les enfants [1].

Le docteur Bouchut, sans entrer dans de grands
détails, conseille de faire prendre à l'enfant, le soir
en le couchant, une ou deux cuillerées d'une potion
calmante :

Le plus sage est encore de recourir en pareil cas
au médecin. Mais il est essentiel de ne pas perdre de
vue que la malpropreté de l'enfant, pendant ses deux
premières années au moins, est un fait naturel contre
lequel il serait dangereux de chercher un remède.

Quoique celui-ci soit inoffensif, mieux vaut pourtant
s'adresser à son médecin et le faire juge du cas.

L'enfant peut n'être pas responsable de ses actes,
tout en n'étant pas nécessairement malade. Il y a plus

1. Fonssagrives : *Rôle des mères dans les maladies des enfants.*
2. Docteur Bouchut : *Hygiène de la première enfance.* page 406.

d'un siècle, le chirurgien J.-L. Petit divisait les enfants malpropres en trois catégories : les paresseux, les rêveurs et les dormeurs. Fonssagrives, en analysant cette théorie, dit :

« Les premiers eussent été justiciables du fouet, à l'époque où cette inutile rigueur était d'usage.

« Les seconds sont des enfants vifs, à l'imagination active; leur cerveau, percevant le besoin d'uriner, y répond par des combinaisons intellectuelles imparfaites, et ils rêvent qu'ils se trouvent dans des conditions où, pendant la veille, ils satisfont à ce besoin ».

Les troisièmes sont des enfants « dont le sommeil est tellement lourd, qu'ils ne perçoivent pas le besoin d'uriner, et ils y satisfont passivement, sans en avoir la conscience. Quand on lève ces enfants pour modifier leurs habitudes, ils se laissent soulever comme des masses inertes, et on passe parfois plusieurs minutes à les exciter sans qu'ils s'éveillent[1]. »

La dentition apporte aussi des éléments de trouble. L'enfant qui était propre, cesse parfois de l'être.

Les médecins notent encore quelques autres causes : ainsi « un mauvais état général de la santé, une débilité accidentelle produite par la fatigue de corps et d'esprit, la convalescence, l'imminence d'une maladie

1. Fonssagrives : *Rôle des mères dans les maladies des enfants.*

plus ou moins grave[1]. » Quelques médecins ajoutent une dernière cause : les vers intestinaux, mais le fait est nié par nombre de leurs confrères.

Le professeur Fonssagrives désapprouve que la mère administre elle-même quelque médicament que ce soit. Il ne lui laisse que l'application de précautions hygiéniques, telles que les bains aromatiques, alcoolisés dans la proportion d'un verre d'eau-de-vie par bain, les bains de mer, et, pour les enfants qui supportent cette médication, les ablutions froides et les bains froids. Pour combattre le sommeil de plomb qu'il signale, c'est le café noir à la dose de quelques cuillerées avant le coucher; il invite la mère à bien distinguer « l'incontinence réelle de l'incontinence simulée », n'hésitant pas à prescrire, dans ce dernier cas, les mesures disciplinaires.

Il recommande — comme d'ailleurs tous ses confrères — de s'attacher « à régler, autant que faire se peut, cette fonction par l'habitude de lever l'enfant à heures fixes, et à l'accoutumer à garder, pendant le jour, les urines aussi longtemps qu'il pourra le faire[2]. »

Le régime aussi, selon lui, doit être modifié. Les aliments substantiels remplacent les aliments aqueux et

1. A. Donné, Fonssagrives, etc.
2. Fonssagrives : *Rôle des mères dans les maladies des enfants.*

légers. Les boissons seront limitées au strict nécessaire, surtout au repas du soir. De même les potages seront écartés autant que possible de l'alimentation, — toutes mesures également impraticables dans la première enfance.

III

PRÉCAUTIONS USITÉES

Dès que l'enfant comprend ce qu'on lui dit, il est possible de le plier à l'habitude d'une propreté relative. Les reproches, les corrections sont des appels incessants à sa raison naissante. Mais, chez lui, c'est surtout l'éducation de l'instinct qu'il faut faire à ce sujet.

Les auteurs du *Livre des jeunes mères* font à ce propos une excursion utile dans le domaine naturaliste. Ils donnent sur la matière les instructions les plus complètes.

« A l'âge d'un mois à six semaines environ, lorsque l'enfant vient de téter ou lorsqu'il y a longtemps qu'il ne s'est sali, on ouvre le bas du lange (ce qui est très facile et très prompt, puisque rien ne le retient) et on prend l'enfant par les cuisses, qu'on écarte légèrement ; on le tient ainsi au-dessus d'un vase, devant le feu si l'on est en hiver, et on fait avec la bouche, d'une manière un peu continue et très doucement, le petit bruit que toutes les mères connaissent *psi, psi...* D'abord, l'enfant ne saura ce qu'on lui demande; mais la chaleur du feu l'engagera à satisfaire ses besoins beaucoup plus vite qu'on ne saurait le croire.

Il apprendra bientôt que le petit bruit qu'il entend est pour l'engager à cela, et il attendra ce moment. L'été, on se servira d'un petit vase de nuit long qu'on placera entre ses jambes : le froid du bord du vase suffit pour avertir l'enfant.

« A la promenade, l'impression de l'air produira le même effet, et il sera très facile d'habituer l'enfant à satisfaire ses besoins. [1] »

A ce propos il est bon d'ajouter que l'un de nos docteurs les plus justement estimés blâme énergiquement cette coutume de découvrir l'enfant et de l'exposer l'hiver surtout, au contact de l'air. Il en résulte des refroidissements, des dyssenteries souvent mortelles.

« Enfin aussitôt que les enfants sont assez grands pour être posés sur un vase rond, il faut le faire. On s'assied, on place le vase sur ses genoux, on met l'enfant dessus en le soutenant par derrière avec le

---

1. Mme Millet-Robinet et le docteur Allix : *Le · Livre des jeunes mères,* p. 190 et 191.

bras et l'épaule, il est fort à son aise dans cette position[1]. »

A son tour, le docteur Seraine dit : « Il faut les habituer aussitôt que possible à satisfaire ces besoins sur le bassin. Dans l'enfance, les habitudes se contractent avec une extrême facilité : il suffit pour cela d'accoutumer l'enfant de très bonne heure à aller à la garde-robe à des heures réglées, en le présentant au bassin deux ou trois fois par jour. [2] »

Malheureusement pour les mères et les nourrices, c'est bien en vain qu'elles présenteront l'enfant au bassin à des heures réglées. La nature, sur ce point, ne se laisse pas violenter. S'il est possible à l'enfant de se retenir, encore faut-il pour cela un effort de volonté qu'on ne peut espérer d'un être inconscient.

Ces habitudes qui, au dire du docteur Seraine, se contractent avec une extrême facilité, exigeront de longs mois — voire deux ou trois années — de persévérents efforts avant que de s'enraciner.

Cette réglementation des heures, que les docteurs s'accordent à recommander, est en réalité une théorie impraticable. La nourrice la plus simple d'esprit le démontrerait au besoin.

A ce point de vue, ce qu'il importerait de régler,

---

1 Mme Millet-Robinet et le docteur Allix : *Le Livre des jeunes mères*, pages 190 et 191.

2. Docteur Serain : *De la santé des petits enfants*, page 69.

ce serait plutôt les heures des repas. Encore, même en observant bien quel est le laps de temps nécessité par le tempérament de l'enfant, par la quantité et la nature des aliments absorbés, on aurait à compter, en surplus, avec l'activité plus ou moins variable, sans cause appréciable, de l'appareil digestif.

En somme, ces instructions sont bonnes à suivre, à cela près, que la mère doit se réglementer sur ces fonctions et non point se flatter de les réglementer.

Sitôt que l'enfant aura connaissance et bonne volonté, il deviendra pour la mère un auxiliaire précieux. Seulement, on devra se borner à obtenir de lui qu'il prévienne en temps utile. Si l'éminent professeur Fonssagrives prescrit de « l'accoutumer à garder pendant le jour les urines aussi longtemps qu'il pourra le faire »[1], les médecins ordinaires jugent cet effort nuisible et parfois dangereux.

1. Fonssagrives : *Rôle des mères dans les maladies des enfants.*

QUATRIÈME PARTIE

L'EXERCICE

CHAPITRE PREMIER

Sorties.

I

NÉCESSITÉ DES SORTIES

La nécessité de faire prendre l'air chaque jour à l'enfant est tellement bien reconnue maintenant, ce précepte est si généralement suivi, que c'est seulement pour mémoire qu'il convient de reproduire le célèbre passage du docteur Hufeland.

Mais, avant tout, il faut rendre à l'éminent docteur cette justice de reconnaître que c'est à ses efforts, secondés d'ailleurs par nos plus habiles spécialistes, que cette utile réforme doit d'être entrée dans nos mœurs.

« En général, lorsqu'il s'agit de prendre l'air, on ne pense qu'au plaisir de la promenade, et comme l'enfant d'un an ne connaît pas ce plaisir, qu'en outre, il arrive souvent au temps de ne point être beau, on commet l'impardonnable faute de laisser ce petit être des semaines entières renfermé dans la chambre. Mais dès que nous envisageons la jouissance de l'air ainsi qu'elle doit l'être réellement, comme une nourriture essentielle, comme un moyen de ranimer les forces les plus subtiles et les plus nobles de l'homme, il suit de là qu'elle n'est pas moins indispensable que le boire et le manger, et qu'il ne s'agit pas tant de la beauté et des agréments du temps que du grand air en lui-même, abstraction faite de toutes les qualités accessoires.

« Ce devrait être une loi sacrée et inviolable que de ne pas laisser passer un seul jour sans procurer à l'enfant cette jouissance qui est pour lui d'un si haut prix.

« L'habitude de le sortir ainsi régulièrement devient en même temps l'un des plus sûrs moyens d'endurcir son corps aux intempéries atmosphériques et d'empêcher qu'elles puissent lui nuire [1]. »

Le docteur Donné va plus loin encore : « Il est si important de faire prendre l'air tous les jours aux enfants, dit-il, de leur donner de l'exercice à la promenade, qu'il faut tout sacrifier à cette règle, même une partie de leur sommeil [2]. »

1. Docteur Hufeland : *Conseils aux mères*, pages 33 et 34.
2. Docteur Donné : *Conseils aux mères*, page 234.

Malgré l'apparente exagération de leurs paroles, les deux docteurs sont demeurés dans la stricte vérité. C'est un fait que l'on peut chaque jour contrôler de visu.

L'enfant du paysan, mal vêtu, mal nourri, abandonné le plus souvent aux mains d'enfants à peine plus âgés que lui, doit au grand air sa robuste santé.

Même dans nos grandes villes, la vie en plein air est bienfaisante pour l'enfant. Qui n'a remarqué, dans les quartiers populeux ou sur les bras des mendiantes, ces enfants aux chairs fermes, aux membres vigoureux, mal couverts de haillons, aux joues vermeilles et rebondies sous leur malpropreté ?

Pourtant ceux-là n'ont rien de ce qui fait l'enfance heureuse et bien portante. Leur chétive layette ne compte que deux langes, leur berceau sordide les défend mal du froid, les nécessités les plus urgentes de la propreté sont un luxe qu'ils ne connaissent guère ; ils ne sucent que le lait appauvri d'une mère, ou pis, d'une nourrice, souffreteuse, souvent battue ou affamée.

Puis, comme chacun d'eux, en naissant, apporte au logis un surcroît de misère, ils n'ont pas toujours cette tendresse paternelle, cet amour maternel dont le petit enfant a si grand besoin. Pour eux, ce qui tient lieu du père et de la mère, c'est un enfant misérable et trop jeune, pour lequel ils sont un pesant fardeau.

De la première heure du jour jusqu'à la nuit, par tous les temps et toutes les saisons, ils vaguent par les rues, l'un traînant l'autre. Le grand air est la seule chose qui compense pour eux tant de misères, et cette chose suffit pour en faire des enfants plus beaux que les enfants des riches.

Lorsque l'enfant est privé de sorties, il perd ses fraîches couleurs; son appétit diminue, son sommeil devient moins paisible et moins profond; sa vivacité se transforme en agitation fébrile.

Une interruption de deux ou trois jours peut causer ces symptômes. Au contraire, aussitôt qu'on le sort de nouveau, tout rentre dans l'ordre, et une nuance rosée perce sous la blancheur blafarde de l'enfant le plus lymphatique.

Un fait singulier à noter, c'est que l'air qui pénètre par les fenêtres, largement ouvertes, de l'appartement le mieux situé, l'air même d'une vaste cour, ou d'un grand jardin, n'a pas pour l'enfant des propriétés équivalentes à celles de la promenade. Les médecins et, en particulier, le docteur Bouchut, ont constaté ce phénomène, sans tenter de l'expliquer.

Cour et jardin offrent des avantages précieux pour élever plus sainement l'enfant. Mais on ne saurait malgré cela se dispenser de le sortir plusieurs heures par jour. C'est pourtant ce que l'on fait le plus fréquemment en province. Le docteur Donné juge qu'en ces conditions, on y tient l'enfant beaucoup trop renfermé.

Pourtant la mère, qui se trouve dans l'impossibilité absolue de se conformer à ce principe d'hygiène, aurait tort de se décourager. On voit des enfants croître et prospérer en des conditions qui confondent la science humaine.

En ceci comme en tout, on ne peut que remplir son devoir et, si l'on est croyant, abandonner le reste à la volonté de Dieu.

Celui-là même qui se montre le plus exigeant et qui voudrait que, dès sa seconde semaine, l'enfant passât la plus grande partie de sa vie en dehors, le docteur Donné exprime cette pensée en d'autres termes.

« Que dirai-je à celles qui n'ont ni la possibilité de donner leur temps à leurs enfants, ni les moyens de payer des domestiques pour les servir ? Nous ne pouvons que leur demander de se rapprocher, autant qu'elles le pourront, des préceptes que nous posons : leur devoir sera accompli ; il faut bien que les enfants suivent en cela, comme en toute chose, la condition de leurs parents, et il en est de cette circonstance comme du vêtement, comme de la nourriture, comme du logement et du reste. Pouvons-nous donner à nos enfants tout le bien-être que nous désirerions leur

voir, et la nécessité qui pèse sur nous ne pèse-t-elle
pas également sur eux [1]? »

Il va de soi que toute indisposition grave oblige à
garder la maison, ou même la chambre. Parmi les
indispositions légères qui nécessitent une réclusion
momentanée, — au moins pendant les froids, — les
médecins classent la dentition, dans les moments où
elle provoque des crises de souffrance aiguë ; le
dérangement de corps, les indigestions, et enfin, le
rhume, lorsqu'il est accompagné de fièvre. Hors de
ce cas, le rhume n'est pas un empêchement à la
sortie. Au contraire, le changement d'air ne peut
qu'améliorer la situation, à la condition toutefois
que l'enfant soit bien couvert contre le froid.

II

AGE DE L'ENFANT

Une particularité singulière à noter en passant,
c'est que les auteurs fixent un délai pour mettre le
nouveau-né au grand air, dans la bonne saison, tandis
qu'aucun d'eux n'en mentionne à propos de la mauvaise saison. Ce fait est d'autant plus extraordinaire
que c'est précisément le point sur lequel la mère a le
plus grand besoin d'être bien renseignée.

1. A. Donné : *Conseils aux mères*, pages 254 et 255.

Les médecins, dans la pratique ordinaire, comblent, il est vrai, cette lacune, en autorisant à sortir l'enfant bien portant, dès l'âge de six semaines ou deux mois, selon que le temps est plus ou moins rigoureux.

Pendant ce qu'on appelle « le beau temps », c'est-à-dire pendant ces jours purs et doux que l'on voit parfois au cœur même de l'hiver, l'enfant peut affronter l'air extérieur dès sa seconde semaine.

De huit à quinze jours après la naissance, selon l'époque de l'année où il a reçu la vie, et surtout selon sa santé et la vigueur de sa constitution, tel est le délai prescrit par la plupart des auteurs spéciaux.

« Plus tard dans la mauvaise saison, un peu plus tard dans la mauvaise saison » : c'est le vague ren seignement qu'ils ajoutent à ce premier avis.

Le docteur Gyoux, lui, non seulement permet, mais il ordonne même de sortir le nouveau-né tous les jours « à partir de la chute du cordon ombilical »[1]. Or c'est généralement le troisième ou le quatrième jour que le cordon se détache.

Il est à remarquer que le docteur ne pose aucune restriction au sujet de la température. Mais on n'en saurait conclure qu'il approuve les sorties l'hiver à un âge aussi précoce. Il fait preuve, dans ce passage, d'une plus forte distraction ; il dit : « En principe, le

1. Ph. Gyoux : *Éducation de l'enfant*, page 194.

nouveau-né devra être sorti tous les jours, à partir de la chûte du cordon ombilical, porté par ses nourrices lorsqu'il ne marche pas encore[1]. »

Pour l'enfant souffreteux ou malade, c'est au médecin ordinaire à décider de l'âge auquel on devra le sortir. On ne peut préciser de date, d'autant qu'en certains cas le grand air est pour lui le meilleur remède.

III

TEMPÉRATURE

L'idéal des médecins serait d'endurcir l'enfant à tel point qu'il pût affronter, impunément pour sa santé, les températures les plus torrides comme les plus glaciales. Ce n'est pas un but philosophique qu'ils poursuivent ainsi : ils ne sont mûs que par le simple désir de soustraire, autant que possible, l'enfant aux influences morbitiques des vicissitudes atmosphériques.

Ce système rallie la grande majorité des médecins. Il a pourtant quelque chose d'absolu qui effraye les mères et porte même souvent les médecins ordinaires à se relâcher de cette rigueur.

Ceux-ci ont, pour s'appuyer, le texte du docteur

1. Ph. Guyoux : *Education de l'enfant*, page 194.

Brochard, lequel dit simplement : « Dès que l'enfant sera habitué à l'impression de l'air, on le fera sortir souvent, à moins que le temps ne soit froid ou humide[1]. »

Leurs adversaires répondent à ceci que le docteur Brochard, dans cette phrase, n'entend parler que du nouveau-né. La suite du passage leur donne raison : « Pendant l'été, il pourra sans inconvénient dormir sur son oreiller ; il n'en sera pas de même en hiver, les nouveau-nés réagissant difficilement contre le froid. »

Cependant, comme le docteur ne revient pas sur cette prescription en parlant des enfants d'un certain âge, il est permis d'en augurer qu'il maintient pour eux cette restriction.

Le docteur Gyoux résume plus nettement la situation. Admettant en principe que le grand air est nécessaire à l'enfant, admettant même qu'il est utile d'aguerrir celui-ci contre les intempéries, il juge prudent de ne point oublier qu'on n'a « affaire qu'à de petits êtres qui ne peuvent manifester leurs sensations et qui les subissent souvent sans aucune démonstration »[2].

Il interdit la promenade par « une température froide et humide ». Il se défie également des vents

---

1. Docteur Brochard : *Guide pratique de la jeune mère*, page 196.
2. Ph. Gyoux : *Éducation de l'enfant*, page 197.

et des tempêtes. « Mais si le vent est seulement froid et que le soleil paraisse, alors nous faisons sortir l'enfant parce qu'il supportera, étant bien couvert, un froid modéré, mitigé par les rayons solaires. Un proverbe italien dit : « Là où n'entre pas le soleil, entre la maladie ». C'est en effet la privation de soleil qui engendre ou fait éclater la scrofule, le rachitisme, etc.[1] »

Autre est l'opinion du docteur Donné : « Le froid, la neige, l'humidité, le brouillard, le vent, la chaleur, l'ardeur du soleil, aucune de ces circonstances atmosphériques, quand elles ne sont pas excessives, ne doit arrêter la promenade quotidienne des enfants, quand ils se portent bien[2]. »

Le docteur Bouchut n'excepte de même que « les jours de pluie abondante, de froid excessif et de tempête ».

Presque tous ceux de leurs confrères qui semblent combattre cette opinion, en arrivent néanmoins à conclure que « le froid rigoureux et l'extrême humidité » constituent seuls des empêchements valables.

Ils posent, il est vrai, certaines conditions restrictives. Ainsi, pour l'enfant accidentellement ou naturellement enclin aux rhumes et aux bronchites, en un mot aux affections pulmonaires, on évitera surtout

---

1. Ph. Guyoux : *Education de l'enfant*, pages 197-198.
2. A. Donné : *Conseils aux mères*, page 259.

les temps humides, les temps simplement froids étant relativement mieux supportés par lui.

Pour l'enfant débile, que l'on réchauffe difficilement, on agira différemment, les temps humides comportant fréquemment une certaine douceur de température.

La seule logique peut ainsi fournir des indications à peu près sûres. Cependant mieux vaudrait soumettre l'enfant à l'inspection du médecin de la maison, pour recevoir, à ce sujet, des instructions particulières et précises.

On aura, il est vrai, à compter alors avec l'opinion personnelle du docteur consulté. Mais le système des sorties quand même est tellement répandu maintenant, qu'il est probable que le médecin les prescrira dans la plus large mesure qui soit compatible avec la santé de l'enfant.

D'autre part, c'est par une gradation insensible que les médecins spécialistes ordonnent d'amener l'enfant à supporter les températures extrêmes.

C'est d'abord aux heures les plus douces de la journée, et seulement l'espace de quelques moments qu'ils font sortir l'enfant. Puis, à mesure qu'il s'acclimate au grand air, on évite de moins en moins les ardeurs des jours brûlants et le froid pénétrant des sombres journées d'hiver, les brusques et nuisibles variations de la température printanière et automnale.

En tout état de choses, l'enfant a besoin d'être bien
vêtu. Il est même utile d'emporter un vêtement supplémentaire, un châle ou quoi que ce soit pour le
couvrir, si le temps fraîchit pendant sa promenade.

Pour l'enfant, la question de température se résout
le plus souvent par une question de vêtements. Porté
dans les bras, ou chaudement blotti dans sa petite
voiture, il n'a que le visage exposé à la rigueur de la
saison. Encore est-il facile de le lui garantir par un
tissu quelconque.

Les tempêtes sont à craindre pour lui à cause des
bourrasques qui le découvrent inopinément, si bien
enveloppé qu'il soit, à cause aussi de l'obstacle que
la violence du vent apporte à sa respiration.

Ces brouillards opaques, qui oppressent l'adulte
même, sont à ce compte bien plus nuisibles pour lui,
étant donnée l'extrême délicatesse de ses organes.

La pluie, si malsaine pour l'enfant obligé de marcher, est inoffensive pour l'enfant porté, tant il est
facile de le mettre à l'abri de la moindre goutte d'eau.
Il n'en peut résulter d'inconvénient que pour l'enfant
faible de poitrine, qui s'enrhume par l'humidité que
la pluie communique à l'air.

On redoute généralement le soleil pour l'enfant. En
réalité, à part l'excès de chaleur que ses rayons
peuvent provoquer, il n'est dangereux que lorsqu'il

porte sur son cerveau. Au contraire, ses membres y gagnent une puissante vitalité.

Un léger chapeau de paille, une ombrelle suffit pour préserver la tête et pour mettre l'enfant à l'abri des congestions et des éruptions, — à moins toutefois que le soleil, à son zénith, n'atteigne à ce degré d'ardeur qui embrase l'atmosphère et la rend intolérable — auquel cas l'enfant ne devrait même pas affronter l'air extérieur.

Il peut recevoir tête nue ces pâles rayons des premiers et des derniers jours de l'année. Ceux-là sont bienfaisants pour lui, à la seule condition qu'il ne subisse pas trop longuement leur atteinte.

L'air, le soleil, la lumière sont d'utiles auxiliaires qui, judicieusement employés, concourent au développement de l'enfant.

Seulement il est toujours nécessaire de préserver ses yeux de l'éclat de la lumière solaire. Il ne devra jamais être couché la face tournée vers le soleil ou exposé à recevoir ses rayons dans les yeux.

La même recommandation est applicable aux lueurs fulgurantes des éclairs, aussi bien qu'à toute clarté un peu vive.

IV

HEURES DES SORTIES

Le docteur Brochard dit seulement de sortir les enfants pendant le plus beau moment de la journée.

Le docteur Gyoux recommande de ne les promener ni le matin, ni le soir lorsqu'il se fait tard. Ces vagues indications auraient besoin d'être commentées. L'auteur l'a si bien senti, qu'il ajoute plus bas : « Sortez les enfants pendant l'après-midi, en ayant soin de les couvrir lorsque le temps est froid ; sortez-les avant midi lorsque règnent les fortes chaleurs[1]. »

Au reste, il est possible de saisir, malgré tout, la pensée du docteur, puisqu'il motive son interdiction par la fraîcheur et l'humidité dont l'atmosphère s'imprègne aux heures proscrites.

Si l'on ajoute à ces deux causes la chaleur excessive du milieu de la journée, on pourra régler, selon la saison et le climat, les heures propices à la promenade.

Le docteur Donné ne semble tenir compte d'aucune de ces considérations. Il conseille, pendant la belle saison, une ou deux heures avant midi ; puis de midi

---

1. Ph. Gyoux : *Éducation de l'enfant*, page 196.

ou une heure à cinq ou six heures; enfin de six ou sept heures à huit heures et plus. Or, ce laps de temps comprend les heures brûlantes de la journée et celles du serein, cette vapeur froide et maligne du soir; seulement il réduit la promenade pour le printemps et l'automne, à six heures : de midi à six heures; pour l'hiver, à quatre heures : de midi à quatre heures.

Comme on le voit, ces espaces de temps embrassent les heures interdites par le docteur Gyoux. Seule, la promenade d'hiver, de midi à quatre heures, rentre dans les conditions d'une bonne hygiène.

V

DURÉE DES SORTIES

La durée des sorties se règle d'après l'âge et aussi d'après l'état de santé de l'enfant, quoique les auteurs ne mentionnent pas cette dernière circonstance.

Le nouveau-né, ni l'enfant convalescent, à leur première sortie, ne doivent rester dehors qu'un quart d'heure au plus.

S'il n'est pas résulté d'inconvénient de ce premier essai, c'est-à-dire si l'enfant n'a semblé ressentir, soit au retour, soit dans la journée, aucun malaise, aucune fatigue trop grande, on pourra, dès le lendemain, tenter d'allonger d'un second quart d'heure le temps passé au grand air.

Le docteur Hufeland note une circonstance que ses confrères passent sous silence. Il prétend que l'on « ne saurait croire avec quelle promptitude le corps se désaccoutume de l'air, et il suffit de l'y soustraire pendant une huitaine de jours seulement pour être ensuite obligé de recommencer sur nouveaux frais [1] ». Peut-être pousse-t-il le scrupule trop loin; mais c'est chose à vérifier prudemment.

Le froid et le mauvais temps sont aussi des causes qui peuvent réduire à une demi-heure la promenade quotidienne, même pour l'enfant habitué à de longues sorties.

Par un bon temps, et une fois l'enfant acclimaté au grand air, les docteurs Brochard et Gyoux prescrivent une sortie, l'un de plusieurs heures, l'autre de quelques heures, sans plus préciser.

Le second combat le système du docteur Donné, lequel ordonne neuf heures de promenade : deux heures le matin, cinq heures dans le milieu de la journée, et deux heures, au moins, le soir.

Le docteur Gyoux prescrit de demeurer une heure dehors dès la première fois. Il serait peu prudent de se conformer à cet avis. Si beaucoup d'enfants s'en trouvent bien, il en est d'autres qui en seraient incommodés, et l'on ne sait jamais sûrement d'avance dans

---

1. Docteur Hufeland : *Conseils aux mères*, page 24.

laquelle de ces deux catégories rentre l'enfant dont on prend soin.

D'ailleurs une si longue promenade cadre mal avec les précautions recommandées par les autres docteurs — et même par celui-ci — pour accoutumer l'enfant à l'impression de l'air.

Tout en constatant que les bonnes, nourrices et gouvernantes se montrent généralement récalcitrantes, ou tout au moins négligentes sur ce point, le docteur Donné n'entend réduire, dans la mauvaise saison, la promenade que de quatre heures : deux heures le matin, deux heures le soir, et l'hiver de cinq heures.

Le docteur Hufeland, moins exigeant que lui, se borne à demander qu'on sorte alors l'enfant « une petite demi-heure ».

C'est un peu l'avis des autres médecins. Cependant, à Paris, les enfants riches, ceux-là mêmes qui sont sous la direction des docteurs les plus éminents, sont promenés par leur nourrice cinq heures durant, quand le temps est « sortable », c'est-à-dire quand la chaleur, la pluie, le vent ou la gelée n'atteignent pas des proportions extraordinaires.

On voit même des nourrices errer par le jardin des Tuileries, les Champs-Élysées, le parc Monceau, le nourrisson abrité sous un pan de leur manteau, alors que le pénétrant aquilon courbe les arbres les plus vigoureux, ou que les ruisseaux portent une glace qui ne rompt pas sous le pied.

Cette promenade de cinq heures par la neige, la pluie, la gelée, les chaleurs est le sujet des lamentations de toute nourrice qu'on interroge. Généralement, plus la famille est riche, plus cette mesure est rigoureusement appliquée. La voiture ne fait guère que transporter la nourrice et le nourrisson, par les rues, jusqu'à l'endroit de la promenade.

VI

CHOIX DES PROMENADES

La plupart des médecins n'entendent pas compter, comme sorties, les courses de ménage et d'affaires, les visites que la mère, les bonnes et les nourrices font avec l'enfant.

Pour eux, la sortie ou promenade — selon que l'on veut l'appeler — c'est la course sans un autre but que de marcher et de prendre l'air.

Il y a évidemment exagération à blâmer que l'on emporte ainsi l'enfant pour s'acquitter de courses nécessaires; mieux vaut cela que de le laisser à la maison. Le docteur Gérard, plus judicieux que ses confrères, recommande de le prendre avec soi, autant qu'il est possible, mais sans préjudice de ses promenades réglementaires.

Le docteur Hufeland enjoint de promener l'enfant dans « un lieu couvert d'herbe et d'arbres », ajoutant avec raison qu' « il n'y a que l'air de ces localités qui soit balsamique ».

Mais il perd quelque peu de vue l'âge de ses clients lorsqu'il recommande pour eux « une nature parée de fleurs et de plantes, un riant paysage ». Ce sont là des beautés que le nourrisson est hors d'état d'apprécier, et l'enfant plus âgé n'envisage dans un beau jardin que le plaisir de se livrer à ses instincts de destruction.

Pour lui, la cour sablée et ombragée où il pourra sauter et courir librement aura plus de charmes et d'utilité que le brillant parterre dont il lui faudra respecter la fragile parure.

Le docteur Donné et ses confrères prescrivent de fréquenter, dans les grandes villes, les jardins publics. Dans les villes moins vastes, où l'on a la campagne à proximité, ils ordonnent de mener l'enfant hors des murs.

Ici comme là, on aurait tort de suivre trop à la lettre leurs recommandations.

Les squares et les jardins des villes de premier ordre sont souvent remplis d'une population d'enfants, de vieillards, de convalescents qui vicient l'air, à grand peine assaini par quelques arbres poussiéreux. Les avenues ombragées, les boulevards presque déserts des quartiers riches, ces larges et belles rues, tenues avec une propreté si minutieuse et arrosées d'eau pure tout le jour, sont pour l'enfant de plus saines promenades.

Le docteur Hufeland indique la note juste lorsqu'il parle, non pas des rues proprement dites, mais des « rues sales et remplies d'émanations de nos grandes villes ».

On retrouve encore ce fidèle tableau dans plus d'une de nos villes et même en certaines parties du Paris actuel, et l'on peut apprécier si le docteur allemand est resté dans le vrai.

De même, en province, malgré le prestige attaché à ce nom de campagne, il est parfois plus sage de ne conduire l'enfant que sur ces places plantées d'arbres, dans ces jardins publics que les plus petites villes possèdent maintenant.

La population s'y trouve plus clairsemée, les promeneurs quotidiens et les petits enfants n'y sont jamais nombreux.

La campagne est souvent bien différente de l'image que l'on s'en fait. Les fabriques, les industries malsaines sont reléguées hors des murailles; elles empestent l'air autour d'elles, sur un large rayon.

Ensuite il faut tenir compte des conditions géologiques. Ici, ce sont des bois trop touffus, jonchés de feuilles en décomposition; le soleil n'y pénètre que pour attirer, sous forme de vapeurs, l'humidité persistante que la terre renferme; l'air, mal renouvelé, porte en lui des miasmes nuisibles.

Là, ce sont des marais, des terrains détrempés, des mares d'eaux stagnantes et vaseuses, qui infectent l'air, ou tout au moins lui communiquent une humidité permanente et dangereuse. Parfois, l'été même, dès quatre heures du soir, un brouillard laiteux se lève et voile les perspectives les plus rapprochées.

Puis, pour sortir des portes ou des barrières et trouver les champs, il faut toujours traverser des quartiers populeux, des faubourgs, où la malpropreté et les épidémies latentes règnent continuellement, quelques efforts que fassent les cités pour assainir ces foyers d'infection.

Or l'expérience des faits démontre que les quartiers bien tenus, quoique limitrophes de ceux-ci, échappent aux émanations qui s'en exhalent. Au centre d'une ville entourée de cette nuisible ceinture, l'enfant peut donc encore jouir d'un air suffisamment pur.

Avant que de se conformer aux avis des auteurs spéciaux, la mère a donc raison de s'assurer que les jardins et la campagne se trouvent dans les conditions de salubrité nécessaires à la santé de l'enfant. En agissant ainsi, elle se conforme, non pas à la lettre, mais bien à l'esprit des textes cités.

Il serait utile que l'on eût, à proximité de la promenade, un refuge contre les pluies torrentielles et subites de l'été. L'ombre est encore plus indispensable, mais, par contre, plus facile à trouver. Presque partout des arbres offrent l'abri de leur feuillage ; à leur défaut, les rues ont presque à toute heure leurs côtés d'ombre et de soleil, également appréciables, chacun en sa saison.

CHAPITRE II

Moyens de locomotion.

I

PROMENADES A BRAS

Il y a deux façons de porter l'enfant à bras : on le couche ou on l'assied. Si même on voulait pousser l'exactitude jusqu'à l'extrême, on devrait ajouter qu'il y en a une troisième, l'enfant emmailloté étant retenu droit, entre le bras et la poitrine de la femme qui le porte. Mais on ne saurait le garder longtemps dans cette position.

C'est donc couché qu'on le porte communément, tant qu'il est emmailloté. Le bras gauche replié soutient sa tête, et, en s'allongeant parallèlement à la poitrine, il forme comme le cadre d'un vivant berceau, qui suffit pour retenir commodément l'enfant. Le bras droit passe par-dessus la partie inférieure du maillot et se referme pour venir soutenir le corps par-dessous, dans toute sa longueur, autant pour alléger le poids, qui pèserait sur un seul bras, que pour tenir solidement l'enfant, sans que l'on soit obligé de trop le serrer contre la poitrine.

Un maillot bien fait rend l'oreiller superflu. Au

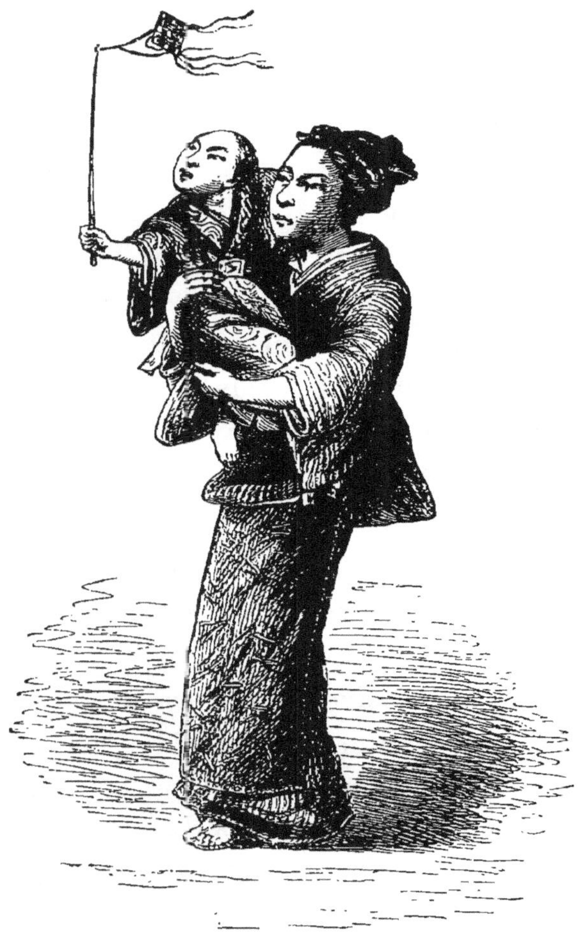

Fig. 82. — Enfant japonais porté à bras.

contraire, il est indispensable, pendant les premières
semaines au moins, si l'enfant est vêtu à l'anglaise.

Néanmoins quelques personnes s'en servent pour le tout petit enfant emmailloté.

L'oreiller peut être alors ou fixé au maillot au moyen de bandelettes, ou simplement posé sur le bras. Mais à voir la gêne que paraissent ressentir les nourrices ainsi surchargées, on ne comprend guère l'utilité qu'elles y trouvent.

Le bras replié tient aussi bien et tout aussi doucement le nouveau-né. De plus, si l'oreiller n'est solidement attaché à lui, on risque de laisser échapper l'un ou l'autre, sinon tous les deux.

Mme Millet-Robinet conseille de prendre sur le bras l'oreiller du berceau ; elle prétend que, s'il fait froid, le petit oreiller garantira le nouveau-né du froid ; que, s'il fait chaud, il le préservera de la chaleur du bras et du corps de la personne qui le porte.

Il serait plus juste de dire le contraire. L'hiver, l'enfant se refroidira davantage, ainsi étendu sur la surface froide du petit oreiller, que blotti contre la poitrine de la nourrice, chaudement vêtue elle-même. L'été, l'oreiller, échauffé par la température, concentrera sous le nouveau-né la chaleur qui émane de lui, en même temps qu'il interceptera l'air qui circulerait autour de lui, si la nourrice prenait soin de ne pas trop le serrer contre elle.

Vers l'âge de trois ou quatre mois, plus tôt ou plus tard, selon la vigueur de son corps, si l'enfant est démailloté le jour, on peut l'asseoir sur le bras. Mais il est longtemps nécessaire de le soutenir, en passant la main sous son aisselle, de façon que son bras s'emboîte entre le pouce et les doigts, qui s'allongent vers le dos. On empêche ainsi qu'il se renverse et se donne « un tour de rein », et on lui ménage le dossier que la faiblesse de son épine dorsale exige encore.

Autant l'enfant couché est commodément et hygiéniquement, autant l'enfant assis est dans une position gênante et même dangereuse. Tous les médecins ont appelé sur ce point l'attention des mères.

Ils constatent, de plus, que la gêne et la fatigue que la mère ou la nourrice éprouvent à le porter ainsi peut échauffer et altérer leur lait.

Le docteur Buchan s'étend longuement sur la manière de porter l'enfant : « Il faut avoir soin d'ordonner aux nourrices, ou à celles qui portent les enfants, de les changer souvent de bras, afin de ne pas les habituer à se pencher plutôt d'un côté que de l'autre, car cela pourrait causer, par la suite, un vice de conformation dans les vertèbres et dans tout le côté qui est ainsi penché.

« Il faut encore que l'enfant soit assis commodément sur le bras de la nourrice; il faudrait qu'il y fût, autant qu'il est possible, comme sur une chaise, pour que ses cuisses fussent également appuyées, et que ses pieds, qui sont pendants, fussent à une égale hauteur.

« Ce n'est pas ce qui arrive ordinairement : l'enfant n'a qu'une jambe sur le bras de la nourrice, l'autre ne porte pas, de sorte que la cuisse et la jambe de ce dernier côté, étant abandonnées, prennent

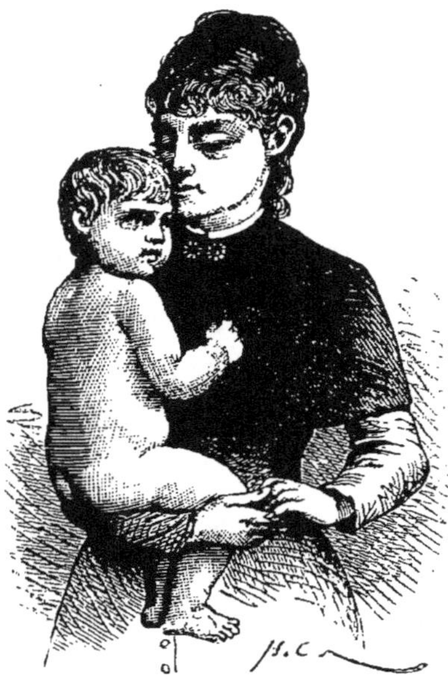

Fig. 83. — Enfant bien porté.

une mauvaise tournure, comme il n'est que trop évident par le pied qui se trouve, en général, tourné en dedans.

« Un autre défaut des nourrices est de trop rapprocher de leur poitrine le bras qui porte l'enfant. Si cet enfant est mal assis, comme il

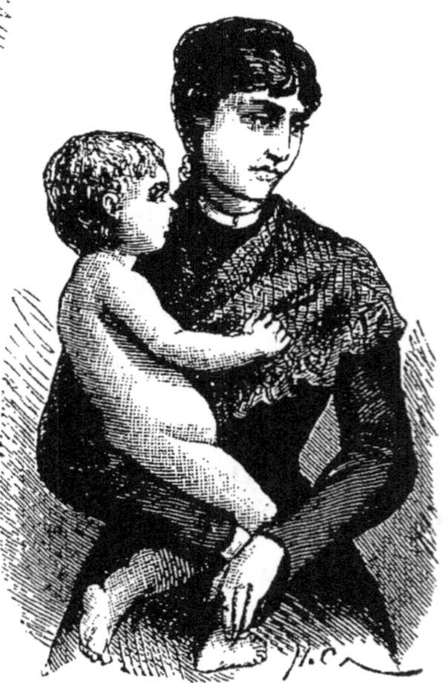

Fig. 84. — Enfant mal porté.

n'arrive que trop souvent, le genou et la cuisse, qui ne portent pas sur le bras de la nourrice, se trouvent pressés et gênés par la poitrine de cette femme : la cuisse, de ce côté, descend davantage et contracte une position encore plus mauvaise[1]. »

Le docteur Brochard expose, dans une phrase courte et nette, les graves inconvénients qui peuvent advenir si l'on ne change fréquemment l'enfant de bras :

« L'oubli de cette précaution importante est cause qu'un grand nombre d'enfants ont une jambe et une cuisse, quelquefois même la colonne vertébrale de travers[2] ».

Le docteur Buchan voudrait que l'on portât l'enfant assis sur le bras, « de manière qu'il ait le dos appuyé sur la poitrine de la nourrice, qui lui sert comme d'un dossier ; cette méthode l'empêche de se courber en avant, parce que l'enfant, trouvant un appui en arrière, n'en cherche point ailleurs[3] ».

La difficulté de le tenir solidement ainsi, l'incommodité de cette position pour l'enfant et surtout pour la nourrice empêcheront cette réforme de s'établir.

On ne saisit pas bien d'ailleurs l'avantage qui en

1. Docteur Buchan : *Médecine domestique.*
2. Docteur Brochard : *Guide pratique de la jeune mère*, page 137.
3. Docteur Buchan : *Médecine domestique.*

résulterait. L'enfant ne pourrait rester ainsi sur le bras qu'à la condition d'être maintenu par la main ou l'avant-bras opposés. Sa poitrine se trouverait comprimée, son dos serait inégalement appuyé, en raison de la forme même de la poitrine lui servant de dossier; l'avant-bras, sur lequel il serait assis au rebours, allant grossissant jusqu'au coude, ses cuisses ne seraient pas mieux d'aplomb en ce sens qu'en l'autre; enfin, du coude à l'épaule, le haut du bras exercerait une pression nuisible sur tout un côté de son corps.

D'autres médecins se sont aussi préoccupés, sans plus de succès, de diminuer la gêne, la fatigue, l'échauffement que l'enfant éprouve, ainsi que les risques de difformité qu'il encourt à être long-temps porté sur les bras.

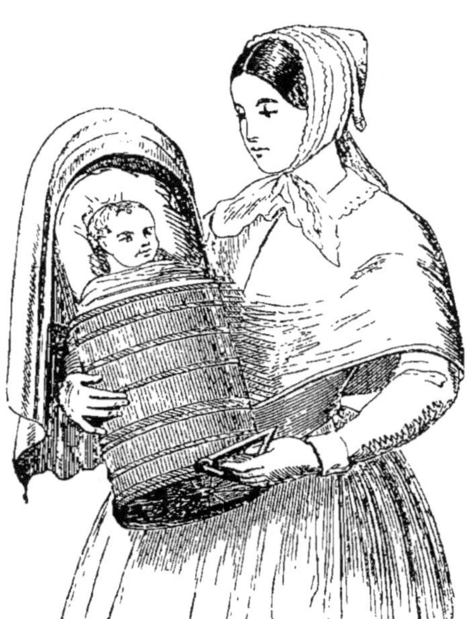

Fig. 85. — Promeneuse d'osier.

Il y a de longues années, le docteur Didot, de Liège, publiait un mémoire sur une « promeneuse » d'osier de son invention. Il en est encore fait mention dans la dernière édition de *l'Hygiène de la première enfance*, du docteur Bouchut (1885). C'est une sorte de berceau d'osier, dans lequel l'enfant est emprisonné debout, par un tablier à charnières qui se referme sur lui. Le bras de la nourrice s'introduit, par derrière, dans deux anses, qui le fixent solidement. Mais il ne semble pas que cette invention ait chance d'être jamais adoptée sérieusement.

II

PETITES VOITURES

Un singulier préjugé est répandu dans le public au sujet des voitures d'enfant. Beaucoup de personnes, sans s'appuyer sur l'autorité d'aucun médecin, prétendent que cela est dangereux pour l'enfant.

Leur principal argument est tiré des cahots que ces voitures font supporter à l'enfant et qui peuvent, disent-elles, déterminer des affections cérébrales sur de si jeunes cerveaux.

Mais on doit constater que ces cahots ne sont produits que par les inégalités du pavage, qui font sauter les roues de grès en grès.

Cet inconvénient disparaît totalement sur l'asphalte, sur les dalles, le pavage en bois, les terrassements, en un mot sur tout ce qui n'est pas le grossier pavage de grès. Encore, en levant les roues de devant, de façon que le véhicule ne s'avance que sur les deux roues de l'arrière, on diminue les secousses d'autant.

Si l'on approfondit la question au point de vue médical, pour vérifier jusqu'à quel point les cahots peuvent être nuisibles, l'expérience des faits prouve que de nombreux enfants ont été promenés en voiture, dès leurs premières semaines, sans avoir jamais présenté trace d'affections cérébrales.

Au contraire d'autres enfants, que des scrupules peut-être exagérés avaient fait constamment porter sur les bras, sont morts de méningites ou de maladies analogues.

A ce sujet, on devra tenir compte de plusieurs observations : D'abord — point capital — c'est la grande exception quand la petite voiture roule sur le grès; cela n'arrive guère que pour aller d'un trottoir à l'autre; chose que l'on évite le plus possible, tant pour soi que pour l'enfant, et même pour le frêle véhicule, lequel ne résisterait pas à ces chocs multipliés.

Il ne semble pas réellement que l'enfant souffre le moins du monde de ces cahots : la meilleure preuve, c'est qu'ils n'interrompent aucunement son sommeil, si léger qu'il puisse être; ils ne lui arrachent ni plaintes, ni cris, aucuns de ces symptômes de malaise ou

de mécontentement que la gêne ou la douleur provoquent chez l'enfant le plus jeune.

D'autre part, il est singulier que les personnes qui
blâment l'usage de la petite voiture n'aient jamais
songé à désapprouver que le nouveau-né, dès ses premiers jours, fût mené en voiture. Or qui ne sait que
les voitures, même les mieux suspendues, ont, sur le
pavé, un cahotage si rude, qu'en certaines maladies
les médecins interdisent à leurs clients de s'en servir?

Ceux-là mêmes qui ne sont jamais montés dans des
voitures de luxe peuvent se rendre compte de cet inconvénient, par le bruit que font sur le grès les
fringants équipages.

Il y a plus : la paysanne emporte, sans contestation
aucune de la part du médecin, son nourrisson à peine
âgé de quelques heures, par les lourds omnibus, les
chemins de fer, voir les rustiques carrioles, où rien
n'est suspendu que la planche, retenue par des
cordes, qui tient lieu de banquette.

Pour rester dans le vrai, il est indispensable d'ajouter que ces détracteurs de la petite voiture ne la jugent
nuisible que tant que l'enfant est encore très petit.

Cette vague phrase laisse les mères dans une incertitude qu'elles ne savent comment résoudre. Des docteurs, consultés par leurs clientes, ont fixé à trois mois
l'âge où l'enfant peut supporter la petite voiture sans
inconvénient aucun.

Un autre sujet de critique, celui-là intermittent comme la température qui le provoque, c'est le froid que l'enfant passe pour ressentir dans sa petite voiture.

D'abord il est facile de l'en préserver en le couvrant bien et, s'il est nécessaire, en l'entourant de boules d'eau chaude. Ensuite, si l'on veut bien examiner les choses de près, on reconnaîtra que pour porter l'enfant, la nourrice est obligée de passer son bras sous les vêtements.

Ceux-ci fussent-ils les plus larges possible, il n'en est pas moins vrai qu'ils sont, sur un point, écartés jusqu'à la hauteur des reins, et que sur ce point le vent et le froid peuvent pénétrer librement. De plus, vent et froid s'introduisent sous l'ampleur des vêtements, soulevés par le plus léger mouvement de la nourrice, par le moindre souffle.

Au contraire, dans sa petite voiture, l'enfant reste enclos dans ses fourrures ou ses chauds tissus de laine. De plus ici sa tête est à couvert sous la capote ou le baldaquin, tandis que là, elle brave toutes les intempéries, sous l'abri précaire du parapluie.

Si l'enfant est en jupes courtes, ses pieds, ses jambes, parfois la partie inférieure du corps, jusqu'à la ceinture, supportent toute la rigueur de la température, et, qui pis est, sont mouillés par la pluie, la nourrice ne pouvant, en tenant son parapluie, ramener sur son nourrisson son propre manteau.

Mais le principal argument à citer en faveur des petites voitures c'est que parmi les plus éminents docteurs qui aient écrit sur l'hygiène infantile, on n'en voit aucun les désapprouver.

Entre ceux-là, les uns ne les mentionnent pas, et ce silence équivaut à une approbation, si on le rapproche du soin qu'ils ont pris d'éclairer les mères sur tout ce qui est de nature à nuire à l'enfant.

Les autres au contraire en recommandent l'usage : « Les petites voitures rendent d'utiles services; elles épargnent de la fatigue à la nourrice, et l'enfant y retrouve la commodité de son berceau, » dit le docteur Gérard [1].

Le docteur Allix constate que les enfants « y sont d'ailleurs plus à l'aise que dans les bras » ; il ajoute plus loin que ces petites voitures « rendent d'ailleurs de grands services [2] ».

Le docteur Brochard ne leur est pas moins favorable : « Les petites voitures en osier, à trois roues, dans lesquelles on promène aujourd'hui les enfants, sont pour eux un excellent moyen de locomotion. Lorsqu'il fait chaud, les enfants y sont beaucoup mieux que dans les bras. Ces voitures permettent aux jeunes femmes qui n'ont pas de bonnes de conduire leurs

---

1. Docteur Gérard : *Conseils d'Hygiène*, page 69.
2. Mme Millet-Robinet et le docteur Alix : *Le Livre des jeunes mères*, page 393.

enfants à la campagne ou sur des promenades éloignées de leur domicile, au lieu de les laisser renfermés dans un appartement. »

Il ajoute : « Mais à côté des avantages qu'il présente, ce moyen de locomotion offre quelques inconvénients qui sont entièrement dûs à l'abus que l'on en fait. »

Cette phrase, sous la plume du célèbre docteur, est le plus précieux démenti infligé au préjugé vulgaire. Les inconvénients qu'il signale se bornent à ceux-ci :

Pendant ses premiers mois, l'enfant, l'hiver, peut s'y refroidir ; la chaleur du bras qui le porte lui est plus favorable. — A cela on peut répondre que l'enfant, à travers son épais maillot, ne sent pas la chaleur d'ailleurs très faible du bras ; au contraire, il l'échauffe de sa propre chaleur, ainsi que toute femme qui voudra porter un petit enfant peut le constater. En réalité, le bras ne réchauffe pas, mais il échauffe l'enfant, ce qui est bien différent ; la cause en est dans la pression qu'il exerce et qui gène la circulation du sang. — Tous les médecins constatent ce fait comme l'un des plus grands inconvénients qu'il y ait à ce que l'enfant soit porté.

« L'enfant est encore mieux, éveillé, dans les bras de sa mère, ou d'une autre femme, que dans cette voiture où il dort. Lorsqu'un enfant est porté par sa mère, il est debout, les muscles du tronc, du cou agissent, ils se fortifient. Sa mère lui parle, lui montre les objets qui l'entourent. Elle développe son intelligence. Dans la voiture, les muscles de l'enfant n'agissent pas, son intelligence elle-même reste inactive, car le nouveau-né, dans son sommeil, n'a aucune conscience de de ce qui se passe autour de lui.

L'éminent docteur n'a évidemment pas bien pesé cette phrase en l'écrivant. Où qu'il soit, le nouveau-né n'a pas davantage conscience de ce qui se passe autour de lui. Puis chacun sait, et tous les auteurs constatent qu'il ne fait guère que dormir au grand air.

En ce qui concerne les muscles qui n'agissent pas, il est facile de constater que l'enfant, libre de ses membres dans sa petite voiture, les agite sans cesse.

Mais la suite de ce paragraphe est la meilleure réfutation de ce qui précède : « Lorsque l'enfant est un peu lourd, la mère se fatigue en le portant, et l'enfant, toujours tenu dans les bras, peut prendre une mauvaise position. La petite voiture, dans ce cas, est excessivement utile. L'enfant, d'ailleurs, peut-être mis assis et jouir ainsi tout à la fois des avantages de la station verticale et du spectacle des objets qui l'environnent. »

Le docteur Brochard signale ensuite deux inconvénients, deux véritables abus qu'il importe de redresser. « Un grand nombre de femmes poussent ces petites voitures devant elles, sans s'occuper de l'enfant qui est dedans, sans même regarder ce qu'il devient. C'est là une faute grave ; l'enfant, presque toujours endormi, laisse vaciller sa tête que rien ne soutient et prend quelquefois des postures qui peuvent lui être funestes.

« Un autre inconvénient de ces voitures, le plus grave de tous, est l'usage que l'on en fait le soir. Lorsqu'il fait nuit, on rencontre à chaque instant dans les rues ou sur les promenades publiques, de ces petits véhicules dans lesquels des enfants, à moitié découverts, dorment profondément, sans que leurs mères aient l'air de se douter qu'ils peuvent se refroidir. On a vu dans le chapitre précédent qu'un enfant ne doit jamais dormir dehors le soir. Beaucoup de maladies, dans les premiers âges, ne reconnaissent pas d'autres causes [1] ».

On observe que dans les familles riches l'enfant, très souvent, est porté à bras. On en conclut que, dans les régions élevées de la société, la petite voiture est considérée comme nuisible. Il y a un peu de vrai dans cette supposition en ce sens que, là comme ailleurs, le préjugé courant rencontre des adeptes ; mais ce sont généralement d'autres raisons qui portent les parents à faire promener l'enfant à bras.

Si la nourrice et l'enfant sont conduits en voiture

1. Docteur Brochard : *Guide pratique des jeunes mères*, pages 141, 142 et 143.

jusqu'à la promenade, il devient impossible d'emmener le petit véhicule.

Mais la véritable cause de cette abstention c'est que la nourrice se trouvant commodément débarrassée de son nourrisson ne se donne même plus la peine de s'inquiéter de lui. Elle le charie droit devant elle, sans jamais regarder s'il est bien couvert, s'il reste assis ou couché dans une position naturelle et hygiénique. L'enfant, en agitant ses bras et ses jambes dérange ses couvertures et demeure découvert, exposé au froid. Les cahots de la voiture, le mouvement qu'il se donne, le sommeil qui le prend lui font perdre l'aplomb ; on le voit parfois replié sur lui-même, ou la tête renversée de côté ou d'autre, le visage au soleil, dormant d'un sommeil fiévreux. Ses cris même ne parviennent pas à donner l'éveil à qui de droit, coutumier qu'il est de crier sans raison.

Ce sont surtout les nourrices et les bonnes que le docteur Brochard vise dans les deux paragraphes cités. Il aurait pu ajouter que, livré aux mains de femmes négligentes et indifférentes, l'enfant, dans sa petite voiture, risque d'éprouver de graves accidents.

Sans mentionner les cas où la maladresse, la brutalité même des bonnes et des nourrices est cause que le frêle véhicule verse, on peut avancer que l'enfant court, dans nos rues, moins grand péril d'être écrasé dans les bras de sa nourrice que dans la petite voiture qu'elle pousse devant elle.

Il y a encore un autre inconvénient d'une égale gravité. La nourrice, jugeant l'enfant confortablement installé, ne se fait nul scrupule de l'abandonner à lui-même dans un jardin public, voire dans la rue pour causer à l'écart.

Lors même qu'elle ne se permet pas de le quitter d'un pas, elle se livre, à ses côtés, à des entretiens d'une nature si absorbante, qu'elle en oublie parfois et la petite voiture et l'enfant confié à ses soins ; il serait alors d'autant plus facile de le lui voler, qu'un complice pourrait se charger du rôle d'interlocuteur pour détourner son attention.

Si même l'on n'avait à redouter des tentatives de rapt, les chances d'accident, en de semblables conditions, resteraient suffisamment à craindre pour éveiller la sollicitude des parents.

En pensant à toutes ces considérations, loin de s'étonner de ce que les enfants riches soient presque toujours sur les bras d'une femme de service, on se demande comment on en rencontre encore tant dans de petites voitures.

On vient de voir que le docteur Brochard ne veut pas que l'enfant soit promené en voiture durant ses premiers mois — cela dans la seule crainte qu'il y ait froid. Au contraire le docteur Allix approuve qu'on l'y mette ; il demande seulement que l'on prépare à ses pieds une boule d'eau chaude.

« Si les enfants sont trop jeunes pour rester assis sur le siège de la voiture, on peut les coucher sur un oreiller comme ils le seraient dans leurs berceaux, ils y dorment fort à l'aise [1]. » On doit se bien garder de les asseoir sur la banquette tout aussi bien que sur le bras tant que leur colonne vertébrale n'est pas assez fortifiée pour que l'on n'ait plus de déviation à craindre.

Le docteur Allix et Mme Millet-Robinet sont les seuls qui mentionnent les cahots et les soubresauts comme pouvant être nuisibles ; encore le font-ils dans des termes capables de rassurer les mères les plus timorées :

« Il faut éviter autant que possible les soubresauts et les cahots, qui pourraient avoir de réels inconvénients pour les enfants par l'ébranlement qu'ils causent à tout leur petit être. A la campagne, la chose sera facile, car on a le plus souvent à sa disposition des routes bien unies ; dans les villes, il faudra éviter autant que possible les rues pavées, se tenir sur les trottoirs et *marcher toujours très doucement* [2] ».

Les quatre mots soulignés ont besoin d'être discutés. Très justes, s'ils se rattachent à la première partie de la

1. Mme Millet-Robinet et le docteur Allix : *Le Livre des jeunes mères,* page 193.
2. *Idem.*

phrase et ne visent que la voiture suspendue, ils ne le sont plus si, restant ainsi transposés, ils s'appliquent aussi à la chaise roulante. Sur les trottoirs, sur un terrain uni, peu importe l'allure rapide ou lente de celle-ci; elle n'en roulera pas moins sans la plus légère secousse.

Au contraire, en traversant la rue pavée, c'est le plus lentement que l'on peut, c'est en adoucissant le plus possible la transition d'un grès à un autre que l'on doit avancer.

III

CHOIX DU VÉHICULE

Si l'on ne tient pas compte du plus ou moins de luxe du léger véhicule, non plus que d'insignifiants détails de fabrication, si l'on ne s'attache qu'à sa forme générale, on ne se trouve guère qu'en présence de trois ou pour mieux dire de deux modèles : la voiture suspendue, à une ou deux places, et la chaise roulante.

L'une se fait en osier; elle est capitonnée ou nue. Dans le premier cas, on emploie le cuir, la basane, ou même la cretonne et la perse. L'autre, en fer ou en bois, est uniformément recouverte d'une toile épaisse.

Ce n'est pas toujours la nécessité de promener deux enfants, ou la prévision de celui qui peut survenir,

qui fait préférer à la voiture à une place celle qui en
a deux. Si l'on veut sortir l'enfant très jeune, ce n'est

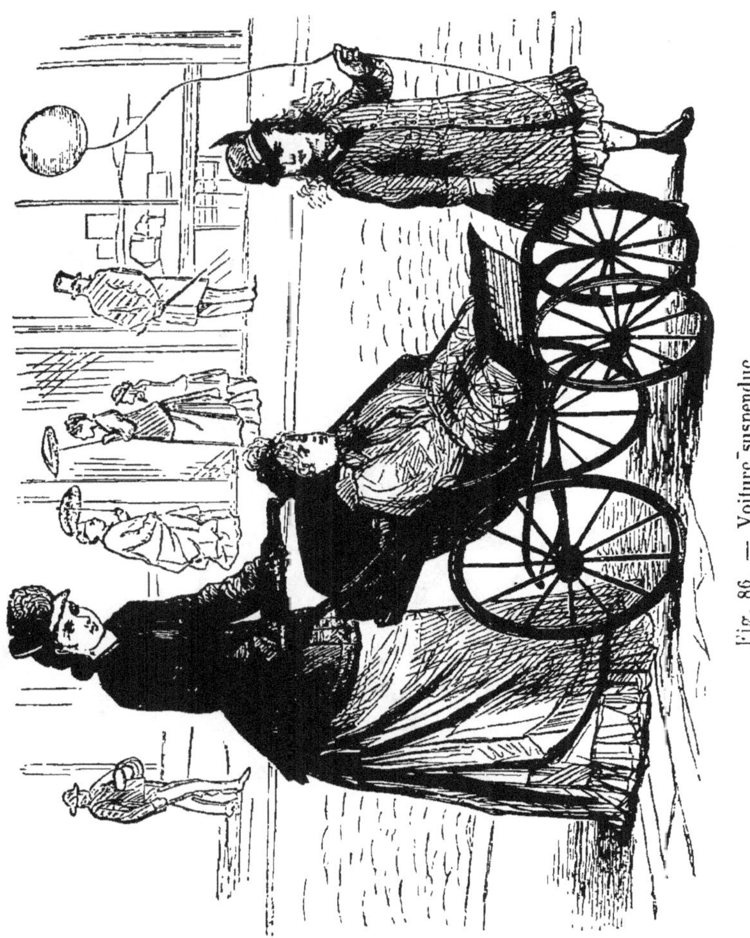

Fig. 86. — Voiture suspendue.

guère que dans celle-ci qu'on pourra le coucher commodément.

Il est cependant possible, quoique peu facile, d'installer la literie dans la voiture à une place. On l'enlève quand vient le temps d'asseoir l'enfant sur la banquette rembourrée.

La chaise roulante est d'invention beaucoup plus

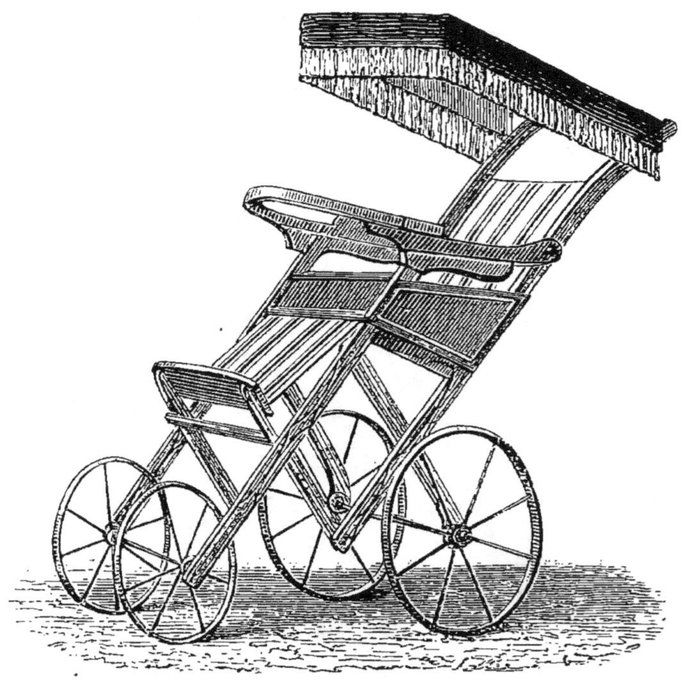

Fig. 87. — Chaise roulante.

récente ; elle a été créée surtout en vue d'être moins encombrante, eu égard à la difficulté de caser l'autre à la maison.

Celle-ci, une fois repliée, se transporte facilement à quelque étage que l'on veuille, et se relègue, sans trop d'embarras, dans un coin de l'appartement. Elle a de plus l'avantage de pouvoir tenir lieu de fauteuil à l'enfant, et de circuler commodément d'une chambre à une autre.

Si l'on n'est pas arrêté par l'impossibilité de remiser, à Paris, la voiture suspendue, c'est celle-ci que l'on choisit, les prix étant à peu près les mêmes. — On croit que l'enfant s'y trouve plus confortablement et que il s'y ressent moins des inégalités du terrain.

Sur ce point, on se méprend pourtant. Les ressorts balançant la nacelle au plus léger mouvement, le moindre choc se répercute d'avant en arrière, de droite à gauche. Il s'ensuit un roulis, un sautillement de bas en haut qui complique

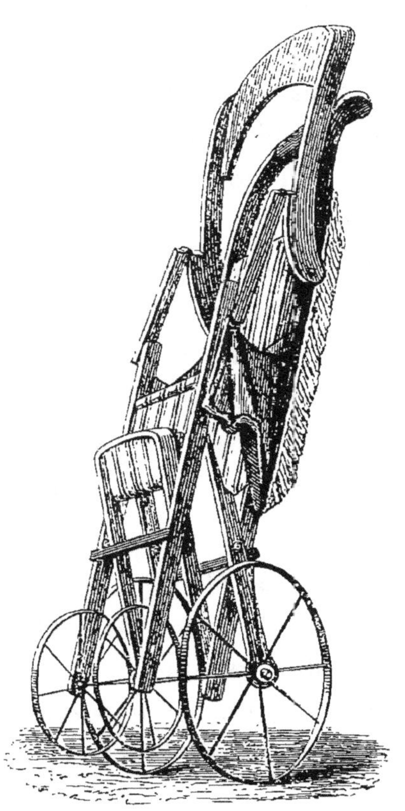

Fig. 88. — Chaise roulante repliée.

d'autant le cahotage inévitable sur les pavés. Même sur les trottoirs, la seule poussée détermine un bercement continu, très léger il est vrai, qu'il est pourtant plus sain d'éviter à l'enfant, et ce bercement est d'autant plus intense que la voiture est mieux suspendue et qu'elle roule plus vite.

Au contraire, sur sa chaise roulante, reposant sur sa toile qui l'isole des montants, l'enfant se trouve à fixe, sans cependant trop ressentir le mouvement des roues. D'ailleurs la légèreté de la chaise roulante, son extrême mobilité, qui la fait obéir à la moindre pression, rendent ce mouvement à peine sensible.

Comme la poignée repose sur les montants qui maintiennent les roues, la main se trouve en communication directe avec celles-ci ; elle ressent donc le plus faible cahot, tel qu'il se produit, et non pas — comme l'enfant — amorti par la toile. Il est donc facile, en s'en rapportant aux sensations ainsi perçues, de se rendre compte du terrain sur lequel on circule et du cahotage plus ou moins fort, mais toujours adouci, que l'enfant peut éprouver.

Avec la voiture suspendue, beaucoup plus pesante, résistante à la main, par le fait même de son balancement, c'est chose impossible. De plus, elle a l'inconvénient de verser plus facilement, n'étant pas, comme l'autre, complètement immobile au premier effort. Au contraire le vacillement qui résulte d'un brusque arrêt, ou d'un recul, lui fait perdre l'équilibre.

Deux causes accentuent cette fâcheuse disposition :

d'abord, comme la voiture est montée sur trois roues,
elle n'a pas l'aplomb parfait que la chaise roulante
doit à ses quatre roues. Ensuite les ressorts fléchissent fréquemment d'un côté, soit qu'on les affaisse
en pesant dessus pour arranger l'enfant, soit que
celui-ci, se trouvant mal équilibré d'ordinaire, les
fatigue inégalement. Comme l'effort porte sur le devant, sur une roue unique, la poussée sur un terrain
rocailleux ou sur le pavé détermine aussi à la longue cet accident.

On a, il est vrai, cherché à remédier à ces inconvénients en construisant des voitures munies devant
de deux roues; mais la roue supplémentaire augmente la difficulté de manœuvrer, sans ajouter beaucoup à la sécurité non plus qu'à la solidité du petit
véhicule.

Cependant on ne doit pas conclure de ces critiques
que la petite voiture suspendue soit nuisible ou dangereuse. De ce que l'autre vaut mieux, il ne s'ensuit
pas que celle-ci ne vaille rien. Ses inconvénients sont
minimes, en comparaison des services qu'elle rend.
Le seul qui ait quelque gravité — le danger de
verser — peut être évité par une attention constante,
prévenu que l'on est des risques éventuels. Toute
chose d'ailleurs a ses mauvais côtés.

La petite voiture semble mieux prémunie contre
le froid et les intempéries; cependant l'enfant sera

plus chaudement dans sa chaise roulante, si on l'y dépose enveloppé d'un grand manteau ou d'un épais tartan, par-dessus ses vêtements.

Il y est bien préservé des averses à la condition d'ajouter un tablier fixé ou seulement emboîté au marche-pied et rattaché sous la tablette. Le léger baldaquin garantit l'enfant du soleil. Cependant, comme des rayons obliques l'atteignent parfois de face ou de côté, on peut le prémunir d'un mobile rideau de coutil, que l'on tire du côté où donne le soleil.

Un dernier avantage de la chaise roulante, c'est que, l'enfant s'y trouvant, elle n'est pas trop pesante pour que la mère ne puisse la soulever, ainsi qu'une corbeille, pour gravir quelques marches ou pour franchir un passage raboteux.

Il est essentiel de ne point prendre de chaise roulante à dossier droit; il faut qu'elle soit large, à dossier suffisamment renversé pour que l'enfant y soit commodément assis.

Peu importe qu'elle soit en métal ou en bois; cependant maintenant les meilleurs modèles sont en bois. De plus, à taille égale, celles-ci sont moins pesantes.

IV

PRÉCAUTIONS A PRENDRE

La tablette de la chaise roulante, en se refermant, retient l'enfant de telle façon qu'il ne risque pas de tomber. Cependant on peut, par surcroît de précautions, y fixer des courroies que l'on boucle en ceinture autour de l'enfant.

Dans la petite voiture, au contraire, ces courroies lui sont indispensables. On prendra soin seulement de ne pas trop les serrer autour de lui. Même un peu lâchées, elles remplissent suffisamment leur but. Plus l'enfant se penche, plus il tire sur elles et se met en conséquent dans l'impossibilité de leur échapper :

Quand l'enfant est démaillotté — et ce n'est guère qu'en cet état, qu'on le met en voiture ou en chaise roulante — il faut prendre des précautions pour garantir de tout atteinte la banquette ou la toile.

On emploie des plaques de caoutchouc, des toiles imperméables, surveillées avec le même soin que celles du berceau. Un feutre absorbant ou un épais lange de laine, préserve l'enfant de leur froid contact.

Les chaises roulantes ont cet avantage, que le marche-pied affectant la forme d'une gouttière, l'urine s'en échappe sans séjourner sous les pieds de l'enfant. Le fond de la voiture, au contraire, leur forme récipient.

On met derrière l'enfant l'oreiller du berceau, ou un oreiller fait spécialement pour cet usage, afin qu'il se trouve plus confortablement ; cet oreiller permet de relever ou de renverser l'enfant, selon qu'on le veut assis ou à demi couché. Dans cette dernière position, il sommeille aussi bien que dans son berceau même.

Tant qu'il fait doux, il n'est besoin d'aucune précaution ; mais sitôt que les froids commencent, il faut mettre sur l'enfant des couvre-pieds d'une épaisseur et d'une chaleur proportionnées à la température.

On les fixe du mieux que l'on peut à la petite voiture, pour que l'enfant ne se découvre pas.

Pour les chaises roulantes, la tâche est plus facile. On assied l'enfant sur un lange de laine qu'on enroule et relève autour de ses jambes en façon de maillot ; des épingles de nourrice le retiennent en place. Les jupes une fois rabattues, on met sur lui un ample et chaud manteau ou châle d'adulte, que l'on tourne et retourne à triple et à quadruple épaisseur, pour que, de toute sa personne, le visage seul reste à découvert ; encore, au besoin, tout disparaît, sauf la bouche et les narines. Le tablier une fois relevé par-dessus, l'enfant peut affronter sans pâtir n'importe quel degré de froid.

Si l'on veut employer des récipients d'eau chaude, on les entre dans des fourreaux de toile que l'on attache au véhicule au moyen de courroies. Il est possible d'en préparer un, de forme plate et allongée, sur le marche-pied de la chaise roulante, et d'en disposer un autre contre les reins de l'enfant. L'opération est plus facile pour la petite voiture, quoiqu'elle reste encore quelque peu compliquée.

CHAPITRE III .

Marche.

I

ÉPOQUE DE LA MARCHE

L'enfant chétif et souffreteux marche plus tardivement que l'enfant bien portant. Cependant les faits démentent cette proposition assez fréquemment pour qu'on ne l'avance que sous toutes réserves.

C'est du dixième au dix-huitième mois que l'enfant marche d'ordinaire. Des circonstances de toute nature motivent ce grand écart de dates, sans que pourtant la santé soit en jeu.

Chez l'un, c'est débilité constitutionnelle; chez un autre, faiblesse locale, ou encore développement disproportionné du tronc, qui rend les jambes incapables de soutenir leur fardeau ; chez d'autres, c'est paresse, peur ou maladresse.

On voit les enfants les plus vigoureux qui ne marchent pas pour cette seule raison qu'ils ne savent garder l'équilibre. Ce sont même souvent les plus forts qui marchent le plus tardivement, gênés et alourdis qu'ils sont par leur embonpoint.

Par contre, on voit des enfants délicats et frêles qui se tiennent debout et se meuvent hâtivement. On ne saurait pourtant taxer les premiers de bêtise.

Les docteurs Brochard, Buchan et Gyoux sont à peu près d'accord sur l'époque de la marche. Le premier indique l'âge de douze à quinze mois; le second de huit, dix à douze ou quinze mois; le troisième, de dix à dix-huit mois.

Le docteur Buchan cite un enfant qui marcha seul à six mois; seulement il prend soin d'avertir que le fait n'a pas été observé par lui, mais qu'il lui a été rapporté par un ami — ce qui implique un certain désir de dégager sa responsabilité personnelle.

Cependant on voit communément des exemples d'enfants ayant marché à neuf et même à huit mois. Cette précocité n'a, en somme, rien de bien extraordinaire.

Le travail de la dentition entrave parfois la marche, à tel point que des enfants cessent tout à coup de marcher au moment d'une poussée de dents plus laborieuse. Mais, généralement, une fois la sortie du groupe effectuée, les choses rentrent dans l'ordre — quittes à subir un temps d'arrêt à la poussée suivante.

Le docteur Hufeland semble croire que tout autre travail de développement peut produire cet effet. L'éminent docteur retarde jusqu'à deux ans l'époque probable de la marche. Puis, passé ce délai, il juge nécessaire de soumettre l'enfant à un examen médical. A son avis, c'est alors le début du rachitisme.

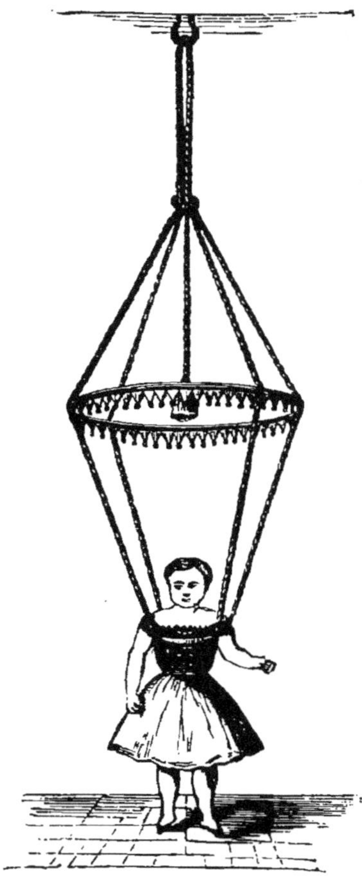

Fig. 89. — Sautoir élastique.

Le docteur Bouchut ne s'arrête pas sur ce sujet. Cependant il dit en passant que les enfants qui ne marchent pas à cet âge sont atteints d'un commencement de « nouure ».

Il en prend texte pour recommander un « sautoir élastique » destiné à contraindre l'enfant à un exercice salutaire et forcé. C'est un appareil accroché au plafond ; il prend l'enfant sous les aisselles et « le fait monter et descendre au-dessus du sol à l'aide du moindre effort[1]. »

A en juger par la figure explicative, il est fixé à l'enfant par une sorte de brassière boutonnée

1. Docteur Bouchut : *Hygiène de la première enfance*, page 321.

devant. Mais telle n'est pas du tout l'idée que le texte du docteur en donne dans cette partie de sa description : « C'est dit-il, un vêtement ou petite robe, dans laquelle on boutonne l'enfant, formant un petit siège supportant le poids de son corps et laissant ses membres libres et sans contrainte[1] ». On ne comprend pas bien cette robe qui forme un siège, d'autant plus que la figure représente l'enfant debout, accroché sous chaque aisselle par une double corde.

Le docteur Brochard prescrit cet appareil pour la nouure, les affections de la colonne vertébrale, de la moëlle et du cerveau, pour l'arrêt ou le retard du développement. Mais il est plus sage, dans ces différents cas, de s'en tenir aux avis du docteur consulté.

II

APPAREILS DIVERS

Ni les lisières ni le chariot ne sont d'invention récente. Les vieilles estampes, les anciens manuscrits même, si l'on prenait la peine de remonter jusqu'à eux, nous fourniraient au besoin des modèles à peu près conformes à ceux qui sont usités maintenant.

---

1. Docteur Bouchut : *Hygiène de la première enfance*, page 322.

De tout temps, l'esprit fut en quête d'appareils pour apprendre à marcher aux petits enfants.

Ces appareils sont de deux genres : les uns, comme les lisières, ceintures, etc., sont destinés à soutenir l'enfant ; les autres, comme les chariots mobiles de toute espèce, ont à la fois pour objectif de retenir l'enfant sur ses jambes et de se prêter à ses mouvements dans toutes les directions.

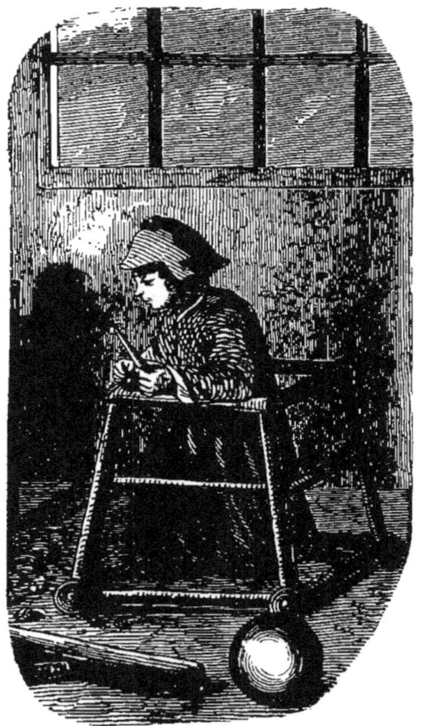

Fig. 90. — Chariot ancien.

Les médecins sont unanimes à défendre ces deux sortes d'appareils, qui ont le double inconvénient d'exposer l'enfant à des difformités et de retarder le moment où il marche seul.

Point n'est besoin de la science des docteurs pour se convaincre de ces deux vérités ; le simple bon sens suffit.

En effet, si l'enfant ne se tient pas debout, c'est que
la force manque à ses jambes pour supporter le poids
de son corps. Que les lisières ou le chariot lui prêtent

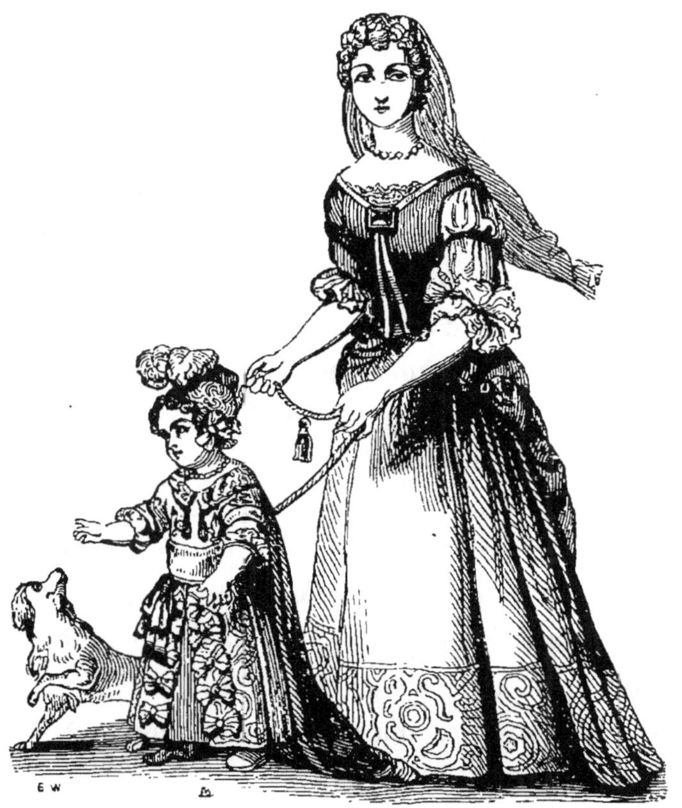

Fig. 91. — La promeneuse du duc de Bourgogne.

leur secours, ou le contraignent à se tenir debout :
dans le premier cas, il ne sera pas plus avancé que
s'il fût resté assis au couché ; dans le second cas, ses
jambes, surchargées d'un fardeau trop lourd pour leur

faiblesse, fléchiront sous son poids et se déformeront.

Si l'enfant, assez fort pour se mettre sur ses pieds, ne marche pourtant pas, c'est qu'il ne sait comment conserver l'équilibre. Dans cette conjecture, les lisières et le chariot suppléant à la faculté qui lui manque, il ne cherche plus à acquérir une chose dont il ne sent plus la privation.

De plus, comme il se trouve toujours en état de marcher en quelque sens qu'il se penche, il s'accoutume à prendre des attitudes qui lui rendent de plus en plus difficile de se tenir d'aplomb.

L'enfant n'a pas que ces inconvénients à supporter. Outre la contrainte et la fatigue, qui lui font endurer, dans les lisières ou le chariot, de véritables souffrances, « cela fait qu'il penche le corps en avant et qu'il devient voûté, la *poitrine* devient le centre sur lequel pèse tout le poids du corps de l'enfant ; la *respiration* est gênée, la *poitrine* rentre en dedans et les *intestins* sont comprimés ; de là, les mauvaises digestions, les malaises du poumon et une infinité d'autres[1] ».

Le docteur Seraine dit aussi : « Ces moyens leur compriment la poitrine, leur font lever les épaules et leur engorgent le cerveau, par la gêne que cette compression produit »[2].

1. Docteur Duchaux : *Médecine domestique.*
2. Docteur Seraine : *De la santé des petits enfants*, page 68.

Le docteur Hufeland affirme que « rien ne les dispose plus à la difformité des jambes, du bassin et de la colonne vertébrale » [1]. Il ajoute qu'il faut proscrire les brassières qui gênent la poitrine, l'aplatissent et déforment les épaules.

Le docteur Duchaux, tout en niant que les jambes de l'enfant puissent devenir torses, affirme plus haut que l'on risque à cela que leurs jambes restent faibles pendant toute leur existence, ou qu'ils « acquièrent une difformité dans les vertèbres lombaires ».

Ce sont là toutes observations dont on peut, d'un coup d'œil, vérifier l'exactitude. Que l'on examine l'enfant emprisonné dans ces appareils, on le verra, mû par l'instinct, chercher à leur échapper.

Fléchissant les genoux et ramenant ses pieds sous lui, il reste suspendu par les aisselles, préférant ce supplice à celui de rester sur ses petites jambes. Puis la douleur le prenant bientôt dans cette nouvelle posture, force lui est de reprendre son attitude première. Ce n'est ainsi qu'en changeant de tourments qu'il peut trouver quelque soulagement, jusqu'à ce que l'habitude l'ayant endurci, lui fasse un besoin de ce nuisible support.

Le seul avantage que présentent les lisières, c'est de

1. Docteur Hufeland : *Conseils aux mères*, page 87.

débarrasser la mère ou la nourrice de la peine de soutenir l'enfant.

Le chariot joint à celui-là l'avantage plus grand de la décharger de toute surveillance : l'enfant, captif

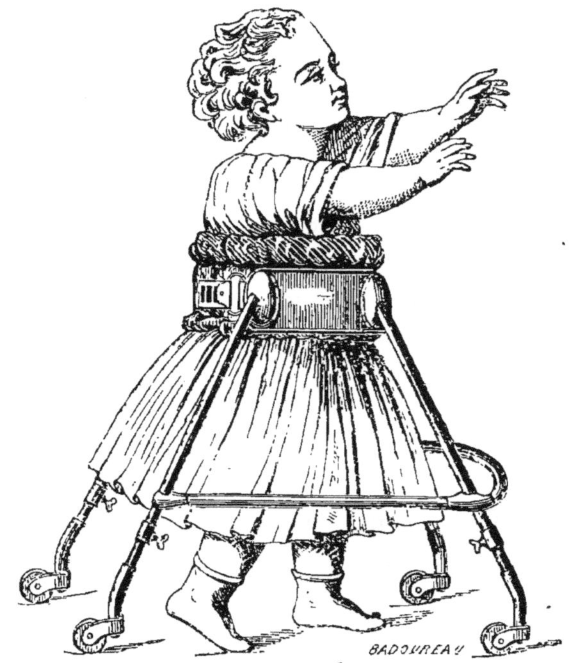

Fig. 92. — Chariot flamand.

dans sa prison mobile, va et vient, sans pouvoir tomber ni toucher à rien, toute chose se trouvant mise hors de sa portée par l'écartement de sa base roulante.

Mais la nourrice et la mère surtout payent largement ces contestables avantages, par le retard que l'enfant subit dans le développement normal de ses facultés, par la faiblesse de jambes, voire les difformités dont il reste atteint parfois toute la vie.

Différents auteurs recommandent le cadre-hamac du

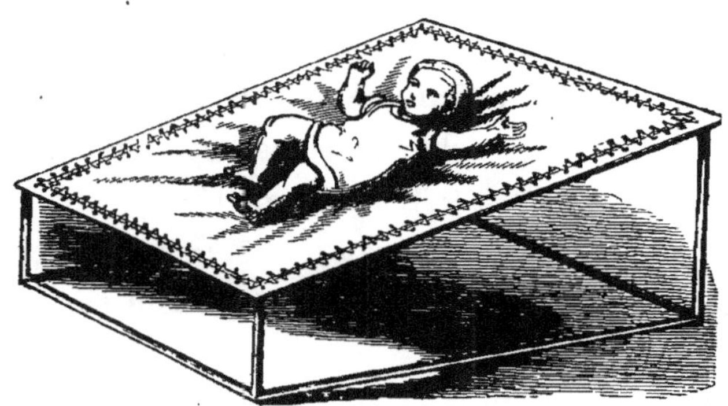

Fig. 92. — Cadre-hamac.

docteur Henriette, de Bruxelles, póur donner de l'exercice à l'enfant. C'est une toile carrée lacée sur un cadre de bois reposant sur des pieds d'inégale hauteur. L'enfant s'y meut librement; mais il faut l'y surveiller pour qu'il n'en tombe pas.

Ce système est loin de présenter les avantages du tapis étendu sur le sol; l'élasticité de la toile s'oppose à ce que l'enfant s'y essaye à marcher, et même à se traîner. Mieux vaut, si l'on juge à propos de s'en servir, réduire le cadre-hamac au rôle de simple lit de repos hygiénique, ainsi d'ailleurs que l'entendaient son inventeur et le docteur Bouchut.

III

SOINS A DONNER

La méthode de laisser les enfants complètemen abandonnés à leurs propres efforts est approuvée par la nature, tout aussi bien que par les médecins.

Sitôt qu'il est possible de démailloter les enfants pendant le jour, il est utile de les mettre par terre sur un tapis, une natte, une peau de bête. Ils acquièrent à la fois vigueur et adresse, en se traînant sur leurs mains et leurs genoux.

Le docteur Hufeland réclame pour eux, dans la belle saison, « un gazon qui a été desséché par l'ardeur du soleil ; tout s'y trouve réuni, conditions de sécurité et pureté de l'air [1]. » Le sable fin et sec leur convient aussi.

Même lorsqu'ils s'échappent de leur tapis pour courir à quatre pattes sur le plancher, voire sur le froid carrelage — il n'en résulte pas grand mal, à la condition toutefois qu'ils n'y restent pas trop longtemps.

On n'a qu'à les prendre et à les rapporter à leur point de départ. Avec l'entêtement qui caractérise ces mignons cerveaux, ils repartent aussitôt libres. Ils gagnent à cela un salutaire exercice et un certain

1. Docteur Hufeland : *Conseils aux mères*, page 85.

endurcissement contre le froid, qu'ils acquièrent sans danger, toutes les parties sensibles de leur corps se trouvant garanties par de chauds vêtements et réconfortées par le surcroît de calorique développé en eux par de tels efforts.

L'instinct, qui les pousse à tâcher de se saisir de tout ce qui semble se trouver à leur portée, les excite à se dresser sur leurs genoux, puis sur leurs pieds. Il est bon, de les y aider, en offrant à leurs regards des objets susceptibles d'éveiller leur envie, et en leur ménageant des appuis auxquels ils puissent s'accrocher.

Il résulte fréquemment de ces tentatives des chutes à la renverse, de toute leur hauteur. Si l'on a la la sagesse d'en rire, l'enfant s'étonne d'abord et finit par rire lui-même de ce qu'il croit un jeu ; seulement on le voit bientôt prendre de minutieuses précautions pour toucher terre moins rudement.

Il est utile de lui prêter la main pour le relever et le maintenir debout ; mais il est essentiel de ne pas le forcer à rester ainsi plus longtemps qu'il ne veut ; il est même prudent de le laisser se retenir lui-même à la main qu'on lui donne, pour qu'il puisse la lâcher sitôt qu'il sent la fatigue le gagner.

Si l'on n'agissait ainsi, on le verrait s'affaisser sur lui-même, plier les jarrets et retomber assis, un bras suspendu à la main qui emprisonnerait la sienne.

De tels exercices, loin de le fortifier, l'affaibliraient et l'épuiseraient. Il y a plus : comme l'expérience lui apprendrait vite qu'il résulte toujours pour lui de ces tentatives une sensation pénible, l'instinct les lui ferait appréhender et le rendrait paresseux et craintif.

L'enfant, comme l'homme, est tourmenté par un besoin du mieux, qui l'empêche de jamais se contenter de ce qu'il a. On aurait tort de se préoccuper de lui apprendre à marcher, c'est chose qu'il fait d'instinct, quand la force lui est venue.

Jean-Jacques Rousseau écrivait dans l'*Émile* : « On n'a jamais entendu dire qu'un enfant bien constitué n'ait jamais marché, tandis que les enfants estropiés le sont souvent parce qu'ils ont été mal dirigés. » Les docteurs, à l'envi, ont cité cette phrase en l'appuyant de leur autorité.

On ne peut pourtant faire entrer cette vérité dans l'esprit des femmes du peuple ; aussi voit-on fréquemment leurs enfants affligés de jambes torses, de pieds rentrés, de dandinement, et cela, en raison même des soins qu'elles en ont pris. La nature, aidée d'une constitution vigoureuse, répare souvent d'elle-même le mal ; mais les enfants des classes élevées, plus délicats, et partant plus faibles, ont généralement besoin, dans ce cas, d'appareils orthopédiques.

Si l'enfant est confié à des femmes de service, il

faudra donc veiller de près à ce qu'elles ne s'entêtent pas à lui apprendre à marcher. Toute l'assistance qu'elles peuvent lui prêter, c'est de lui tendre la main lorsqu'il veut se relever ; de lui laisser cette main, comme un simple soutien, lorsqu'il cherche à faire quelques pas ; de disposer des meubles de place en place pour lui offrir des points d'appui.

L'enfant se montre peut-être encore plus impatient que les personnes qui le soignent, des obstacles qui entravent ses efforts et l'immobilisent.

Livré à lui-même, il s'adonne à d'incessantes tentatives pour satisfaire le besoin de locomotion qui l'aiguillonne. Ni les chutes qu'il fait, ni les coups qu'il se donne ne peuvent le rebuter. Tout au plus en advient-il des orages de cris et de larmes.

Ses joues ruissellent encore, que déjà il renouvelle ses efforts, oublieux qu'il est du mal, tant le but le passionne.

IV

PRÉCAUTIONS A PRENDRE

Le point le plus important, c'est que l'enfant soit chaussé de souliers à son pied — plutôt grands que petits — et montant au-dessus de la cheville.

Tant qu'il ne fait que se traîner et qu'il ne marche

pas, il est mieux de lui laisser des chaussons de laine tricotés. Il a moins froid aux pieds, et il se relève plus facilement, la souplesse de cette chaussure lui permettant de s'aider librement de ses pieds pour se relever.

En outre, comme il retombe et se redresse sans cesse, les efforts qu'il fait sans relâche dérangent et font tourner les souliers les mieux faits. Cela peut causer des entorses, ou déformer la cheville du pied.

Il est mieux de raccourcir ses jupes assez pour qu'il n'y embarrasse pas ses pieds quand il se relève. Tous les médecins prescrivent de les tenir très courtes; mais ils ne songent pas à recommander de fixer son lange et sa couche-culotte, de façon à ce que rien ne le gêne trop. Pourtant, les épaisseurs de tissus que l'on accumule entre ses jambes, en les écartant trop, l'accoutument à un désagréable balancement des hanches.

Dans la maison, au risque de quelques consé-quences fâcheuses, — qu'il est d'ailleurs facile de conjurer en faisant attention — il vaut mieux l'en débarrasser au moins de temps à autre. Le lange et la couche-culotte restent attachés autour de ses reins pour préserver ses vêtements; les pointes en sont seulement relevées de façon à ne point gêner sa marche.

Il est indispensable de mettre des portes à claire-

voie ou des barrières aux escaliers, des garde-fous
partout où l'on a des accidents à redouter; des garde-
feu aux poêles et aux cheminées, des grillages aux

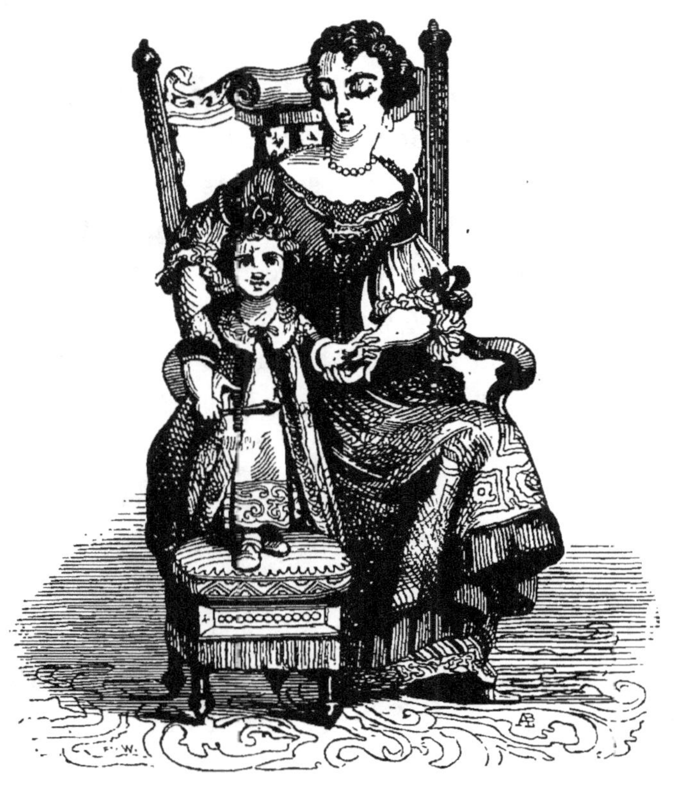

Fig. 94.   La teneuse du duc de Bourgogne.

fenêtres, etc. Encore, dans ce dernier cas, est-il préférable de les tenir fermées ou d'exercer une incessante surveillance.

Ces grillages, auxquels on se fie, cèdent tout à coup,

emportant des platras avec les clous qui les retiennent. Puis l'enfant s'y accroche ; par son poids ou ses efforts il les arrache et tombe avec eux. On n'a pas oublié la catastrophe qui frappa l'enfant d'un compositeur contemporain.

Jadis les appartements des Enfants de France étaient capitonnés — de même que le mobilier à leur usage — afin qu'ils ne se fissent pas de mal en se heurtant aux murailles et aux meubles. On se dispensait ainsi, dit-on, de leur mettre des bourrelets ou frontaux. Cependant, en dépit de cette assertion des historiens, on voit sur les estampes du temps de Louis XIV, le petit duc de Bourgogne la tête couverte d'une sorte de bourrelet.

Cet appareil était autrefois généralement usité ; maintenant on le retrouverait à peine, au moins dans les grandes villes. Toutefois les docteurs Brochard, Gyoux, Seraine et la plupart de leurs confrères ont cru devoir s'élever contre cette inutile invention. Les uns et les autres jugent que les bourrelets échauffent et compriment la tête, qu'ils la blessent s'ils sont durs, et ne lui servent à rien s'ils sont faibles. A leur avis, quelques bosses ou contusions sont plus utiles que tous les bourrelets, en apprenant à l'enfant à se méfier des chutes.

Les chutes sont moins dangereuses qu'on ne pourrait le croire, à cause de l'extrême souplesse des membres de l'enfant. Il en résulte toujours plus de cris que de mal. Ecorchures et bosses sont promptement guéries; les fractures même sont facilement réduites ; mais il faut, pour tous les cas présentant quelque gravité, faire appeler sur-le-champ le médecin.

Pour les enfants, les accidents sont d'ailleurs moins à craindre des suites de leur maladresse que de l'imprudence des nourrices et des bonnes qui les élèvent. On doit éviter avec soin de les prendre par les bras pour les soulever. Dans l'enfance, les jointures et les os sont si faibles, que les luxations et les fractures surviennent avec une facilité extrême. Quand on veut prendre un enfant pour le soulever, il faut toujours placer une main de chaque côté de la poitrine, immédiatement au-dessous des aisselles.

« Quelques personnes ont la mauvaise habitude de lever les enfants par la tête d'une manière brusque ; on a vu cette extrême imprudence causer une luxation mortelle[1]. »

Le docteur Gyoux attaque aussi une habitude non moins funeste : « C'est ainsi qu'au moment où l'enfant commence à marcher, on le prend par la main, et, en lui faisant sauter un ruisseau, on lui donne une luxation du coude, qui, si elle n'est pas réduite assez tôt, peut constituer une infirmité incurable. Il importe

---

1. Docteur Seraine : *De la santé des petits enfants,* page 69.

donc de prendre toujours sous les deux aisselles l'enfant que l'on désire soulever, si on ne veut pas l'exposer à lui luxer le bras[1]. »

Les bonnes et les nourrices ont coutume de saisir l'enfant par une main pour lui faire franchir un ruisseau, un obstacle, ou quelques marches. On en voit souvent qui traversent un passage boueux ou mouillé, tenant le malheureux enfant suspendu par un bras.

S'il se sent fatigué et ne veut plus marcher, il est parfois traîné par le poignet, jusqu'à ce que ses cris aient forcé la nourrice à le reprendre à bras, ou que, vaincu par la peur ou la douleur, il se soit décidé à marcher de nouveau.

Une précaution essentielle à observer, c'est de ne laisser traîner ni couteaux, ni ciseaux, ni épingles, ni aiguilles, ni rien de ce qui pourrait nuire à l'enfant, de quelque façon que ce soit. La déplorable manie qu'il a de tout porter à sa bouche rend dangereuses les choses qui semblent les plus inoffensives. Les liquides nuisibles, les objets qui, en se cassant, risqueraient de le blesser, de même que toutes les choses qu'il pourrait détériorer seront rigoureusement rangées hors de sa portée.

A ce propos, on ne devra pas trop se fier à son apparente impuissance de mal faire. Il ne sait pas

1. Ph. Gyoux : *Éducation de l'enfant*, page 192.

encore se tenir debout, que déjà il se hisse sur la
pointe de ses petits pieds. Cramponné d'une main au
rebord d'une table, il cherche de l'autre à attirer à lui
tout ce qu'il peut atteindre.

On se préoccupe beaucoup de donner de l'exercice
à l'enfant ; par contre, on néglige un peu trop de lui
ménager des points de repos où il puisse se délasser
à loisir. Le plus souvent, il en est réduit à s'asseoir
par terre, ou on l'emprisonne dans un petit fauteuil,
qu'une planchette mobile referme sur lui.

Sans doute, il est utile que le petit enfant soit, en
certains moments, ainsi retenu tranquille ; mais une
mère prévoyante prend soin d'enlever parfois la
tablette, pour laisser à la mignonne créature la libre
disposition de son petit siège. Cette planchette se
fixant au moyen de deux chevilles, rien n'est plus
facile que de la détacher et de la remettre à volonté.

CINQUIÈME PARTIE

L'ALIMENTATION

CHAPITRE PREMIER

Aliments divers.

I

LAIT

Pour l'enfant, de la naissance à la deuxième année, le lait est l'aliment par excellence. Longtemps ses organes n'en peuvent supporter d'autre, et, lorsqu'il n'est plus son unique aliment, il reste encore le meilleur qui existe pour lui.

La science a constaté dans le lait la présence de tous les principes qui sustentent le corps humain, dans une proportion et sous une forme parfaitement adaptées à l'organisation de l'enfant.

« Le lait résume les principaux aliments, c'est le type de l'aliment parfait [1]. » « Lui seul remplit les

1. Docteur Bouchut : *Hygiène de la première enfance*, page 82.

conditions physiologiques recherchées, d'être un aliment parfait et d'une digestion facile [1]. » « On y trouve, en effet, ainsi que dans l'œuf, tous les éléments nécessaires à la nutrition du petit; tout ce qui entre dans la structure des différents organes du corps [2]. »

La nature a exclusivement destiné le lait à l'alimentation des petits des mammifères. Sa sécrétion coïncide avec leur naissance et disparaît sitôt que leurs organes sont en état de digérer les aliments ordinaires.

Le simple examen des faits, aussi bien que les expériences des chimistes et des anatomistes, démontrent cette double vérité : Que le lait contient tous les principes nécessaires à l'enfant et qu'il est le seul aliment qui convienne à ses organes encore rudimentaires.

Chez la femme, comme chez les femelles des animaux, le lait est composé des mêmes éléments, mais ils sont répartis en proportions si différentes, qu'à l'analyse le savant attribue, sans hésitation possible, à l'espèce qui l'a sécrété, le produit qu'il a manipulé.

La plupart des médecins, se basant sur les résultats obtenus, jugent qu'il suffit d'égaliser artificiellement les quantités pour rendre identiques des laits différents.

Mais le docteur Bouchut est d'avis que le lait de

1. Ph. Gyoux : *Éducation de l'enfant*, page 69.
2. A. Donné : *Conseils aux mères*, page 88.

femme, quoi que l'on fasse, ne peut être suppléé par un autre lait, lors même qu'on rapproche de ce type le lait d'un animal par des adjonctions d'eau, de sucre et de sel marin.

Trois raisons justifient, à ses yeux, cette opinion. D'abord, la crème du lait humain donne peu de beurre, ou même n'en donne pas. Ensuite, son caseum — vulgairement fromage — au lieu de se rassembler en une masse compacte, ainsi qu'il arrive pour le lait de vache, par exemple, reste suspendu, dans la partie aqueuse, en légers flocons dépourvus de toute cohérence.

Enfin le savant Béchamp a découvert que la zimaze — ou ferment — du lait de femme a la propriété de saccharifier la fécule et les féculents, — propriété que l'on ne retrouve ni dans le lait de vache, ni dans celui des autres mammifères.

Le docteur Bouchut, qui rapporte et confirme ce fait, en conclut qu'aucun lait ne peut remplacer, pour l'enfant, le lait de la femme. « Il est bien évident qu'il ne faut plus songer à remplacer le lait de femme par du lait de chèvre, comme l'a fait Parrot ; par du lait d'ânesse, selon Tarnier, ou par du lait de vache coupé d'eau. Tous ces laits, tous ces mélanges resteront très éloignés du lait de femme [1]. »

1. E. Bouchut : *Hygiène de la première enfance*, page 103.

On aurait tort de se laisser impressionner par une déclaration aussi catégorique. Le docteur Gyoux analyse ainsi la composition du lait chez la femme et chez les principaux mammifères domestiques :

	FEMME	VACHE	CHÈVRE	ANESSE
Eau.	89	87	82	91
Beurre	2	4	5	1
Sucre de lait ou lactine et sels solubles	9	5	4	6
Caséine et sels insolubles. . . . . » .	4	4	9	2
	100	100	100	100

Boussingault analyse ainsi 1.000 grammes :

CHEZ	CASÉINE ET ALBUMINE	BEURRE	SUCRE DE LAIT	PHOSPHATE DE CHAUX	EAU
La femme	39	26	43	1	891
La vache	40	40	48	6	866
La chèvre. . . .	60	42	44	5	849
L'ânesse	19	10	64	4	903
La brebis	45	42	50	7	856
La jument. . . .	33	10	43	5	909
La chienne . . .	185	51	41	18	740

Le docteur Bouchut, sans donner de tableaux comparatifs ni de chiffres qui lui soient personnels, cite divers savants dont les conclusions attribuent au lait humain une quantité équivalente de beurre. On constate donc que le lait de femme diffère moins du lait de vache qu'on ne le croirait, d'après le texte cité plus haut.

On ne voit pas que les médecins aient tiré du défaut de cohérence du caseum un argument en faveur du lait de femme. Seuls les auteurs du *Livre des jeunes mères*, après avoir dit que cette caséine se présente sous l'aspect de flocons filamenteux et mous, recommandent de donner à l'enfant le lait de vache coupé d'eau et par petites quantités « pour éviter la formation de masses trop épaisses de caséine coagulée, difficile à digérer ».

Mais les matières filamenteuses sont au contraire les plus difficiles à digérer. D'autre part, chacun sait que le si caseum du lait de vache se coagule en une masse compacte, cette masse se rompt et se divise à l'infini au moindre choc, à la plus légère pression, — voire par l'effet de son propre poids sur une surface inclinée. D'ailleurs le fait de couper d'eau ce lait ne remédierait à rien, le caseum se séparant des parties liquides en se coagulant.

Malgré les savants et curieux travaux du docteur Bouchut, la question se trouve réduite aux points précédemment acquis : à savoir que le lait de vache étant plus riche en certains principes que le lait de femme, et conséquemment trop fort pour l'enfant, il est nécessaire de l'étendre d'eau et d'y ajouter du sel marin et du sucre, pour rétablir en ceci l'équilibre naturel.

Il semble que le docteur Bouchut adopte ces conclusions, puisqu'il cite sans commentaires — et partant recommande tacitement — le lait artificiel du docteur Cumming, lait « analogue à celui de la femme [1] ».

Or, ce procédé consiste à laisser reposer le lait de vache pendant quatre ou cinq heures, pour ne prendre que les deux tiers inférieurs, — le tiers supérieur enlevant les principaux éléments de richesse. Pour 1.000 parties de ce lait appauvri, on ajoute 142 parties de sucre et 1.458 parties d'eau. Seulement, de huit jours à dix-huit mois, la quantité d'eau va décroissant de 2.643 grammes d'eau à 500 grammes, de 243 grammes de sucre à 65 grammes pour 1.000 grammes de lait. Il est à remarquer que le docteur Cumming ne fait pas mettre de sel marin, — à l'encontre de nos docteurs, qui tous en adjoignent au lait de vache.

En ce qui concerne l'action saccharifiante du lait de femme, il paraîtrait que le docteur Bouchut se fait quelques illusions sur l'importance du fait. De son propre aveu, il est préférable de n'introduire les féculents dans le régime infantile qu'après le sixième

---

1. E. Bouchut : *Hygiène de la première enfance*, page 104.

mois; la plus grande et surtout la plus importante partie de la vie à la mamelle échappe donc au bénéfice de cette propriété, — laquelle n'est pas encore un fait si patent qu'il soit admis généralement. La salive d'ailleurs possède cette action saccharifiante et ne laisse à vrai dire, à ce sujet, au lait de la nourrice que le rôle d'un double emploi.

Le docteur Bouchut en arrive à résumer ainsi ses impressions : « Le lait des animaux domestiques, pur ou mélangé, peut être pris à défaut du lait de femme, mais il ne le vaut pas [1] ». — Vérité banale, puisque le lait des animaux n'a jamais été admis, pour l'enfance, qu'à titre de pis aller.

La question de préférence se trouvant tranchée en faveur du lait de femme, une autre question se soulève immédiatement. Le lait humain se modifie profondément en raison de son âge. Au moment de la naissance et pendant les premiers jours qui suivent, c'est une matière visqueuse et jaunâtre, à laquelle on a donné le nom de colostrum. Ce lait rudimentaire est nécessaire pour provoquer les évacuations; on le remplace mal par des équivalents.

Ce liquide se transforme insensiblement, dans l'espace de quelques jours, en lait proprement dit, un lait de facile digestion, mais peu nourrissant, lequel

1. E. Bouchut : *Hygiène de la première enfance*, page 105.

s'épaissit et devient de plus en plus riche à mesure que l'enfant croît en âge.

Du quatrième au dixième mois, le lait conserve à leur apogée ses propriétés nutritives ; mais, vers cette époque, les organes du nourrisson se trouvant disposés pour une nutrition nouvelle, il s'appauvrit et perd à la fois de ses qualités et de sa quantité. Chez certaines femmes même, quand vient l'époque du sevrage, il tarit complètement.

La nature prévoyante a donc ainsi ménagé la nourriture en proportion des besoins de l'enfant. Pour cette raison, le lait maternel est le plus favorable pour lui. A défaut de celui-là, le lait d'une femme dans les mêmes conditions de temps semble répondre aux exigences de la situation.

Cependant l'expérience prouve qu'il n'en est pas toujours ainsi. Au dire des médecins — dire confirmé d'ailleurs par des exemples journaliers — le nourrisson profite mieux parfois à la mamelle d'une mère chétive qu'à celle d'une nourrice vigoureuse : c'est qu'il retrouve là et la nourriture légère appropriée à la faiblesse de ses organes, et les éléments les plus conformes à son tempérament.

L'un des écrivains de Rome impériale, Aullus-Gellius, exprime ainsi cette pensée : « Car enfin cette liqueur précieuse que l'abondance des esprits et la fermentation intérieure ont blanchie, n'est-elle pas, dans les mamelles, ce même sang qui vient de former l'enfant dans les entrailles de la mère? N'est-ce pas ce sang qui, après avoir fini d'animer l'homme dans le sein maternel par une économie admirable de la nature, au moment de la délivrance, remonte vers la poitrine, s'y fixe pour étayer les faibles débuts d'une existence fragile, pour fournir au nouveau-né un aliment doux et familier [1] ? »

Et réellement le lait offre avec le sang une telle analogie, que le docteur Donné a dit : « qu'il en représente les diverses parties, et qu'il peut être considéré comme un premier état de ce fluide, comme une sorte de sang encore imparfait, auquel il ne manque, pour ainsi dire, qu'un degré de plus d'organisation pour devenir du sang véritable. Je citerai des expériences curieuses, dans lesquelles on voit le lait injecté dans les veines circuler avec le sang, le suppléer jusqu'à un certain point, et se transformer rapidement en fluide sanguin [2] ».

Au point de vue de l'alimentation infantile, les différents laits d'animaux sont ainsi classés : le lait de vache, le lait de chèvre, le lait de brebis : ceux-ci n'étant pris qu'à défaut du premier.

On reproche généralement au lait de chèvre de transmettre quelque peu à l'enfant ces allures sau-

1. Aullus-Gellius : *Nuits attiques*, ch. I.
2. A. Donné : *Conseils aux mères*, page 88.

vages et capricieuses, ce tempérament inquiet et
agité qui caractérisent la nourrice encornée.

Ce lait a souvent une odeur désagréable et un goût

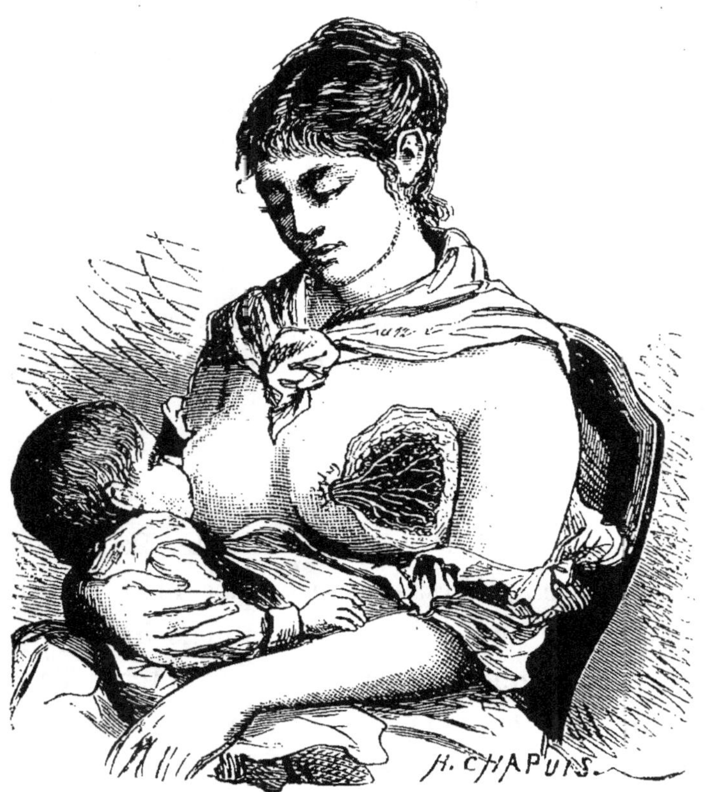

Fig. 95. — Allaitement. — Coupe d'un sein.

fort. Celui de la chèvre à toison blanche passe pour
meilleur. Cependant maintenant la chèvre noire des
Pyrénées, escortée de son chevrier basque, fournit
son lait à tout Paris. Désormeaux rapporte que le

lait de la variété dépourvue de cornes a la réputation
d'exhaler moins de cette odeur hirsine qui est
propre à ce lait; seulement il constate, d'après les
assertions des chevriers du Lyonnais, que c'est une opinion erronnée. En certains pays, on pratique l'abla-
tion des cornes pour améliorer le goût du lait; mais
le seul avantage de cette opération pourrait bien être
de rendre la chèvre inoffensive — et ce point a
quelque utilité, étant donné le caractère irritable du
fantasque animal.

Le lait de chèvre possède des qualités astringentes
qui le font prescrire dans les cas de diarrhées rebelles ;
mais ces qualités mêmes sont de nature à en restreindre judicieusement l'emploi dans la pratique courante.

Sa richesse d'ailleurs le rend indigeste. Le lait des
brebis, dont l'emploi est plus rare, offre une composition analogue au lait de chèvre, mais il est plus
éloigné encore que celui-ci du lait de vache. Tous
deux sont beaucoup plus riches en beurre, en caseum
et en sels minéraux, plus pauvres en sucre, partant
plus indigestes pour l'enfant, chimiquement parlant.

Le lait d'ânesse est indiqué par le docteur Bouchut
pour l'allaitement au verre et au biberon. Toutefois,
il dit plus haut : « Quant à donner du lait d'ânesse ou
de chienne (probablement veut-il dire de chèvre), ce

n'est plus qu'une affaire de préférence pour l'espèce de lait qu'on veut adopter [1]. » Ailleurs, c'est la chèvre, c'est l'ânesse qu'il désigne pour l'allaitement au pis, tout en déclarant ce genre d'allaitement presque impraticable.

Le docteur Donné admet qu'il est des cas où il convient mieux comme plus léger ; mais « quand le lait de vache passe bien, il vaut mieux l'employer que celui d'ânesse ou de chèvre [2] ? »

A vrai dire, si l'on s'en rapporte aux différents tableaux comparatifs et particulièrement à celui du docteur Gyoux --- ce que le lait de vache a en plus que le lait de femme, le lait d'ânesse l'a en moins. Cependant les auteurs sont d'accord pour reconnaître que ce lait est celui qui se rapproche le plus du lait humain.

La pratique ne confirme guère les données de la théorie ; les résultats obtenus sont si peu satisfaisants, que ce lait est plutôt mentionné que recommandé. dans les livres. On le réserve généralement comme moyen thérapeutique.

Mais les docteurs, même qui se montrent favorables au lait de chèvre ou d'ânesse, hésitent à le prescrire formellement, et cela pour une raison majeure : c'est

---

1. E. Bouchut : *Hygiène de la première enfance*, page 260, 8ᵉ édition (1885).
2. A. Donné : *Conseils aux mères*, page 313.

qu'avec l'un ou l'autre de ces laits, il est impossible d'assurer à l'enfant une alimentation uniforme et réglée, tant leur composition varie brusquement et sans cause appréciable.

Le lait de jument et le lait de chienne ne sont donnés à l'enfant que sur l'ordre du médecin. Ce dernier lait fait, dit-on, merveille dans les cas de rachitisme, à cause de la grande proportion de phosphate de chaux qu'il contient.

A vrai dire, ces différents laits ont des propriétés médicinales qui paraissent quelque peu surfaites. A voir la façon dont on les met en vogue et dont on les délaisse, il semble qu'il y ait dans ce cas plutôt parti-pris que raison d'être.

Il en est de même pour ces laits médicinaux qu'on obtient en faisant prendre à la vache, à la chèvre — voire à la nourrice — les remèdes dont l'enfant a besoin. Des médecins, revenus de cet engouement que soulève toute découverte dans sa nouveauté, trouvent que ces médicaments, en passant par le lait, ne parviennent à l'enfant qu'affaiblis et dans des proportions qu'on ne saurait régler. Ils jugent plus sûr, et surtout plus pratique, de les administrer directement au patient, à la dose voulue. Au reste, ce sont-là des questions qui doivent rester dans le domaine du médecin : la mère n'y a rien à voir ni surtout à pratiquer.

Sitôt qu'il n'est plus considéré comme aliment unique, mais comme auxiliaire, le lait d'animaux — et spécialement le lait de vache devient le meilleur de tous les aliments. On l'adjoint aux féculents, de préférence à l'eau, et même, dans les premiers temps, de préférence au bouillon.

La science — ou pour mieux dire l'industrie — a préconisé certains laits artificiels ou concentrés. Il s'est trouvé des docteurs pour les recommander ; on lit même avec un certain étonnement, dans l'ouvrage du docteur Bouchut : « Quelques personnes se servent du *lait concentré,* qui est une excellente chose, et souvent préférable au lait de vache[1]. » On ne sait en quelles circonstances exceptionnelles l'éminent docteur a expérimenté ce lait ; toujours est-il que les adultes mêmes qui en ont fait usage en état de santé, ont dû revenir au lait ordinaire.

Le docteur Gérard est loin de partager l'opinion de son confrère : « Le lait condensé, les laits conservés ou additionnés de farines, sont autant de pis aller qu'il faut s'empresser de suspendre, dès qu'on peut faire mieux. Le lait conservé et les farines lactées ne sont tolérables que dans les villes assiégées[2]. »

Le docteur Gyoux n'est pas plus partisan de ces

---

1. E. Bouchut : *Hygiène de la première enfance,* page 251.
2. Docteur J. Gérard : *Conseils d'hygiène et d'alimentation,* page 177.

expédients : « Parlerons-nous des compositions modernes qui ont la prétention de remplacer le lait dans l'allaitement de l'enfant? Ces préparations trop chimiques, dont la première et la plus importante, le *lait Liebig*, a été introduite dans le commerce par un homme dont la valeur scientifique lui a donné crédit pendant quelques jours, sont toutes des aliments d'un danger extrême. »

Il cite des preuves, un cas de mort arrivé dans sa clientèle, et conclut ainsi : « Ce fait s'ajoute aux quatre de même nature qui ont été signalés à l'Académie de médecine[1] et dans lesquels les nourrissons ont également succombé, grâce au fameux *lait Liebig*. On dresserait probablement un long martyrologe, si tous les faits analogues étaient réunis. Ne l'oubliez pas, mères imprudentes, et évitez pour vos nourrissons cette cuisine dangereuse[2] »

Un point important reste à examiner : le lait doit-il être donné cru ou bouilli à l'enfant ?

Parmi les auteurs qui traitent de l'hygiène infantile, le docteur Bouchut, appuyant son opinion sur celle de quelques docteurs anglais, est d'avis de faire bouillir le lait.

Au contraire, les docteurs Donné, Brochard, Gyoux,

---

1. *Bulletin de l'Académie de médecine.* Paris 1867, tome XXXII, page 809.
2. Ph. Gyoux : *Éducation de l'enfant*, pages 171, 172.

Allix, etc., s'élèvent fortement contre cette pratique.

Le fait que le docteur Bouchut, sa cause étant plaidée, a contre lui ces confrères éminents, est de nature à trancher la question. Cependant, quoique la cause se trouve ainsi jugée, il est bon que les mères sachent quels arguments ont été émis pour et contre.

Le docteur Bouchut allègue deux raisons : la première, la principale, c'est que l'ébullition détruit les vibrions et les germes morbifiques contenus dans le lait qui provient de vaches atteintes de phtisie, de fièvres typhoïdes et autres affections contagieuses. La seconde raison, c'est que le lait bouilli est d'une digestion plus facile.

Sur ce dernier point, tous ses collègues sont d'un avis diamétralement opposé. « L'ébullition rend le lait moins digestible », dit le docteur Allix. « Le lait est d'autant moins facile à digérer qu'il a été soumis longtemps à l'ébullition et à des ébullitions répétées », conclut le docteur Donné : « En faisant bouillir le lait, on dissocie les éléments qui le composent et le rendent plus difficile à digérer. On le prive en outre de la crème, qui en est la partie réellement nutritive », ajoute le docteur Brochard. Boerhaave a dit que : « ce fluide perdait en bouillant ses propriétés les plus saines et les plus balsamiques. » Le docteur Gyoux va plus loin : « L'ébullition dissocie les éléments du lait qui ne constitue plus un liquide homogène et qui crée ainsi un danger pour l'enfant[1].»

L'avis de ces auteurs a si généralement prévalu, que les médecins, d'accord en ceci avec eux, ordonnent de ne pas mettre en contact direct avec le feu le récipient qui contient le lait. C'est en ajoutant de l'eau chaude ou en le faisant tiédir au bain-marie que l'on doit porter le lait à la température convenable.

En ce qui concerne les animalcules et les germes malfaisants qui peuvent infecter le lait, certains docteurs prétendent que l'ébullition ne suffit pas toujours pour les détruire complètement. Le docteur Bouchut même reconnaît que si les germes de maladies infectieuses parasitaires sont radicalement supprimés, ceux des maladies non infectieuses ne le sont que passagèrement.

Les autres docteurs jugent plus prudent de s'assurer avant tout d'un lait sain, exempt de toute contagion, chose relativement facile, si l'on veut bien prendre les précautions les plus élémentaires.

Il est plus aisé qu'on ne croit de se procurer — même dans les grandes villes — du lait de bonne qualité. Il est vrai que les vacheries urbaines, placées le plus souvent dans des conditions antihygiéniques, renferment fréquemment des vaches phtisiques.

1. Ph. Gyoux : *Éducation de l'enfant*, page 168.

D'autre part, les grands établissements spéciaux, vendant le lait à des prix élevés, se laissent parfois entraîner à le falsifier par des procédés plus ou moins chimiques, les seuls qui — l'eau étant exceptée — donnent des résultats satisfaisants à l'œil. Il ne faut point trop se hâter de croire aux falsifications par les féculents ou la chaux : ceux-là formant dépôt au fond du récipient ne donneraient le change à personne.

A défaut des patrons, ce peuvent être les employés qui se livrent à la fraude, — même sur les boîtes les mieux scellées — témoin la célèbre affaire des garçons laitiers de Paris.

Puis la négligence, l'incurie d'employés désintéressés de la prospérité de la maison, l'impuissance où sont les maîtres de tout faire et de tout voir sont pour les animaux des causes de dépérissement et de maladie, et pour le lait des causes d'altération.

De plus, « dans toutes les exploitations, le lavage des boîtes d'expédition se fait au puits par des journaliers malpropres, avec de l'eau plus ou moins pure et de petits balais sales[1] ».

Mais entre les grandes exploitations et les petits nourrisseurs urbains, il y a tout une classe de producteurs placés dans les meilleures conditions.

______

1. E. Bouchut : *Hygiène de la première enfance,* page 273.

Assez éloignés pour vivre en pleine campagne, assez rapprochés pour apporter eux-mêmes, chaque jour, leur lait dans la ville, ils sont intéressés à ne pas le falsifier, puisque l'excellence de leur produit est la seule réclame qui soit à leur portée.

Comme les terres qu'ils cultivent sont à eux, comme ils n'ont que le nombre de vaches qu'ils peuvent soigner eux-mêmes, et qu'ils vendent leur lait aussi cher que les autres, ils touchent, à moins de frais, de plus gros bénéfices.

Leurs bêtes bien choisies et surtout bien traitées, par des maîtres expérimentés, ne sont jamais malades ou sont aussitôt réformées, une vache atteinte risquant d'infecter ses compagnes. Les récipients ici, lavés tous les jours à l'eau bouillante, sont tenus avec la propreté minutieuse qui garantit à la fois la bonne conservation du précieux liquide et la bonne renommée, plus précieuse encore, du propriétaire.

II

FÉCULENTS

En matière d'alimentation infantile, on entend par féculents les farines, gruaux, fécules des céréales, de tubercules, comme la pomme de terre, de légumineux tels que les haricots, pois, lentilles, etc., des fruits comme les châtaignes et les glands doux ; les préparations exotiques telles que le tapioca, qui est extrait de la racine du manioc, le sagou, qui provient de la moelle d'un palmier, etc.

Mais les féculents qui sont usités généralement sont le froment, l'orge, l'avoine, la fécule de pomme de terre, le riz, le tapioca, l'arow-root, le maïs.

La mode a sur ce chapitre plus d'influence qu'elle n'en devrait raisonnablement avoir. Ainsi, maintenant, la vogue est à l'arow-root, quoique notre simple fécule de pomme de terre lui soit en tout point égale, sinon préférable, en ce sens surtout que son bon marché la met à l'abri de toute falsification nuisible.

Mais à côté de ces féculents naturels, on trouve une foule de féculents artificiels dus à « l'alliance intéressée des chimistes et des industriels », comme disent Mme Millet-Robinet et le docteur Allix [1].

De toutes les sciences que la diffusion des lumières a mises à la portée du vulgaire, la médecine est peut-être celle qui tente maintenant le plus d'esprits. Des docteurs, des pharmaciens, des chimistes se sont empressés d'enrayer le mal, en inventant des produits mi-comestibles, mi-pharmaceutiques, dans le double et philantropique but de s'enrichir honnêtement et de permettre aux malades imaginaires de se

---

1. Mme Millet Robinet et le docteur Allix : *Le Livre des jeunes mères*, page 172.

traiter eux-mêmes sans risques ni dommages, comme aux gens qui se portent bien d'améliorer leur santé aux seuls dépens de leur bourse.

L'amour maternel ne pouvait se montrer moins zélé que l'amour de soi-même; de nombreuses farines, fécules, etc., sont venues donner carrière à la sollicitude des parents. La quatrième page des journaux est remplie de réclames attestant les vertus sans rivales de chacun de ces produits.

Ces préparations sont nécessairement basées sur une farine ou fécule quelconque, laquelle a subi, pour justifier son titre spécial, ou l'adjonction d'une autre substance, ou des manipulations qui n'ont pu qu'altérer ses qualités natives. On trouve donc, à l'employer dans la simplicité de sa forme primitive, de réels avantages, d'autant que pour mieux amorcer la crédulité publique et pour dérouter davantage la concurrence, c'est aux féculents les plus indigestes et partant les plus justement délaissés que les inventeurs s'adressent de préférence, parce qu'ils sont les moins reconnaissables. On sait que l'une de ces farines les plus vantées est composée de farines de haricots, de pois et de lentilles, mélangées à de la fécule de pommes de terre, à du sucre et du sel : or les féculents légumineux, étant d'une digestion difficile, sont généralement exclus du régime des nourrissons.

Dans presque tous les cas, « on a tout simplement

un mélange de farines diverses, qui forment un aliment détestable que les enfants digèrent fort mal, et dont le moindre inconvénient est de coûter fort cher[1] ».

Pour les jeunes enfants, la fécule de pommes de terre est l'aliment le plus convenable. Légère, rafraîchissante et suffisamment nourrissante, elle a l'avantage de cuire presque instantanément, avantage inappréciable pour tout féculent destiné au lait.

On tire maintenant du maïs une fécule qui se rapproche beaucoup de celle-ci.

La crème de riz est préparée pour les nourrissons enclins à la diarrhée, non pas que ce féculent resserre, ainsi que le vulgaire le croit, mais parce que son action émolliente guérit l'inflammation des intestins.

L'arrow-root, le tapioca sont également de bons féculents, quoiqu'ils mettent — de même que la crème de riz — plus de temps à cuire que les fécules.

En thèse générale, lorsqu'il s'agit de lait, les meilleurs féculents sont ceux qui demandent le moins de cuisson, attendu l'altération qui résulte, pour ce liquide, d'une ébullition prolongée, et son extrême propension à brûler. De plus, comme la première con-

1. Mme Millet-Robinet et le docteur Allix : *Le Livre des jeunes mères*, page 172.

dition pour préparer un bon aliment, c'est qu'on le fasse cuire à point, plus il sera aisé de s'acquitter de ce soin, plus ce but sera sûrement atteint.

La farine de froment est aussi lourde et indigeste que difficile à bien cuire, tant elle attache et brûle promptement. Le docteur Donné conseille de la sécher au four pour la rendre plus digestive. Mme Millet-Robinet et le docteur Allix, dans le même dessein, disent de la torréfier.

Dans le premier cas, la mesure est insuffisante ; dans le second cas, la farine, quoiqu'elle ne soit amenée qu'à la teinte jaunâtre acquiert un goût désagréable qui rebute l'enfant. Ce ne sont à vrai dire que des palliatifs. La difficulté de la préparation, les inconvénients qui persistent quand même font qu'il est plus prudent de s'abstenir de farine de froment. Il vaut mieux ne pas perdre de vue que, même pour les adultes, la bouillie de froment au lait est considérée comme un aliment très indigeste.

La farine d'avoine, recommandée par le docteur Bouchut, est maintenant si abandonnée à Paris, que l'on a peine à s'en procurer. Comme il arrive presque toujours pour les choses surfaites, le revirement dépasse toute mesure.

Le docteur Bouchut s'est laissé influencer, semble-t-il, par cette circonstance que la farine d'avoine « est employée depuis si longtemps dans les campagnes ». Mais ce n'est pas là une raison valable. L'enfant à la campagne est dans des conditions tout autres que dans l'espace resserré des villes; puis, il ne paraît pas que les nourrissons se trouvent déjà si bien de ce régime alimentaire, puisqu'ils périssent avec une si déplorable facilité.

La bouillie d'avoine est d'une préparation compliquée. Les auteurs du *Livre des jeunes mères* disent de laisser macérer la farine pendant plusieurs heures, avant que de s'en servir; elle exige une cuisson prolongée, comme d'ailleurs toutes les farines. Beaucoup de personnes font cette bouillie à l'eau et n'ajoutent le lait qu'au dernier moment. Il est indispensable de la passer au tamis pour la débarrasser des pellicules qu'elle contient toujours.

Le pain, à l'état naturel, est un aliment excellent. Beaucoup d'enfants se plaisent à sucer une croûte, ou à manger de la mie par bouchées.

Les biscottes de Bruxelles, le pain séché au four ou simplement rassis, servent à faire des soupes au beurre; quelques enfants s'en trouvent bien, mais cela ne convient pas au plus grand nombre.

Le pain, ainsi employé, a le grand inconvénient de surir aisément, et la précaution de le sécher au four auparavant ne remédie guère au mal. On évite d'en

1. E. Bouchut : *Hygiène de la première enfance*, page 277.

mettre dans le lait et le bouillon, à cause de la propension à s'aigrir qui caractérise ces deux liquides.

Le pain doit bouillir longtemps — deux heures au moins — pour s'incorporer si bien avec l'eau que ce ne soit qu'un liquide épais. Pour les très jeunes enfants, on tamise cette bouillie afin d'enlever les parties qui ne sont pas dissoutes. On ajoute ensuite un peu de beurre frais, quelques grains de sel et l'on sucre légèrement.

Cette préparation, étendue d'eau et dénuée de beurre, se verse parfois dans le biberon : c'est ce qu'on appelle de l'eau panée. L'inconvénient de surir s'aggrave ici de toute la difficulté que l'on éprouve à tenir le biberon bien net.

Le docteur Buchan, au contraire, ordonne de jeter l'eau dans laquelle le pain a bouilli et de la remplacer par du lait tiède. Mais les parties nutritives du pain sont presque complètement enlevées : « L'eau s'empare facilement de la fécule et du sucre du pain. Il suffit d'agiter ce dernier, séché et mis en poudre, avec de l'eau froide pour que ce liquide dissolve une portion de ces deux principes. Aidé par la chaleur, il enlève une plus grande quantité de la fécule modifiée que contient le pain et qui est soluble même dans l'eau froide[1]. »

Ce n'est qu'à défaut de lait que l'on met du beurre

---

1. R.-G. Barbier : *Traité élémentaire de matière médicale*, tome II, page 472.

dans la panade; le docteur Buchan la juge moins
saine ainsi que de l'autre façon: «Les enfants, dit-il,
ne doivent manger que très peu de beurre; il relâche
l'estomac et produit des humeurs grossières. La plupart des substances grasses et huileuses ont ce défaut.
Le beurre salé est encore plus nuisible. Au lieu de
beurre, mieux vaudrait qu'on donnât quelquefois du
miel[1]. »

L'eau panée, la panade, la soupe au beurre sont
en somme des aliments à éviter, en dépit de la vogue
dont ils jouissent maintenant.

Quelques docteurs prescrivent de varier les potages.
Cependant si l'enfant mange volontiers le féculent
choisi, il vaut mieux l'y laisser. Ses organes sont encore trop novices pour s'accommoder très bien du
changement. Puis on risque de lui donner un aliment
qui lui conviendra moins. Ce n'est que plus tard
que la variété a sa raison d'être et son utilité.

Le docteur Donné permet la semoule dès les com-
mencements. Ses confrères, généralement, interdisent
toutes les pâtes : vermicelle, semoule, etc., pour la
raison que les féculents ainsi travaillés sont d'une
digestion moins facile.

Les pâtisseries faites de farine, de beurre et d'œufs
sont rigoureusement défendues par tous les médecins

1. Buchan : *Médecine domestique*, page 37.

des enfants : « ce sont des aliments lourds, indigestes, qui empêchent les enfants de se développer et pro duisent à la longue des accidents intestinaux. Ils donnent souvent lieu à la dyspepsie et à des indigestions; ils engendrent de la diarrhée et une fois l'inflammation gastro-intestinale qu'ils produisent bien établie, l'enfant maigrit, s'amollit, dépérit et meurt, ou la santé est plus ou moins troublée pour le reste de l'enfance [1]. »

Quelques médecins exemptent de cette proscription ces pâtisseries sèches, dites pâtisseries anglaises, composées seulement de sucre et de fine fleur de farine. Mais celles-ci, quoique moins nuisibles, offrent encore le plus grave inconvénient signalé par les auteurs : le défaut de cette fermentation qui rend le pain si facile à digérer. De plus, comme elles sont pour la plupart travaillées à la façon du biscuit de mer, elles ont, comme ce biscuit, la propriété de gonfler énormément au contact de l'humidité. On s'expose à un certain malaise d'estomac si l'on ne met pas une modération extrême à les absorber à sec. Elles sont donc à éviter le plus possible.

Une autre façon d'utiliser les féculents pour les petits enfants, c'est d'en faire une décoction que l'on adjoint, en place d'eau, au lait du biberon. Le doc-

1. E. Bouchut : *Hygiène de la première enfance*, page 280.

teur Bouchut conseille d'employer pour cela de la farine d'orge ou d'avoine.

Il dit de moudre dans le moulin à café une cuillerée à thé de l'une ou l'autre de ces céréales et de faire bouillir dans l'eau cette grossière farine pendant un quart d'heure. Il est indispensable de filtrer ce liquide. Il est beaucoup plus pratique et plus sain de se servir d'orge perlé. On la fait bouillir pendant quelques minutes dans une première eau que l'on jette. La seconde eau n'a pas besoin d'être filtrée. La même graine peut servir deux ou trois fois avant que d'être épuisée. Dans le nord de la France, cette eau d'orge est constamment employée pour le biberon, si petit que soit l'enfant. Le docteur Donné prescrit aussi de couper le lait du biberon avec « l'eau d'orge ou de gruau » s'il est trop fort. Les docteurs Brochard et Gyoux ne recommandent que l'eau pure. Le docteur Allix blâme « les décoctions fermentescibles de pain ou de gruau, d'orge ou d'avoine ».

« Le lait de vache est par lui-même d'une digestion difficile ; ne le rendez pas plus indigeste encore en le dénaturant ainsi[1]. »

Les premiers potages doivent être très clairs, quel que soit le féculent employé. A peine le lait en est-il épaissi. A mesure que l'enfant s'accoutume à

---

1. Mme Millet-Robinet et le docteur Allix : *Le Livre des jeunes mères*, page 167.

les digérer, on force la dose. Certains nourrissons y prennent tant de goût, qu'ils ne sont satisfaits que lorsque la bouillie est épaisse « à couper au couteau », comme disent les nourrices. Il n'y a généralement pas d'inconvénient à leur passer ce caprice; on les voit refuser leur mets favori dès que leur estomac ne s'en accommode plus.

Les médecins, pour commencer, ordonnent les féculents à la dose d'une cuillerée à café pour chaque repas. On ajoute la quantité de lait nécessaire pour obtenir une soupe présentant la consistance d'un léger sirop.

III

SUCS DE VIANDE

Le bœuf, le veau, le poulet entrent dans l'alimentation des nourrissons sous forme de bouillons, de gelées et de sauces, ou jus de rôtis.

Les plus célèbres médecins des enfants se montren peu favorables au bouillon. Le docteur Donné dit : « Tous les bouillons de viande, de poule, ou autres ont le double inconvénient de nourrir très peu et d'être peu propres à rétablir l'intégrité des organes digestifs; ils ne contiennent qu'une infiniment petite quantité de principes nutritifs, et sous une forme qui n'est pas la plus propre à être assimilée[1]. »

Des expériences faites sur de jeunes chiens ont clairement démontré que le bouillon donnait des sujets moins forts et moins développés que ceux qui étaient exclusivement nourris de lait.

Le docteur Bouchut garde toutes ses préférences pour le lait. Le docteur Brochard cite un cas dans lequel il sauva une enfant de dix mois, rien qu'en interdisant le bouillon et en prescrivant le régime lacté. Le docteur Gyoux réserve le bouillon « comme dernière étape, avant d'arriver aux aliments solides[2] ». A ce point de vue, le bouillon rend véritablement d'éminents services, en accoutumant, sans danger, l'estomac du nourrisson à un ordre d'aliments complètement nouveau pour lui.

Le bouillon de bœuf — autrement dit le bouillon ordinaire — est en tout point préférable. En l'allongeant, on peut le rendre aussi léger qu'il sera nécessaire.

Le bouillon de veau et le bouillon de poulet — exception faite pour les cas particuliers — ne sont guère sains pour l'enfant, si l'on en croit les livres de médecine. « Ne voit-on pas ordinairement ce bouillon donner lieu, après quelques jours de son emploi, à une diminution de l'appétit, à des digestions pénibles,

---

1. A. Donné : *Conseils aux mères,* page 92.
2. Ph. Gyoux : *Éducation de l'enfant,* page 187.

parce qu'il a affaibli l'estomac et énervé son action? Cet effet est surtout prononcé sur les personnes qui ont les organes digestifs délicats. Tout ce que nous avons dit du bouillon de veau est applicable au bouillon de poulet[1]. »

Les gelées et les jus de viande se présentent sous deux aspects : les coulis et les sauces.

On obtient les premiers en faisant bouillir des viandes, os et débris de viande dans un peu d'eau, qu'on laisse encore réduire, afin d'extraire sous un petit volume les sucs nutritifs qu'ils contiennent. Ces coulis diffèrent de ceux qui sont usités en cuisine par l'absence des aromates et des épices.

Les secondes sont exclusivement la sauce des viandes rôties, dégraissée pour la table.

On administre indifféremment les unes et les autres à l'enfant, à l'état de gelée ou de jus — c'est-à-dire chauds ou froids — soit avec la cuiller, sois à l'aide de mie de pain. Cette dernière façon est de beaucoup la préférable.

Il est indispensable d'enlever toute la graisse des sauces figées, l'estomac de l'enfant ne pouvant la digérer lorsqu'elle est solidifiée. Au contraire, on peut ne pas dégraisser les sauces chaudes, à la condition toutefois qu'il n'y ait pas excès.

1. J.-B.-G. Barbier : *Traité élémentaire de matière médicale,* page 485.

Seuls les jus de rôtis peuvent servir ; les épices et les condiments que les autres sauces renferment les rendent échauffantes et malsaines pour les nourrissons.

Les jus de viandes ont, sur le bouillon, l'avantage de ne pas fatiguer l'appareil digestif par une quantité d'eau qui ne sert en définitive qu'à délayer les sucs nutritifs de la viande. Mais, par cela même qu'ils sont d'une nutrition plus riche, on en doit modérer l'emploi.

La nature de la viande est ici indifférente. Les sauces et gelées de rôti de veau et de poulet sont plus délicates et aussi saines que celle de bœuf. Il en est de même des différents produits de basse-cour et du gibier à plume. Si le gibier à poil reste excepté, c'est que sa chair subit généralement une macération dans une marinade fortement épicée. Seulement il va de soi que le gibier échaufferait l'enfant si l'on en faisait un usage répété.

IV

ŒUFS

Les œufs peuvent être donnés aux nourrissons dès la fin de leur première année. L'œuf dur est trop indigeste pour eux. On éviterait même de leur laisser manger le blanc d'un œuf à la coque, s'il arrivait qu'il fût cuit plus qu'en lait.

Le jaune de l'œuf à la coque, donné à la mouillette, les œufs brouillés peu cuits sont excellents.

L'œuf cru, bien battu comme pour une omelette et assaisonné de quelques grains de sel est préférable, quand l'enfant veut bien le manger ainsi, avec quelques mouillettes de mie de pain.

Les œufs passent pour être une nourriture substantielle et un peu échauffante. Il faut donc en user avec prudence.

Il est singulier qu'on n'ait pas introduit le lait de poule — ou chaudeau — dans l'alimentation infantile. Cela constitue, pour les malades, un aliment très apprécié, léger et nourrissant à la fois, qui paraît réunir toutes les conditions désirables pour l'enfance.

On n'emploie généralement que le jaune. L'œuf entier donne une préparation plus riche en principes alibiles.

Il est possible de se servir des œufs de tous les oiseaux de basse-cour, cependant il est préférable de donner des œufs de poule à l'enfant; les autres sont réputés plus échauffants.

V

BOISSONS FERMENTÉES

Le docteur Hufeland interdit expressément l'usage du vin aux enfants, « et certes rien n'est plus propre à ruiner les forces physiques et morales que la surexcitation à laquelle le vin donne constamment lieu dans l'enfance. Le vin et le régime animal échauffent le sang, communiquent plus de violence au caractère. Par là aussi on accroît la prédisposition aux maladies inflammatoires, au croup, aux fièvres cérébrales, etc.; et je suis certain que la fréquence actuelle de ces affections est due en grande partie à l'habitude de donner du vin aux enfants.

« Jadis, c'était une des premières règles d'éducation de ne jamais accorder de vin aux enfants, qui n'en étaient pas moins vigoureux et sains. Je pose ces principes que l'habitude de l'eau pendant l'enfance et la jeunesse fortifie l'estomac et le corps pour le reste de la vie, tandis que celle du vin débilite l'un et l'autre[1]. »

Au contraire, le docteur Gyoux dit : « Le vin peut être donné aux enfants dès qu'ils commencent à manger, à condition de le mitiger avec beaucoup

1. Docteur Hufeland : *Conseils aux mères*, pages 69 et 70.

d'eau ; c'est un stimulant des fonctions digestives. »
Il constate que beaucoup d'auteurs le proscrivent :
« Il est vrai, ajoute-t-il, que la plupart de ces auteurs sont des philosophes plutôt que des physiolo-
gistes[1]. »

Effectivement les plus habiles médecins des enfants
ordonnent pour eux « l'eau rougie », et le docteur
Donné n'hésite pas à écrire : « Je suis très partisan du
vin pour le régime des enfants, et je recommande
l'usage des espèces de soupe qu'on leur fait en trem-
pant un peu de pain dans de l'eau rougie légèrement
sucrée. Cet aliment est bon, non seulement pour les
fortifier, mais il est très commode pour les promenades. Cet aliment peut être introduit dans le régime
de l'enfant dès l'âge de six mois[2]. »

Un point auquel les auteurs ne semblent pas songer, c'est la qualité du vin, si sujette à caution, surtout à notre époque. Puis, l'enfant n'a pas besoin de
vin vieux, mais un vin trop jeune, c'est-à-dire trop
acide, lui serait contraire.

Néanmoins, on voit des nourrissons se trouver très
bien du vin aigrelet des vignes paternelles.

Le docteur Buchan permet aussi « de la bière très
légère ». Les autres auteurs ne disent rien à ce sujet.
Le cidre, de même, est passé sous silence. C'est à la

1. Ph. Gyoux : *Éducation de l'enfant*, page 189.
2. A. Donné : *Conseils aux mères*, pages 200 et 201.

mère à s'en rapporter, dans les pays à cidre, à l'expérience des faits qui se passent sous ses yeux.

Par contre, les boissons alcooliques sont extrêmement dangereuses pour l'enfance. Les bonnes, les nourrices, voire les mères elles-mêmes n'ont que trop la funeste manie de donner quelques gouttes de liqueurs sucrées comme l'anisette, le curaçao, etc., à leurs nourrissons. Elles les exposent ainsi aux plus graves désordres intérieurs.

L'eau pure, l'eau légèrement sucrée sont les seules boissons que l'on puisse offrir hygiéniquement à l'enfant jusqu'à son sixième mois, — l'eau panée, l'eau d'orge, l'eau de gruau restant considérées comme adjuvants du lait.

VI

QUELQUES ALIMENTS

Dès le huitième ou neuvième mois, les potages aux herbes ou aux légumes conviennent à l'enfant, à la condition que l'on n'en fasse pas son régime habituel et qu'on ne lui donne que le pain trempé dans la partie aqueuse du potage. Cependant il est nécessaire que l'acidité de l'oseille ne domine pas dans le potage aux herbes.

Les pommes de terre sont aussi un aliment utile pour l'enfant. Il est indispensable de les bien écraser et d'éviter que l'assaisonnement ne les ait rendues trop grasses. Elles sont même meilleures pour lui cuites à l'eau, au four ou dans les cendres, et simplement relevées par un peu de sel, s'il ne les veut pas dans leur fadeur.

« Le sel, dit le docteur Gérard, est utile à l'enfant, jamais nuisible [1] ». On est dans l'usage d'en ajouter même dans les potages au sucre — en très minime quantité, il est vrai, — « cette substance étant l'une des plus nécessaires à l'entretien de l'économie [2] ».

Le sucre lui est d'autant plus indispensable qu'il est plus jeune. Le lait même de la mère est chargé d'une plus forte proportion de sucre pendant les dix premiers mois; puis cette quantité va diminuant, indication précieuse fournie par la nature, et qui doit être respectée dans l'alimentation ordinaire.

Le docteur Donné croit devoir s'étendre un peu longuement sur ce chapitre : « Le sucre mérite seul une mention particulière, en raison du préjugé répandu sur cette substance. Il me suffira de dire que non seulement le sucre employé modérément n'a aucun inconvénient, mais qu'il convient dans une foule de

1. Docteur J. Gérard : *Conseils d'hygiène et d'alimentation*, page.
2. A. Donné : *Conseils aux mères*, page 211.

cas, sous une multitude de formes, et qu'il doit nécessairement entrer dans beaucoup de préparations dont les enfants font usage. Donné même avec excès, il est rarement nuisible par lui-même; son principal défaut est d'ôter un peu l'appétit quand on en mange trop souvent; quant à la propriété échauffante qu'on lui attribue, je la crois, pour ma part, très peu fondée[1]. »

En cette occasion, il serait peut-être plus prudent de tenir moins de compte de l'opinion du savant docteur que de l'avis contraire émis par ses collègues. Le sucre a le défaut, facile à constater d'ailleurs, d'altérer les enfants. Or l'on sait que la soif est toujours l'indice d'un échauffement plus ou moins intense. C'est par une sensation de pénible chaleur qu'elle se trahit, lors même qu'elle n'a pour cause que l'absorption d'aliments solides.

N'eût-elle d'autre inconvénient que de charger l'estomac de l'enfant de liquide inutile, que cela suffirait pour recommander de n'user que très modérément du sucre.

Mais les docteurs signalent d'autres inconvénients : l'enfant, alléché par le sucre, la plus agréable de toutes les sensations qui flattent son palais, mange plus qu'il n'est besoin et, d'autre part, se dégoûte d'aliments plus simples.

1. A Donné : *Conseils aux mères,* pages 208 et 209.

Beaucoup de médecins ordonnent donc de sucrer de moins en moins les aliments, à partir du dixième mois. En tout temps, il importe de ne pas les sucrer trop. Si quelques médecins soutiennent que le sucre ne peut échauffer, le plus grand nombre maintient l'opinion contraire, et comme les premiers concluent néanmoins à modérer l'usage du sucre, on n'a pas à choisir entre deux avis.

Si le sucre est utile en petite quantité, les sucreries et les bonbons, par contre, sont nuisibles. Les aigreurs d'estomac, l'échauffement, le défaut d'appétit, les indigestions sont les conséquences inévitables de leur absorption.

Le miel est un aliment fort vanté. « Le miel est sain, il purifie les humeurs. Les enfants qui mangent du miel sont rarement tourmentés par les vers. Ils sont aussi moins sujets aux maladies cutanées[1]. » Il n'en est pas moins vrai que le miel est un aliment lourd. Peu d'enfants d'ailleurs l'acceptent volontiers.

Le café n'entre dans le régime infantile qu'à titre de médicament, lorsque l'enfant dort d'un trop lourd sommeil. Mais, dans ce cas, c'est au médecin à l'ordonner.

Le thé noir très léger n'est admis qu'exceptionnellement et à défaut d'aliment plus convenable. On doit toujours le couper fortement de lait.

1. Buchan : *Médecine domestique.*

On peut encore donner à l'enfant un os de poulet ou de côtelette à sucer, ou même un morceau de viande rôtie ou grillée assez gros pour qu'il ne puisse pas l'avaler.

Tel est l'avis des médecins. Cependant la mère prudente fera bien de surveiller de près les résultats de ce système. L'enfant, de ses quatre premières dents, déchiquette des morceaux qu'il avale tels quels, hors d'état qu'il est de les bien mâcher, et il en éprouve fréquemment de plus graves inconvénients encore que s'il absorbait de la viande très finement coupée.

En dépit des novateurs, qui prescrivent pour les petits enfants la viande crue hachée menue, la généralité des médecins défend énergiquement l'usage de la viande, tant que l'enfant n'a pas un nombre de dents suffisant pour la bien broyer.

Les confitures ne sont pas nuisibles, non plus que les fruits cuits. Mais l'enfant ne doit prendre les uns et les autres qu'avec du pain et en petite quantité. On les introduit accidentellement dans son régime, de même que les légumes verts ou secs, — ceux-ci en purée — à mesure que l'époque du sevrage approche.

CHAPITRE II

Régime alimentaire du nourrisson.

I

ALIMENTATION PRÉMATURÉE

Si l'on songe que l'enfant trouve en naissant un aliment tout préparé, dans les mamelles de sa mère; si l'on réfléchit que cet aliment comporte tous les éléments nécessaires à la sustension, tout aussi bien qu'à l'accroissement de son corps, si d'autre part on se rend compte que la structure de ses organes fait qu'il est inhabile à bien digérer tout autre aliment que le lait, on juge que la nutrition de l'enfant est un fait tellement bien prévu et réglé par la nature, que l'on n'a pas besoin de s'y arrêter. Cependant il n'en est pas ainsi.

Que la nourrice, dont le lait diminue ou se trouve insuffisant, introduise prématurément les féculents dans l'alimentation du nourrisson étranger, voire de son propre enfant, cela n'a en somme rien de bien étonnant. Si même elle agissait ainsi sans que la nécessité l'y contraignît, on aurait souvent le devoir de l'éclairer plutôt que le droit de la blâmer, imbue qu'elle est de préjugés dont son esprit inculte ne peut pas discerner les dangers.

Ce qu'il y a de moins concevable, c'est que les mères, en des classes plus élevées, partagent ces préjugés au point de transgresser une loi si simple de la nature. Elles obéissent ainsi aux pernicieux conseils de matrones dont l'ignorance égale seule la présomption.

On ne peut nier pourtant que les docteurs n'aient tout fait pour détruire une erreur aussi funeste. Il n'en est pas un qui ne s'étende longuement sur ce sujet : « Les enfants ne se doivent nourrir que de lait pendant les quatre ou cinq premiers mois qui suivent la naissance, dit le docteur Bouchut. C'est la nourriture qui leur convient le mieux, c'est celle que la nature leur a destinée. L'estomac et les intestins n'ont pas encore la structure nécessaire à la digestion des soupes, des aliments féculents ou de la viande. Le lait doit être exclusivement leur nourriture[1]. »

« Si l'on veut donner aux enfants une *nourriture prématurée*, il en résulte des accidents graves, très souvent mortels. Ce sont, en première ligne, la constipation et la dyspepsie. Ils sont un peu plus tard suivis de diarrhées et d'arrêt de développement de la dentition ou du système osseux, constituant *l'ostéo-*

1. E. Bouchut : *Hygiène de la première enfance*, page 48.

malacie ou le rachitisme. C'est à cette alimentation prématurée qu'il faut rapporter la grande mortalité des enfants en nourrice, mortalité considérable qui atteint quelquefois le chiffre énorme de quatre-vingt-dix pour cent[1]. »

« Si les diarrhées sont souvent la conséquence d'un lait pauvre ou malsain, elles sont aussi déterminées chez les jeunes enfants par des aliments trop copieux ou trop consistants.

« Quand ce n'est pas dans les organes digestifs que l'excès de nourriture produit du désordre, c'est sur la peau que l'on voit quelquefois porter son action. Je ne puis douter, par les exemples que j'ai eu sous les yeux, que cette cause ne favorise essentiellement le développement des gourmes; j'ai vu cette affection survenir chez les enfants trop fortement nourris, et qu'il a suffi de priver de cette surabondance de nourriture pour les guérir d'une affection peu nuisible à la vérité, mais désagréable et qui fait le désespoir des parents[2]. »

« La nature nous montre sa volonté et son but en mettant à la portée de tous les jeunes mammifères le lait contenu dans les mamelles de leurs mères; mais l'homme, faussant toujours les lois qui lui sont

---

1. E. Bouchut : *Hygiène de la première enfance*, pages 270 et 280.
2. A. Donné : *Conseils aux mères*, page 196.

tracées, laisse les animaux suivre leur instinct et prive le nouveau-né du lait auquel il a droit; ou, se croyant plus capable que la nature, constitue à l'enfant une alimentation mixte, composée de lait et d'autres aliments.

« Mais comme une loi naturelle ne saurait être enfreinte impunément, les pauvres petits êtres expient le plus souvent la faute de leurs parents. Les uns sont pris de vomissements et de diarrhées; leurs selles acquièrent une couleur verdâtre et une odeur fétide, indices d'une affection profonde du tube digestif; d'autres subissent un arrêt de développement dans leur système osseux et deviennent rachitiques, car le docteur Jules Guérin a démontré que le rachitisme résulte souvent d'une alimentation autre que le lait dans les premiers temps de la vie. Nous n'en finirions pas si nous voulions citer tous les exemples qui signalent les dangers, pour le nourrisson, d'une fausse alimentation; il n'y a pas un médecin qui n'en ait rencontré plusieurs cas.

« On s'expose donc à des accidents graves en privant trop tôt un enfant du lait, ou en lui donnant trop tôt une nourriture qui n'est pas en rapport avec ses organes digestifs[1]. »

« *L'alimentation prématurée*, qui est la cause de

1. Ph. Gyoux : *Éducation de l'enfant*, pages 69, 70 et 71.

mort la plus commune chez les nouveau-nés confiés aux nourrices mercenaires, est également une cause très fréquente chez les enfants élevés par leurs propres mères.

« Presque tous les enfants meurent parce qu'ils mangent trop ou parce qu'ils mangent trop tôt[1]. »

Il serait trop long de citer les auteurs qui, dans d'autres termes, reproduisent ces mêmes pensées, d'autant que sur ce chapitre tous présentent le plus parfait accord.

Mais où cet accord commence à se troubler, c'est sur l'âge précis où l'on doit introduire les féculents dans l'alimentation de l'enfant.

Le docteur Donné dit que c'est « vers l'âge de six mois environ ». Mais il permet dès l'âge de trois mois « une bouillie légère » à l'enfant allaité par une mère qui n'a pas assez de lait ou qui a « besoin d'être ménagée ».

Le docteur Hufeland, pour la même raison, et seulement dans ce cas, permet la bouillie à quinze jours. Si l'on réfléchit qu'il partage d'ailleurs le sentiment de ses collègues et que, si ceux-ci diffèrent quant au maximum, ils jugent maintenant que l'âge de trois mois est le délai le plus strict, on est tenté d'attribuer à une faute d'impression, ou à une erreur de traduc-

---

1. Docteur Brochard : *Guide pratique de la jeune mère*, pages 49 et 54.

tion, cet âge de quinze jours, mentionné dans ses *Conseils aux mères*.

Le docteur Brochard prescrit d'attendre cinq ou six mois. Mais, toujours dans ce cas d'insuffisance de la mère, il autorise une bouillie très claire dès le troisième ou le quatrième mois. Encore ordonne-t-il de ne donner à la campagne que du lait de vache. S'il permet en ville l'adjonction d'un féculent, c'est qu'il tient compte de l'impossibilité où l'on se trouve parfois d'y avoir de bon lait.

Le docteur Seraine se renferme exactement dans les mêmes délais. Cependant il dit d'autre part : « Si le lait de la nourrice suffit par sa qualité et par sa quantité aux besoins de l'enfant, pendant une année entière, on ne saurait mieux faire que de le laisser téter exclusivement[1]. »

Le docteur Buchan, sans entrer dans d'autres détails, prescrit purement et simplement d'attendre quatre mois accomplis.

L'avis du docteur Bouchut est que l'on tienne l'enfant au lait jusqu'au quatrième ou cinquième mois. Lui non plus n'excepte aucun cas de ce laps de temps.

Le docteur Allix prolonge le délai au delà du septième et du huitième mois, sans mentionner de circonstances exceptionnelles. Il va plus loin, il dit

---

1. Docteur Seraine : *De la santé des petits enfants*, page 52.

qu'il est préférable d'attendre la sortie des dents incisives médianes.

Dans la pratique courante, beaucoup de médecins ordonnent aussi de s'en rapporter ainsi à l'indication de la nature. Cependant, si restreint que le champ soit ici, l'on s'y trouve encore en face de quatre indications différentes : l'apparition des deux premières médianes, celle des quatre médianes; la sortie complète des deux premières ou celle des deux dernières.

A en juger par la construction de sa phrase, il semblerait que le docteur Allix soit de ce dernier avis; mais le fait n'est pas bien prouvé.

Ces variations sont plus importantes qu'elles ne le paraissent de prime abord. On compte de six semaines à deux mois d'intervalle entre chaque poussée. Puis, du moment où la dent perce à celui où elle atteint sa grandeur normale, il se passe souvent un temps égal, sinon plus considérable : cela donne de suite l'énorme différence de quatre mois.

Ces divergences sont de nature à rendre la mère perplexe sur une question dont on ne lui a que trop démontré l'extrême gravité.

D'autre part, elle n'a pas, pour couper court à ses hésitations, la ressource de s'arrêter à l'extrême délai : l'enfant, lui dit-on, dépérit s'il n'a qu'une nourriture insuffisante.

De plus, il est nécessaire d'accoutumer son estomac à un autre aliment que le lait, pour le cas où l'on serait contraint d'y avoir recours.

Le médecin est bon juge en de telles circonstances, à cette réserve près qu'il donnera forcément dans l'un de ces systèmes. Mais toute mère n'a pas ainsi un médecin à consulter ; puis, ce qu'elle désire, c'est l'opinion résultant de l'ensemble des avis.

En somme, le danger réel, c'est de fournir à l'enfant une alimentation qui n'est pas en rapport avec le développement de ses organes digestifs. Il semble donc sage de prendre pour point de repère ce qui est le complément visible de ces organes. L'apparition de dents indique logiquement le besoin d'une nourriture qui soit plus substantielle, mais qui néanmoins n'exige aucune mastication.

Le bouillon, à ce point de vue, serait utile ; cependant si l'on réfléchit que, dans l'ordre de la nature, les sucs qu'il contient ne devraient être fournis à l'estomac que par l'action des dents, on jugera plutôt qu'il serait mieux de l'interdire.

Les dents perçant à des âges très différents, les enfants prennent ainsi les féculents à des époques très variées — ce qui concilie à la fois les exigences de leur tempérament et les divers systèmes qui se trouvent en présence.

Ce point étant réglé, il y aurait aussi un moyen de

se diriger au milieu des difficultés qui subsistent encore, tout en suivant probablement la pensée tacite des auteurs compétents : ce serait d'introduire les féculents dans l'alimentation aussitôt que la première pointe blanche émergerait de la gencive rose, pour les enfants dont les dents sont tardives, tandis que l'on attendrait la percée ou même l'évolution complète du second groupe pour les enfants précoces.

On n'aurait plus dès lors qu'à se tenir en garde contre une précocité tout à fait exceptionnelle; dans ce cas, l'âge de l'enfant servirait de guide, en ce sens qu'on laisserait écouler le laps de temps nécessaire pour attendre l'époque la plus hâtive de la dentition ordinaire.

Louis XIV naquit avec des dents, mais on ne l'a sûrement pas mis dès sa naissance au régime de la bouillie.

De même, si, après ses douze mois accomplis, l'enfant n'offrait aucun symptôme de dentition, il serait opportun de passer outre.

Il reste encore d'autres considérations dont il est indispensable de tenir compte. Ainsi le lait peut être au-dessous des conditions ordinaires—comme qualité aussi bien que comme quantité.

En ces deux cas, les médecins prescrivent de suppléer à ce qui manque par le lait d'un animal. Mais il n'est pas toujours possible de se conformer à cet avis. Beaucoup de docteurs ont prévu cette hypothèse en indiquant une époque plus rapprochée pour faire manger des potages à l'enfant.

II

RÉGLEMENTATION DES TÉTÉES

La sensualité du nourrisson n'étant sollicitée ni par la variété des mets, ni par un aliment trop friand, il semble qu'il ne doive pas manger plus qu'il n'est nécessaire pour satisfaire sa faim.

Cependant, au dire des médecins, il a besoin d'être rationné. Diverses raisons obligent d'en venir à cette extrémité. Pour ne parler que de celles qui le regardent personnellement, d'abord, et avant tout, il est indispensable qu'il ait digéré son dernier repas avant que d'en prendre un nouveau.

On compromet profondément la santé des petits enfants en violant cette règle : « On leur donne indigestion sur indigestion, car ils n'ont pas eu le temps de digérer leur premier repas qu'on leur en fait faire un second ; leur estomac s'irrite, s'enflamme, ainsi que l'intestin, et il en résulte de graves maladies dans les voies digestives [1]. »

1. E. Bouchut, *Hygiène de la première enfance*, page 265.

« Les enfants se trouvent beaucoup mieux de cette distribution méthodique de la nourriture que d'une alimentation irrégulière, qui met tantôt trop de distance entre les repas et tantôt charge coup sur coup leur estomac d'une nouvelle quantité de substances, sans leur laisser le temps de digérer l'aliment qu'on vient de leur donner [1]. »

La seconde raison, c'est que l'enfant, en tétant trop souvent, n'éprouve jamais un réel besoin de nourriture; il se trouve repu avant que d'avoir épuisé le lait qui a séjourné dans la mamelle, lait séreux, peu nutritif, et, susceptible, selon le docteur Bouchut, de lui donner la diarrhée.

Ainsi l'enfant souffre à la fois des deux inconvénients qui semblent pourtant s'exclure : une surabondance d'aliments et une alimentation insuffisante.

Les docteurs sont d'accord sur l'intervalle qu'il convient de mettre entre chaque tétée. Ils prescrivent d'allaiter l'enfant, le jour, de deux heures en deux heures pendant le premier mois; de trois heures en trois heures pendant le deuxième mois; de quatre heures en quatre heures pendant le troisième mois. Ce dernier intervalle est celui que l'on garde jusqu'au sevrage.

Si le lait de la nourrice est trop riche pour l'enfant,

1. A. Donné : *Conseils aux mères,* page 150.

on prend soin d'espacer davantage les tétées ; le nourrisson trouve alors dans la mamelle un lait plus léger, qui convient mieux à ses organes digestifs.

Pour ménager à l'enfant aussi bien qu'à la nourrice le repos qui leur est nécessaire, le nombre des tétées nocturnes se réduit à deux — trois tout au plus — pendant les premiers temps.

Ceux des docteurs qui règlent ce détail le plus précisément fixent à onze heures ou minuit la dernière tétée ; ils reportent la première à quatre ou cinq heures du matin.

Les auteurs qui n'indiquent pas de chiffres laissent du moins conjecturer que tel est aussi leur avis.

Le docteur Gyoux augmente encore ce laps de temps ; il place la dernière tétée à dix heures du soir et la première à cinq heures du matin.

Si les uns s'en tiennent absolument à cette règle générale, les autres se départent de cette rigueur, au moins pendant le jour, pour des cas spécifiés : c'est-à-dire quand l'enfant est trop faible ou trop affamé.

Ils permettent alors de n'attendre qu'une heure et demie, ou même une heure durant les premières semaines, l'allaitement nocturne se bornant toujours à trois tétées au plus.

Le docteur Seraine est le seul qui autorise à donner le sein à l'enfant aussi longtemps et aussi souvent qu'il le désire, pendant les premiers temps. Mais il conseille de « régler l'allaitement » aussitôt que faire se peut. Il rentre alors dans les données de ses comfrères.

Le docteur Donné, l'un de ceux qui réglemente le plus sévèrement le régime infantile, conclut néanmoins par cette observation, dont il est urgent de tenir compte :

« Cette régularité ne peut et ne doit pas être observée d'une manière absolue, le bon sens indique que si l'enfant dort d'un bon sommeil, au delà du terme auquel il devrait téter d'après la règle, on ne le réveillera pas pour satisfaire à un besoin qu'il ne manifeste pas et pour lui administrer rigoureusement le nombre de repas fixé ; il serait déraisonnable de vouloir introduire une précision mathématique dans l'éducation d'un enfant [1]. »

En ce qui concerne la quantité de lait que l'enfant peut absorber à chaque repas, les médecins sont d'avis que lorsque les enfants sont en train de téter, « il faut les laisser se satisfaire à leur aise et attendre qu'ils veuillent quitter le sein d'eux-mêmes. Souvent ils s'y endorment ; alors on les place doucement dans leur berceau, où ils sont infiniment mieux que sur les genoux de leurs nourrices [2]. »

1. A. Donné : *Conseils aux mères,* pages 151 et 152.
2. E. Bouchut : *Hygiène de la première enfance,* page 265.

Cette opinion du docteur Bouchut est exprimée par ses confrères en des termes analogues.

Dans les intervalles des tétées, si l'enfant crie, on apaise sa soif avec de l'eau très légèrement sucrée, ou même de l'eau pure, pas trop froide l'hiver.

Les mères ont le plus grand intérêt à suivre docilement, sur ce chapitre, les conseils des docteurs. Il y va non seulement de la bonne qualité et de la conservation de leur lait, mais encore de leur santé et même de leur vie. L'allaitement pratiqué inconsidérément a, pour premier inconvénient, de ne donner lieu qu'à la production d'un lait séreux; puis les mamelles, incessamment sollicitées, s'épuisent et se tarissent.

D'autre part, la fatigue qui en résulte pour la mère est susceptible d'altérer sa santé à tel point que la mort peut s'ensuivre. Le docteur Donné cite une femme du peuple qui, « à neuf mois, donnait encore à téter quinze à vingt fois par jour. Arrivée à un état de maigreur extrême, elle est tombée tout à coup dans un état de faiblesse d'où rien n'a pu la relever; deux jours après, cette pauvre femme mourait exténuée. »

« Dans leur ardeur maternelle, et poussées par une sorte de vanité de la mamelle, les jeunes mères veulent donner à téter à chaque instant, le jour, la nuit, à toute heure, et se font réveiller dans la crainte de laisser pâtir leur enfant. Ce zèle indiscret ne peut manquer d'être fatal, et il ne tarde pas à porter ses fruits [1]. »

De son côté, le docteur Brochard ordonne que le nourrisson tète à des intervalles réglés et assez espacés pour que la faim le force à téter longuement. « Tout le secret d'une nourriture inoffensive pour la mère et profitable pour l'enfant se trouve dans l'observation de ce double précepte. Que toutes les mères sachant bien que, dans cette circonstance, un zèle inconsidéré leur est aussi préjudiciable qu'il est funeste à leurs nouveau-nés [2]. »

III

RÉGLEMENTATION DES POTAGES

Une fois les potages admis en principe dans l'alimentation infantile, la difficulté est d'en régler le nombre. Les docteurs laissent généralement ces questions dans le vague, ou à peu près.

Ils ont une certaine raison d'agir ainsi, puisque le tempérament de l'enfant entre pour beaucoup dans les convenances à consulter.

Cette fois, mettant de côté les considérations particulières, dont la mère et le médecin sont seuls juges,

1. A. Donné : *Conseils aux mères*, pages 70 et 64.
2. Docteur Brochard : *Guide pratique de la jeune mère*, page 62.

le docteur Bouchut prescrit absolument « un seul potage au milieu du jour, environ cinq à six cuillerées ; puis, à sept mois, deux par jour, un le matin et un le soir ; enfin, à dix mois, on peut donner jusqu'à trois petits potages[1]. » Le docteur Allix ne permet qu'à neuf mois le second potage.

On évite communément de donner à téter à l'enfant avant qu'il ait mangé sa soupe, de crainte de diminuer son appétit.

En théorie, ce potage remplace la tétée. Cependant beaucoup de mères allaitent après leur nourrisson. Cet usage est fortement approuvé et même recommandé par le docteur Bouchut et nombre de ses confrères : « Par le fait même de mes connaissances, et d'après mes expériences, dit le docteur Bouchut, une tétée de cinquante grammes donnerait assez de zymase pour faire quarante centigrammes de glucose. Cette action saccharifiante du lait de la nourrice, qui vient s'ajouter à l'action saccharifiante de la salive et du fluide pancréatique, montre qu'il y a chez l'enfant à la mamelle trois produits de sécrétion au moins capables de transformer l'amidon en glucose de façon à faciliter son absorption[2]. »

Le savant docteur constate que du temps passé la coutume des nourrices était de donner un peu à téter

1. E. Bouchut : *Hygiène de la première enfance*, page 277.
2. E. Bouchut : *Hygiène de la première enfance*, page 104.

à l'enfant après qu'il avait mangé sa soupe. A part les raisons scientifiques, qu'elles ignoraient sûrement, elles avaient à cela une raison banale : c'est que les potages, surtout s'ils sont sucrés, provoquent une soif intense. Elles n'obtenaient que de bons résultats à désaltérer ainsi l'enfant du lait de leurs mamelles.

Les auteurs du *Livre des jeunes mères*, sans mentionner l'opinion du docteur Bouchut, constatent et désapprouvent cette pratique : « Si l'enfant est assez nourri par sa soupe, le lait qu'il prend ensuite est une surabondance qui lui est nuisible plutôt que profitable, et, de plus, s'il sait qu'il doit avoir à téter, il se décidera difficilement à manger. Il faut seulement lui faire boire un peu d'eau sucrée ou mêlée d'un peu de vin, après chaque repas de soupe [1]. »

A tout prendre, puisqu'ils permettent l'absorption d'un liquide, mieux vaut encore le lait que l'eau sucrée ou l'eau rougie, après du potage au lait. Cependant, comme il n'en peut résulter d'inconvénients, si l'enfant est mieux désaltéré ainsi, on peut lui donner l'une ou l'autre boisson.

On évalue à cinq ou six cuillerées à bouche, à dix ou douze cuillerées à café, la quantité de potage convenable pour un enfant à la mamelle.

A vrai dire, on n'a pas à se préoccuper de ce détail.

1. Mme Millet-Robinet et le docteur Allix : *Le Livre des jeunes mères*, pages 174 et 175.

L'enfant refuse de manger dès qu'il est rassasié. Le difficile est au contraire de lui faire accepter la quantité de potage qui lui serait utile. On n'y parvient parfois qu'en le faisant boire ou téter, pour obvier à l'empâtement qui lui donne une sensation prématurée de plénitude. Seulement ce n'est que par nécessité que l'on a recours à cet expédient.

S'il arrive jamais que l'enfant mange trop de soupe, c'est que, privé de la quantité de lait dont il a besoin, il apaise sa faim avec l'aliment dont il est forcé de se contenter.

IV

PESÉE DU NOURRISSON

La difficulté de se rendre compte de la quantité de nourriture absorbée a fait songer à peser le nourrisson avant et après la tetée.

Le docteur Bouchut a publié, d'après Segond, le tableau de la quantité de lait que l'enfant doit prendre, en moyenne, du premier jour au douxième mois :

	10 TÉTÉES				9 TÉTÉES	6 A 7 TÉTÉES		
	1er jour	2e jour	3e jour	4e jour	1er mois	2e mois	3e mois	4e au 9e mois
	gr.	gr.	gr.	gr.	gr.	gr.	gr.	gr.
Poids de la tétée. .	3	15	40	55	70	100	120	140
Quantité de lait en 24 heures. . . .	30	150	400	550	630	700	850	950

Le docteur Bouchut considère la pesée de l'enfant, avant et après l'allaitement, « comme le seul moyen de savoir si la nourrice a suffisamment de lait ».

D'autre part, comme le travail de développement des nourrissons se traduit par une augmentation de poids et que ce travail n'est jamais suspendu que par des causes anormales, la pesée permet de contrôler l'état de santé de l'enfant. On surprend ainsi les indispositions et les maladies avant l'apparition de leurs premiers symptômes.

Pour compléter ses renseignements, le docteur Bouchut a donné le tableau de l'accroissement moyen du poids de l'enfant pendant sa première année, tableau reproduit par les docteurs Allix, Gérard, etc.

	AUGMENTATION MOYENNE		POIDS MOYEN DE L'ENFANT
	par jour	*par mois*	
Naissance.	»	»	3 kil. 250 gr.
1er mois	25 gr.	750 gr.	4 — 000 —
2e mois.	23 —	700 —	4 — 700 —
3e mois.	22 —	650 —	5 — 350 —
4e mois.	20 —	600 —	5 — 950 —
5e mois.	18 —	550 —	6 — 500 —
6e mois.	17 —	500 —	7 — 000 —
7e mois.	15 –	450 —	7 — 450 –
8e mois.	13 —	400 —	7 — 850 —
9e mois.	12 —	350 —	8 — 200 —
10e mois	10 —	300 —	8 — 500 —
11e mois	8 —	250 –	8 — 750 —
12e mois	6 —	200 –	8 — 950 —

C'est sur ces données, scientifiquement dressées, que la mère doit baser ses calculs pour s'assurer que l'enfant progresse dans des conditions satisfaisantes.

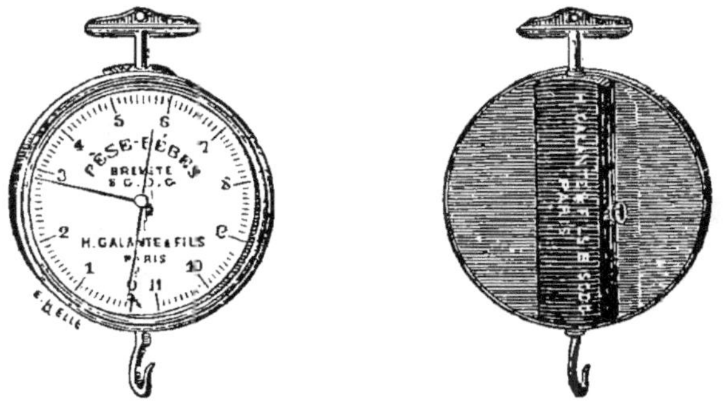

Fig. 96 et 97. — Pèse-bébé du docteur Bouchut, face et revers.

Seulement elle ne perdra pas de vue que ce sont là des chiffres conventionnels, puisqu'en réalité le poids de naissance, selon Quitelet, varie, pour les garçons, de 2 kil. 34 à 4 kil. 50; pour les filles de 1 kil. 12 à 4 kil. 25.

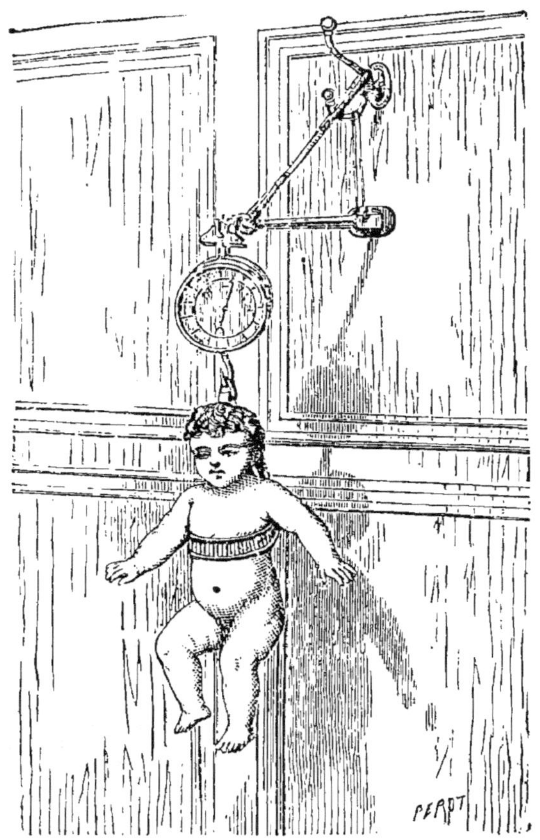

Fig. 98. — Enfant suspendu au pèse-bébé.

Un autre point à noter, c'est que l'enfant perd de son poids pendant ses trois ou quatre premiers jours. Les médecins attribuent cette déperdition au rejet du

méconium, que le nourrisson évacue dans les proportions de 90 à 100 grammes.

On constate le retour au poids de naissance vers le
septième jour. L'enfant doit, dès lors, devenir chaque
jour plus lourd : « S'il n'augmente pas, c'est qu'il est

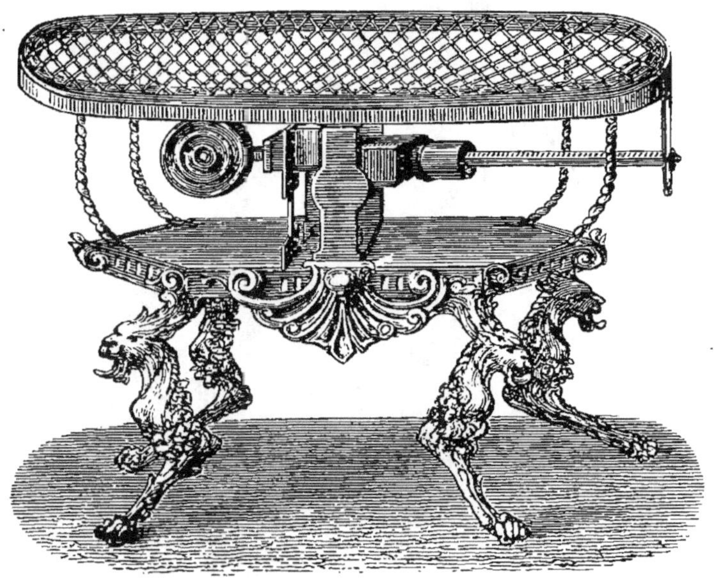

Fig. 99. — Socle pèse-bébé.

malade ou bien que la nourrice est insuffisante, n'a
pas assez de lait, ou bien n'a qu'un lait peu nutritif.
Les mères doivent donc suivre avec attention l'augmentation du poids de leur enfant et, pour cela, le
peser tous les huit jours environ, avec une balance
très exacte [1]. »

1. E. Bouchut : *Hygiène de la première enfance,* page 289.

On se borne généralement à le peser chaque mois et la pesée pour les tétées n'a lieu que lorsqu'il est nécessaire de contrôler la quantité et la qualité de

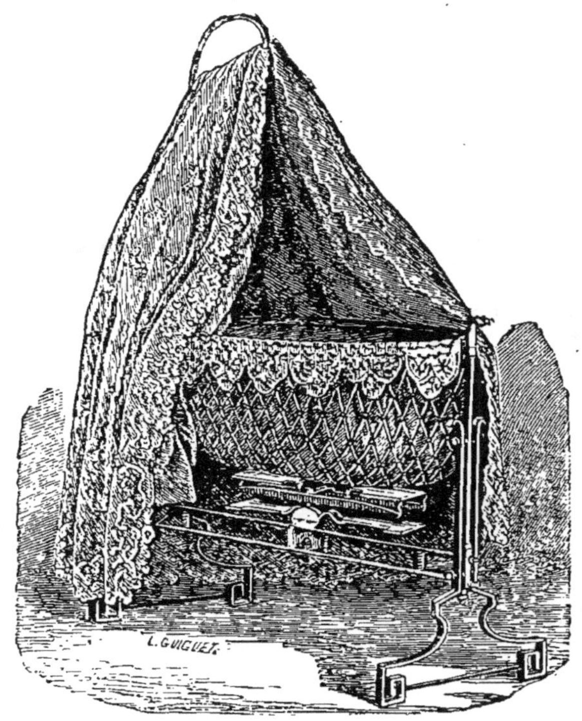

Fig. 100. — Berceau pèse-bébé.

lait absorbée. Le docteur Bouchut dit : « C'est mon principal guide lorsque je suis consulté pour savoir si l'on doit changer de nourrice [1]. »

Cette innovation, importée d'Allemagne par Natalis

1. E. Bouchut : *Hygiène de la première enfance*, page 291.

Guillot, est maintenant très répandue en France, grâce à ses travaux et à ceux des docteurs Bouchard, Bouchut, Odier, Blache, Groussin, Segond, etc.

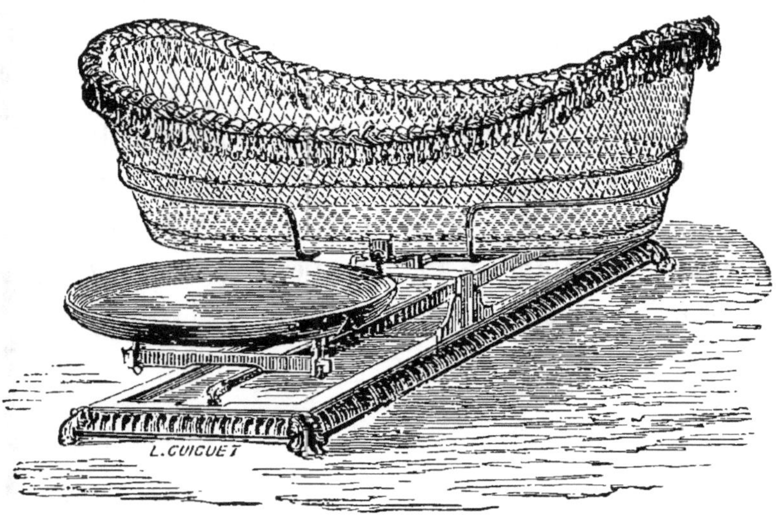

Fig. 101. — Berceau pèse-bébé du docteur Groussin.

Elle rend, à vrai dire, plus de services dans les mains des savants que dans les mains des mères, à cause des calculs compliqués, qu'il faut faire, des considérations de toute nature dont on doit tenir compte pour arriver à des résultats exacts. La mère y gagne du moins des données générales qui lui permettent d'attirer plus promptement l'attention du médecin.

Des appareils spéciaux ont été inventés pour faciliter la pesée de l'enfant; les principaux sont la romaine d'Odier et Blache, le pèse-bébé du docteur

Bouchut, le berceau pèse-bébé du docteur Groussin, etc. Mais comme ces appareils sont coûteux et qu'ils ne peuvent servir qu'à cet usage, on leur préfère généralement la balance ordinaire à bascule — la balance vulgaire effrayant l'enfant, par son cliquetis de chaînes et donnant moins aisément des résultats précis.

On remplace l'un des plateaux par une corbeille — voire par une simple caisse — où l'on couche l'enfant tout habillé. On décompte ensuite le poids de ses vêtements. L'enfant est toujours pesé à jeun, à cause de la différence en plus qui résulterait de la tétée.

CHAPITRE III

Allaitement maternel.

I

CONSIDÉRATIONS GÉNÉRALES

Pour toute femme qui peut nourrir, c'est un devoir sacré que d'allaiter le petit être qu'elle vient de mettre au monde. Elle diminue ainsi, pour lui, les chances de mortalité ; elle le soustrait aux maladies et aux infirmités, dont il pourrait puiser le germe au sein d'une nourrice étrangère ; elle lui prépare une constitution plus saine et plus robuste ; elle lui épargne ces malaises, ces souffrances mêmes qui résultent pour lui de la privation du seul lait qui soit conforme à ses besoins.

C'est un point acquis à la science que la nourrice peut transmettre avec son lait, son tempérament, ses vices et ses défauts — sa ressemblance physique et sa ressemblance morale.

La mère qui nourrit préserve donc, à la fois, l'âme et le corps de son enfant. Elle est doublement mère : mère par le sang, mère par le lait. Et cette dernière maternité n'est pas le moins touchante, puisque celle-là est pleinement volontaire, faite de dévouement, de tendresse et d'abnégation.

L'enfant en contracte une dette plus sacrée : si le hasard de la naissance l'a imposé à sa mère, au moins sait-il que cette mère a ouvert pour lui et ses bras et son cœur.

Telle est la puissance des liens que l'allaitement crée entre la femme et l'enfant, que l'on a vu de rudes paysannes s'emplir d'un maternel amour pour le petit étranger qui suçait leur mamelle. On a même vu de pauvres nourrices, toutes chargées d'enfants, refuser de rendre leur nourrisson à la mère véritable.

Des mères qui s'effrayaient de ne rien sentir pour l'enfant qu'elles attendaient; d'autres qui restaient indifférentes devant leur nouveau-né, s'attachèrent à lui en l'allaitant et lui vouèrent une tendresse si vive, qu'elle dégénéra en sentiment passionné et jaloux.

En retour, le tout petit enfant, dans son inconscience, marque pour sa nourrice une instinctive prédilection. Elle seule a le don de calmer ses douleurs et d'apaiser ses colères. Il semble qu'il se trouve mieux dans ses bras que dans ceux de qui que ce soit. A mesure que l'intelligence s'éveille en lui, il tourne vers elle les touchants témoignages de sa confiance et de sa naïve tendresse.

Aussi, pour toute femme qui apprécie dignement le bonheur d'être mère, c'est un cruel déchirement que d'être obligée de livrer son enfant au sein d'une autre femme.

Cependant la mère qui se sent impuissante à nourrir et qui ne cède réellement qu'à l'intérêt de l'enfant aurait tort de prendre trop à la lettre les textes éloquents des philosophes.

Emportés par un sujet entraînant, ils se sont retranchés dans un absolu qui les tient en dehors de la simple vérité, toujours assujettie à des restrictions.

Il n'est pas exact de dire : l'enfant « ne connaît que le sein qui l'allaite »[1]. L'enfant connaît tout aussi bien la femme qui le soigne que celle qui le nourrit.

Ce qu'il aime, ce qu'il cherche, c'est la voix caressante qui le console, ce sont les bras affectueux qui le bercent et le promènent. L'amour qu'il inspire se traduit par des précautions infinies, par une sollicitude toujours en éveil qui ajoutent encore au bienêtre qu'il ressent des soins qu'on lui donne.

Que la mère qui ne nourrit pas enlève à la nourrice toute cette partie de la tâche, et l'enfant, sitôt repu, quittera l'une pour demander à l'autre ce qu'il est coutumier d'en recevoir, réservant pour elle ces sourires, ces caresses, ces gazouillements par lesquels il quémande et reconnaît les soins qu'il est en droit d'attendre.

1. Aullus-Gellius : *Nuits attiques.*

Aullus-Gellius, dans ses *Nuits attiques*, Jean-Jacques Rousseau, dans l'*Émile*, ont agi à la façon des peintres qui, prenant d'un sujet l'idée saisissante, négligent, à dessein, tout ce qui pourrait en affaiblir l'expression.

L'un et l'autre ont pris pour type « la mère qui abandonne son fruit, qui l'éloigne d'elle, qui le livre à l'étrangère »[1]. Dans ce cas, « sentiments, affections, caresses, tout est pour la nourrice ; la véritable mère ne recueille que l'indifférence, comme on le remarque dans ces malheureuses victimes qu'on expose en public, en sorte que toutes les impressions du sang, tous les germes de .l'amour filial ayant été étouffés dans son cœur dès les premiers instants de la vie ; si, par la suite, on le voit témoigner quelque attachement aux auteurs de ses jours, il n'est point guidé par le cri de la nature, c'est une démonstration de pure civilité ; elle dépend presque uniquement de l'opinion qui lui assigne telles personnes pour ses parents[2]. »

Autant la première partie de cette période est juste, autant la seconde est fausse. Le philosophe, préoccupé de poursuivre, de déduction en déduction, une thèse donnée, et de terminer logiquement de belles pages, perd de vue la banale vérité. Il y eût pourtant

1. Aullus-Gellius : *Nuits attiques.*
2. *Idem.*

trouvé l'une de ces antithèses qui charmaient son esprit.

Ce qu'il ne dit pas, c'est que le nourrisson, une fois sevré, la mère, en même temps que ses devoirs, reprend aussi ses droits. Et comme l'enfant, plus mobile, plus changeant que l'adulte, est, s'il se peut, plus oublieux encore, l'image de la nourrice tant aimée s'efface promptement de sa mémoire et de son cœur.

Sans même pousser les choses à ce point, on peut répéter les paroles du docteur Donné : « J'ai été élevé par une nourrice à la campagne, ce qui n'a diminué en rien mon attachement et ma tendresse pour ma mère ; plusieurs enfants de ma famille ont été nourris dans les mêmes conditions, et tous nous nous en sommes bien trouvés[1]. » En somme, chacun selon sa peine a son salaire.

La mère qui donne à son enfant le lait pur d'une saine et vigoureuse nourrice, au lieu du lait vicié de sa propre mamelle, se montre meilleure mère que celle qui l'allaite quand même, dans son aveugle amour, jalouse qu'elle est de ne perdre ni ses premiers sourires, ni ses premières caresses

« Il est évident que toutes les mères ne seraient pas d'excellentes nourrices, et ce serait quelquefois faire un triste cadeau à l'enfant que de lui donner le lait de

____

1. A. Donné : *Conseils aux mères*, page 157.

sa mère par pur respect des principes et par un amour maternel mal entendu[1]. »

A vrai dire, c'est là le moindre danger : loin d'avoir à retenir des mères trop zélées, les médecins en sont réduits à reprendre les arguments des philosophes, en les étayant de leur autorité :

« Si l'enfant puise dans le sang de sa mère le germe d'une ressemblance constitutionnelle à peu près constante, dit le docteur Brochard, il puise évidemment dans le lait de sa nourrice le germe d'une ressemblance analogue. La transmission, malheureusement si fréquente, des affections et du tempérament des nourrices aux nourrissons, établit ce fait d'une manière irrécusable[2]. »

« J'ai observé depuis longtemps, dit Sylvius, que les enfants sucent, avec le lait, le tempérament aussi bien que les inclinations qu'on remarque en eux pendant le cours de leur vie, et qu'ils tenaient sous ces deux rapports beaucoup de leurs nourrices. »

« L'enfant nourri par sa mère prendra donc mieux le type de ressemblance morale et physique de la famille. C'est autant sous le rapport moral que sous le rapport physique que l'allaitement des mères importe à leurs enfants[3]. »

<hr>

1. A. Donné : *Conseils aux mères*, page 157.
2. Docteur Brochard : *De l'allaitement maternel*.
3. Alph. Leroy : *Médecine maternelle*.

Plutarque avait écrit : « Je dis doncques qu'il est besoin que les mères nourrissent de lait leurs enfants et qu'elles mêmes leur donnent la mamelle, car elles les nourriront avec plus d'affection, plus de soins, plus de diligence, comme celles qui les aimeront plus, du dedans, et, comme l'on dit en commun proverbe, dès les tendres ongles, là où les nourrices et les gouvernantes n'ont qu'une amour supposée et non maternelle, comme celles qui aiment pour un loyer mercenaire ».

Le docteur Seraine paraphrase ces paroles et tente d'émouvoir la pitié maternelle : « Les inconvénients des nourrices sont presque incalculables : manque d'attachement, défaut de soins, malpropreté, mauvais traitements, air malsain, maillot, lait la plupart du temps trop épais pour un nouveau-né, eau de pavot pour exciter le sommeil; berçage qui fait porter le sang au cerveau, étourdit les enfants, les prédispose aux convulsions et trouble leur digestion.

« Enfin ces mères étrangères peuvent communiquer, avec leur lait, aux petits êtres qu'elles nourrissent, ces maladies affreuses qui pénètrent l'organisation dans son intime profondeur, et jusqu'à leurs défauts de caractère et à leurs instincts grossiers ou pervers.

« De plus, élevant ordinairement leur propre enfant en même temps que leur nourrisson, elles donnent ordinairement le sein à tous deux malgré leur promesse de le donner exclusivement à l'enfant qu'on leur confie, et ne pouvant suffire à cette double alimentation, elles les surchargent et empâtent de bouillie.

« En appelant la nourrice dans la famille de l'enfant, on ne fait encore disparaître qu'une partie de ces inconvénients et on ne voit que trop souvent ces pauvres petits êtres devenir victimes des défauts et des ruses de ces femmes [1]. »

Mais l'enfant, aux mains de sa nourrice, ne court pas que ces seuls risques. Le docteur Gyoux rappelle un danger auxquel on ne croit plus, pour cette seule raison que dramaturges et romanciers en ont trop abusé : « La substitution d'un enfant à un autre [2] ». Et pour dissiper l'incrédulité railleuse qu'il sent bien qu'il soulève, il appuie son opinion sur celle des docteurs Brochard, Monot et Rodet.

Il est d'ailleurs l'un des auteurs qui cherchent davantage à réunir en faisceau les autorités les plus diverses, afin d'accréditer d'autant ses opinions.

Sur ce chapitre, il moissonne à pleins bras dans l'histoire. Ici ce sont les législateurs de Lacédémone, d'Athènes, de la Germanie, qui interdisent l'allaitement mercenaire. Là ce sont les orateurs, les poètes païens Démosthène, Aulu-Gelle, Juvénal, etc., les Pères

1. Docteur Seraine : *De la santé des petits enfants*, pages 45 et 46.
2. Ph. Gyoux : *Éducation de l'enfant*, page 148.

de l'Église, saint Ambroise, saint Chrysostôme, saint Clément d'Alexandrie, etc., qui condamnent et flétrissent la mère qui ne veut pas nourrir.

Mais le docteur est trop l'homme de son siècle pour s'attarder longtemps dans les domaines de la rhétorique. Ramené terre à terre par l'expérience décevante de la vie, il y retrouve ses savants confrères et s'adresse avec eux à l'amour égoïste de soi-même, qui porte pères et mères à reléguer le nouveau-né loin d'eux.

L'un, sans aller jusqu'à vanter « les embarras charmants de la paternité », combat sur ce point les idées préconçues : « Le tracas des enfants, qu'on croit importun, devient agréable; il rend le père et la mère plus nécessaires, plus chers l'un à l'autre; il resserre entre eux le lien conjugal; quand la famille est vivante et animée, les soins domestiques font la plus douce occupation de la femme et le plus doux amusement du mari[1] ».

Tout en approuvant ces observations — qu'il cite d'ailleurs — le docteur Donné croit devoir les renforcer d'autres considérations : « Non seulement il y a bien des compensations à cette charge, mais on évite par là les plus grands ennuis qui viennent souvent des nourrices, et même l'assujettissement devient un plaisir.

1. Docteur Brochard : *De l'allaitement maternel.*

« C'est, il faut le dire, un véritable fléau, le plus souvent, que d'avoir affaire à une nourrice étrangère, et il faut s'attendre, quand on prend ce parti, à des contrariétés, à des soucis, à des embarras non moins grands que ceux que l'on rencontre en prenant tout sur soi. Les difficultés sont les mêmes dans un cas que dans l'autre, et il est si rare de trouver une nourrice telle qu'on la désire, que je ne crains pas d'avancer que le meilleur moyen de s'affranchir, autant que possible, des embarras de l'allaitement est de s'en charger soi-même.

« En ne considérant donc la question que de ce point de vue, je n'hésite pas à dire que la mère qui nourrit elle-même échappe à beaucoup de tracas et d'ennuis [1]. »

« Nous n'entrerons pas à ce sujet dans de plus grands détails, ajoute à cette citation le docteur Gyoux, et nous dirons que l'expérience, de même que la réflexion, indique autant d'avantages du côté de l'allaitement maternel, qu'il y a d'inconvénients du côté de l'allaitement par les nourrices.

« Mettrons-nous en parallèle l'allaitement maternel et l'allaitement artificiel? Disons· seulement combien de soucis et d'embarras cause le biberon pour être rapproché autant que possible de l'état physiologique,

1. A. Donné : *Conseils aux mères*, pages 54 et 73.

par la composition du liquide, la température, etc.
Quels soins de propreté n'exige pas la tenue de ce
petit appareil en apparence si simple!

« Nous avons connu certaines mères qui, par suite
de circonstances majeures, ont été forcées d'allaiter au
biberon quelques-uns de leurs enfants; nous n'en avons
rencontré aucune qui ne regrettât, au point de vue de
l'embarras, l'allaitement maternel.

« Personne ne conteste en principe que l'allaitement maternel ne soit plus économique que l'allaitement par les nourrices.

« Mais si la nourrice coûte, le biberon coûte peu de
chose! Erreur, comptez le lait, le sucre, le temps,
les soins, etc., et vous aurez un chiffre assez élevé de
dépense et une perte de temps considérable [1]. »

Mais en dépit de leur ardent désir de voir adopter
l'allaitement maternel, les médecins entendent que
la mère reste parfaitement libre de nourrir ou de ne
pas nourrir. Ils vont jusqu'à désapprouver que la
famille, que le mari même cherche à l'influencer
« pour obtenir ce qui n'est pas naturellement dans le
penchant de celle qui est le plus directement intéressée
à la question. Il n'est pas de résolution qui demande
plus de liberté, plus de spontanéité que celle-ci, car
il est à craindre que l'on exécute mal ce que l'on
n'aura pas entrepris volontiers.

1. Ph. Gyoux : *Éducation de l'enfant*, pages 106 et 107.

« Ce qui importe le plus dans l'entreprise de l'allaitement, c'est que la mère ait la ferme volonté de nourrir ; si cette volonté n'existe pas, il sera difficile et même dangereux qu'on l'y contraigne[1]. »

Ces réserves posées, les médecins invoquent de si pressantes raisons, dans l'intérêt de la mère, qu'il est bien difficile qu'elle ne se résolve pas à allaiter par amour pour soi-même :

« L'expérience apprend tous les jours que la femme qui accomplit entièrement le devoir de mère est sujette à moins d'accidents que celle qui s'en affranchit sous de frivoles prétextes.

« L'observation atteste que l'allaitement pallie pour l'ordinaire, et quelquefois guérit tout à fait des maladies antérieures, même celles qui dépendent des couches précédentes. On rapporte que des femmes qui, malgré leur faiblesse apparente, ont eu le courage de nourrir leurs enfants, ont été dédommagées de leur dévouement par une meilleure santé et par une constitution plus robuste ; on ajoute même qu'elles ont pris de l'embonpoint et de la fraîcheur[2]. »

« Velpeau nous semble dans le vrai, et notre expérience personnelle nous a démontré souvent l'influence qu'exerce, sur le développement des abcès du

---

1. A. Donné : *Conseils aux mères*, page 71. — Ph. Gyoux : *Éducation de l'enfant*, page 115.
2. Capuron. *Traité des maladies des femmes.*

sein, le défaut d'allaitement. Le sein engorgé de lait doit être vidé, sinon il est exposé à tous les accidents inflammatoires que fait courir à un organe l'afflux exagéré du liquide qui y stagne[1]. »

« On observe moins souvent chez les femmes qui nourrissent sans se fatiguer ces écoulements sanguins légers, se répètant et persistant au delà du temps ordinaires des couches. Quelques femmes sujettes à des congestions sanguines, des manifestations névralgiques du côté des ovaires et de l'utérus, se trouvent débarrassées de ces accidents après une ou deux grossesses suivies d'allaitement. »

« D'autres, plus cu moins névropathiques, dyspeptiques, chloro-anémiques, etc., sont en quelque sorte transformées par la grossesse et l'allaitement. Elles ont un appétit et une facilité de digérer qu'elles ne connaissaient pas avant de devenir grosses. Elles prennent de l'embonpoint et de la fraîcheur et conservent plus ou moins ces avantages après.

« L'allaitement contribue au développement des glandes mammaires et accentue les formes féminines de la poitrine[2]. »

« L'allaitement maternel est une fonction qui entre dans les conditions d'équilibre physiologique

1. Ph. Gyoux : *Éducation de l'enfant*, page 97.
2. Jacquemier : *Dictionnaire encyclopédique des sciences médicales.*

de la mère ; il régularise les phénomènes de l'état puerpéral, tempérant ou supprimant la fièvre de lait, neutralisant la disposition aux hémorrhagies utérines, quand elle existe, consommant les matériaux de la plethore, qui succède à la parturition, et éloignant ainsi les chances de métrite, de péritonite.

« Il diminue l'abondance des sueurs puerpérales, prévient les éruptions qu'elles amènent, les rhumatismes, lochies excessives ou de longue durée, les maux de tête suivis de la chute des cheveux, les engorgements et les nodosités des seins. La sécrétion du lait ôte à l'utérus le poids de sa turgescence sanguine et lui ménage le retour graduel à son état ordinaire. Elle a donc, à son début, le caractère d'une évacuation critique, et chez beaucoup de femmes elle prolonge, pendant toute sa durée, le bienfait d'une salutaire dérivation [1]. »

« La plupart du temps, les couches n'ont des suites si redoutables que parce que la nature a été interrompue dans son œuvre par le défaut d'allaitement. La majeure partie des maladies des femmes provient de ce que l'on a supprimé la dernière phase de la maternité, la plus essentielle au point de vue du dégagement des organes spéciaux, c'est-à-dire l'allaitement [2]. »

1. Michel Lévy : *Traité d'hygiène*, tome II.
2. Docteur J. Gérard : *Conseils d'hygiène et d'alimentation*, pages 101 et 105.

« Lorsque la femme ne fait pas d'imprudence, lorsque son repos n'est pas troublé, lorsqu'elle a le soin, comme le conseillent Mægelé, Chailly-Honoré, Penard, Charpentier, tous les vrais praticiens, de présenter le sein à son enfant de huit à douze heures après la délivrance, la secrétion du lait s'établit naturellement, sans trouble aucun dans l'économie, et ce travail essentiellement physiologique n'atteint jamais les limites de l'état morbide. On voit d'après cela avec quelle facilité et en même temps quelle sécurité se passent en général les suites immédiates de l'accouchement, lorsque la femme nourrit elle-même son enfant [1]. »

Le docteur Donné, citant ce passage, sanctionne pleinement ces observations. Cependant ce même docteur, quelques pages plus loin, donne la contre-partie des arguments émis par ses confrères et par lui-même sur l'allaitement maternel :

« Il ne faut rien exagérer. On peut encore trouver de bonnes nourrices à la campagne, de braves et honnêtes femmes capables de faire de beaux élèves, et, avec de la surveillance, on peut éviter les périls qui menacent les enfants livrés à la spéculation et abandonnés à des mains mercenaires.

« N'ôtons donc pas au petit fonctionnaire, au mar-

1. Docteur Brochard : *De l'allaitement maternel.*

chand cencentré dans sa boutique, au modeste bour-
geois dont la femme est trop délicate pour allaiter
elle-même son enfant, dont la fortune est trop mince
et la bourse trop exiguë pour se donner le luxe d'une
nourrice sur lieu, l'espoir d'avoir un jour des enfants
sains et bien portants, répondant bien à leur tendresse
quoique nourris loin d'eux par une nourrice étrangère.

« Il en est de même des suites fâcheuses dont on
menace la santé de la mère qui ne nourrit pas, qui
ne donne pas un écoulement naturel à son lait ; elle
ne satisfait pas, dit-on, au besoin de la nature et
s'expose aux maladies auxquelles on donnait autrefois
le nom de *lait répandu*. La nature a plus de res-
sources qu'on ne pense et se plie mieux qu'on ne croit
aux nécessités de la vie.

« On a exagéré la relation que l'on veut établir
entre le lait de la mère et l'organisme de l'enfant,
comme si l'un était indispensable à l'autre et qu'il ne
pût pas être suppléé par un lait étranger, sous peine
de perturbation physique et morale.

« Que l'on donne une bonne nourrice à l'enfant,
qu'on l'élève le plus possible au grand air, et tout ira
aussi bien, quelquefois mieux que si la mère en était
exclusivement chargée[1]. »

De prime abord, cette péroraison inattendue semble

1. A. Donné : *Conseils aux mères*, pages 157, 158, 159.

la négation de ce qui précède. Cependant si, abstraction faite de la lettre, on se pénètre bien de l'esprit du texte, on se trouvera en face de cette conclusion aussi juste que logique :

L'allaitement maternel, sitôt qu'il est seulement possible, est favorable à la mère; il est le plus avantageux pour l'enfant — le moins embarrassant et le moins onéreux pour les parents. — Mais si, par suite d'empêchements naturels ou sociaux, la mère n'allaite pas, on peut, en prenant des précautions convenables, espérer de soustraire la femme aussi bien que l'enfant à la majeure partie des dangers — sinon des inconvénients — signalés.

II

EMPÊCHEMENTS NATURELS

La mère étant décidée à nourrir, c'est au médecin à prononcer si elle se trouve physiquement dans les conditions nécessaires pour pratiquer l'allaitement. Lui seul a qualité pour trancher scientifiquement cette question.

Les patients et remarquables travaux des auteurs spéciaux sur la composition, les qualités et les altérations du lait sont hors de la portée des mères et ne leur servent de rien — d'autant que les docteurs en arrivent à cette conclusion que la pesée de l'enfant — c'est-à-dire la constatation de son accroissement graduel et constant — est, pour eux-mêmes, le seul moyen de s'assurer que le lait de sa nourrice lui convient.

On compte comme empêchements naturels : l'agalaxie, la mauvaise conformation du mamelon, les maux de sein, les diathèses constitutionnelles ou accidentelles, les maladies aiguës ou chroniques.

En réalité, les empêchements naturels, à de rares exceptions près, sont des difficultés plutôt que des impossibilités d'allaitement.

L'agalaxie — ou manque de lait — est traitée par la friction ou l'électrisation des mamelles, par l'emploi en cataplasmes de galactogènes, tels que les feuilles de ricin, la pimprenelle, la mercuriale, etc.

La succion est un moyen des plus simples et des plus énergiques. Elle a, au dire des médecins, la puissance de provoquer la sécrétion du lait même chez la femme qui n'a jamais été mère.

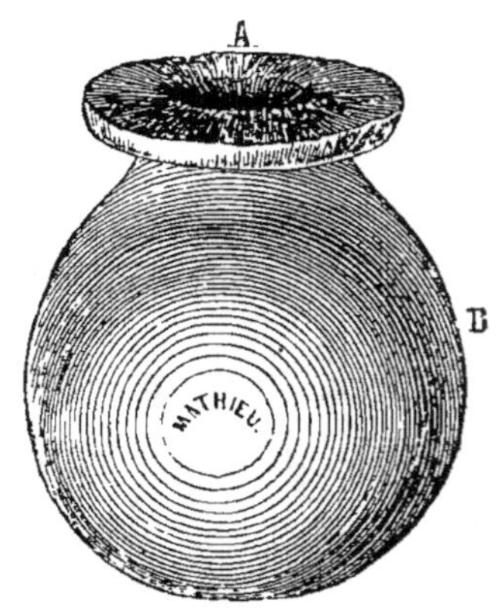

Fig. 102. — Tire-mamelon de caoutchouc de Mathieu. A, entonnoir à appliquer sur le bout de sein. B, poire destiné à faire l'aspiration.

On l'opère soit avec les lèvres, soit à l'aide d'appareils plus ou moins compliqués.

Parfois la mère, sans être absolument privée de lait, n'a qu'un lait insuffisant comme qualité et comme quantité. On voit alors le nourrisson, fatigué des efforts de succion qu'il a fait, s'endormir au sein, ou encore sommeiller si longuement dans son berceau que ce repos prolongé présente quelque chose

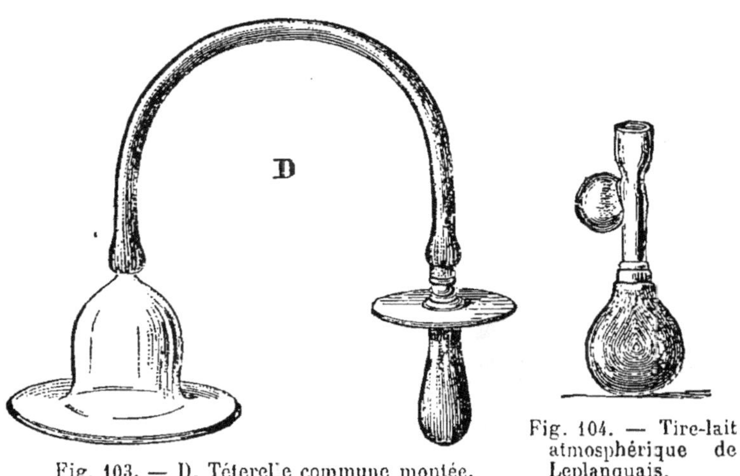

Fig. 103. — D. Téterelle commune montée.

Fig. 104. — Tire-lait atmosphérique de Leplanquais.

d'anormal : c'est l'indice d'une alimentation trop pauvre et d'un commencement d'épuisement. On y remédie par le changement de la nourrice ou par l'emploi des adjuvants, si c'est la mère qui nourrit.

On obvie à la mauvaise conformation du mamelon en le malaxant entre le pouce et l'index, après l'avoir enduit d'un corps gras. La succion patiente et prolongée concourt également à son développement; on a aussi imaginé divers appareils pour atteindre ce but. Il est préférable de s'y prendre longuement à l'avance, afin d'éviter que la montée du lait rende l'opération douloureuse.

On vend des bouts de sein, des téterelles ou tire-

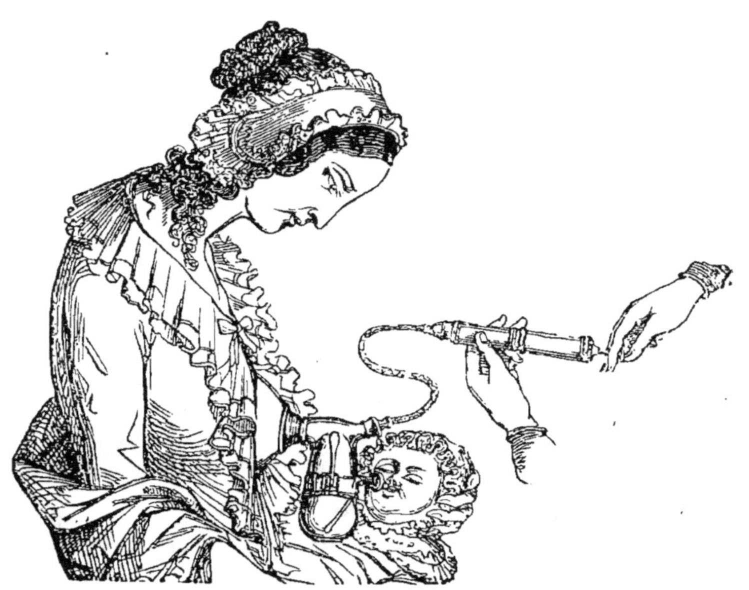

Fig. 105. — Téterelle à pompe.

mamelon, etc., pour remédier à cette quasi-difformité ; mais leur usage est presque abandonné.

On a aussi observé des cas où le mamelon manque absolument ; le fait rentre dans la classe des phénomènes.

Les maux de sein — abcès, gerçures ou excoriations — ne sont généralement que des empêchements passagers. — Les abcès doivent être traités par le médecin.

Les gerçures et les excoriations ont, pour le nourrisson, le grave inconvénient de mélanger le lait de pus ou de sang. La mère, en allaitant, éprouve de si cuisantes douleurs, qu'elle se voit parfois forcée de refuser la mamelle à l'enfant.

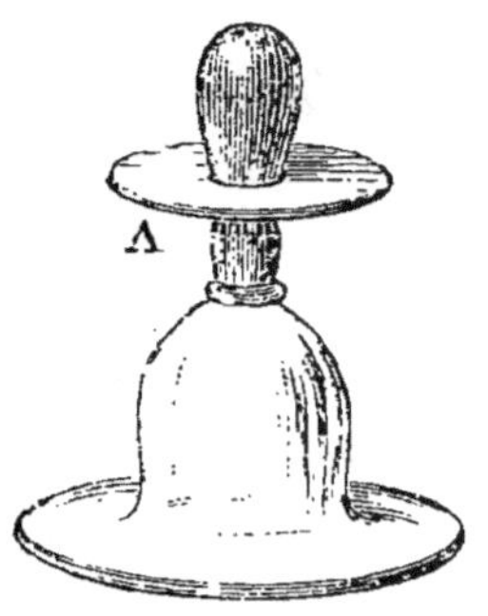
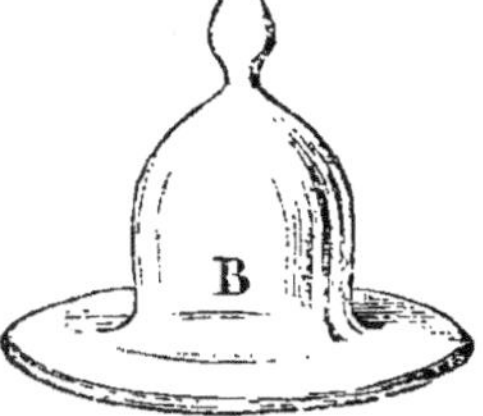
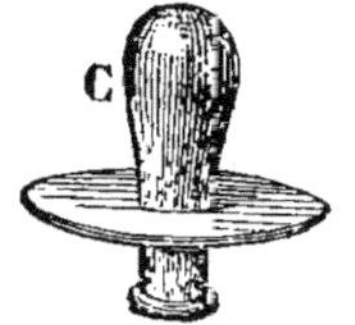

Fig. 106. — Bout de sein A, bout de sein transparent.

Fig. 107. — B, clochette en verre.

Fig. 108. — C, ajustage avec sa plaque d'arrêt.

Les gerçures ont pour cause l'impression de l'air sur la chair humide, ou encore l'action du lait mal essuyé, qui s'aigrit et enflamme la peau du mamelon.

Les excoriations résultent du frottement des lèvres de l'enfant, qui émacie et enlève l'épiderme.

Dans l'un et l'autre cas, une couche de beurre de cacao ou de teinture de benjoin — celle-ci étendue avec un pinceau — remédie au mal, sans jamais incommoder l'enfant. On vend aussi des préparations spéciales, qui n'ont pas d'ailleurs d'autres propriétés que celles de ces deux ingrédients.

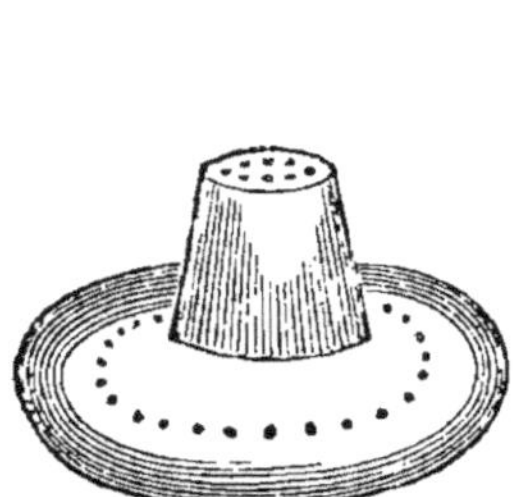

Fig. 109. — Bout de sein de Pierre Armand.

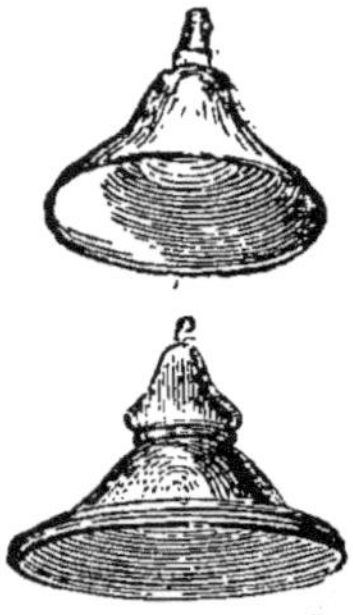

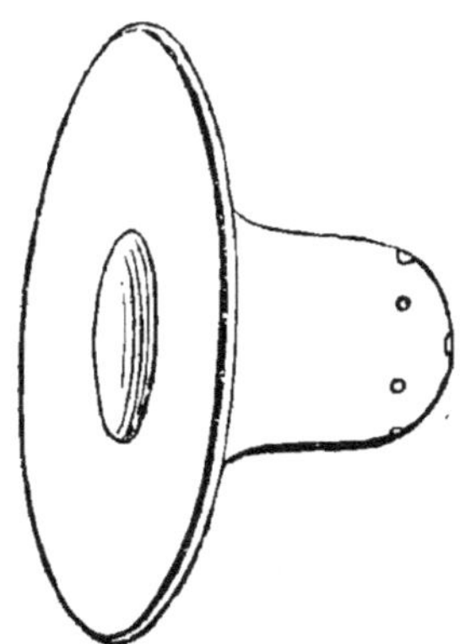

Fig. 110. — Bouts de sein de Charrière.

On emploie encore des bouts de sein en caoutchouc, en baudruche, etc., pour atténuer la douleur cau

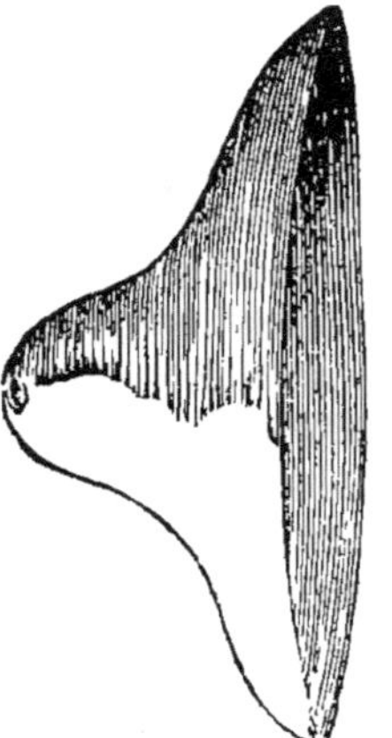

Fig. 111. — Mamelon de caoutchouc.

Fig. 112. — Appareil pour garantir le tétin ulcéré (A. Paré).

sée par la succion, mais la mère n'en ressent pas grand soulagement et l'enfant se trouve dans l'im possibilité d'extraire le lait, si ces bouts sont mal appliqués.

Les pharmaciens et les herboristes, qui tiennent ces articles, expliquent le mode d'emploi ; mais en géné-

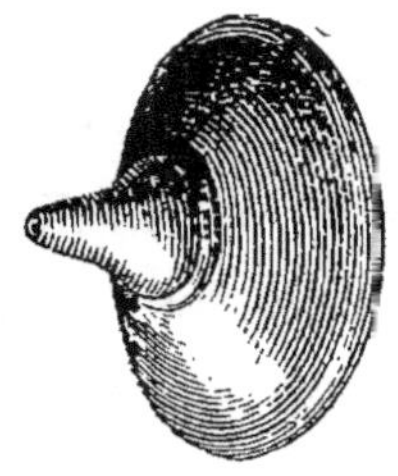

Fig. 113. — Bout de sein non ramolli.

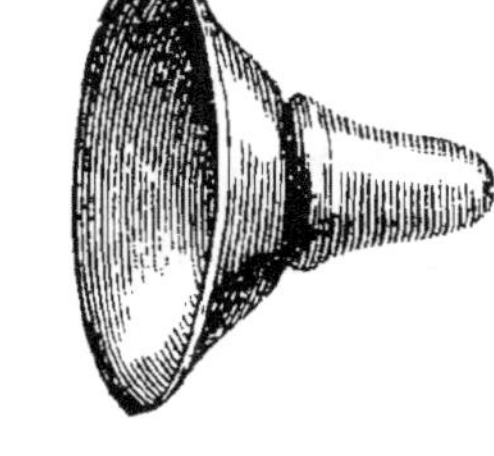

Fig. 114. — Bout de sein trempé à l'eau tiède.

ral on n'a qu'à mettre ces bouts artificiels ramollir dans l'eau tiède ; on les applique ensuite, le plus exactement possible, sur le mamelon. Les figures ci-jointes donnent une idée du changement que l'immersion apporte à leur forme.

L'engorgement des seins diminue sous l'action bienfaisante des cataplasmes, qui provoquent l'écoulement du lait. On se sert aussi d'appareils spéciaux pour tirer le trop plein des mamelles.

En tout état de choses, il est indispensable de garantir les seins du froid et de les tenir dans une propreté parfaite. Des lotions d'eau tiède quand il en est besoin ; une très légère couche de ouate, ou mieux encore, du linge doux et bien sec, un corsage suffisamment épais et clos sont les meilleurs préservatifs contre les crevasses. Une onction de beurre de cacao, avant et après la tétée, est aussi une excellente précaution. A de rares exceptions près, les maux de sein ne sont à craindre que pendant les premières semaines.

Il arrive pourtant que le lait soit tellement abondant qu'il s'échappe des mamelons. L'humidité et l'acidité qui en résultent gercent alors les mamelles. Pour parer à ces inconvénients, on a inventé des appareils de verre qui se moulent sur le sein et reçoivent le lait. On leur préfère généralement une

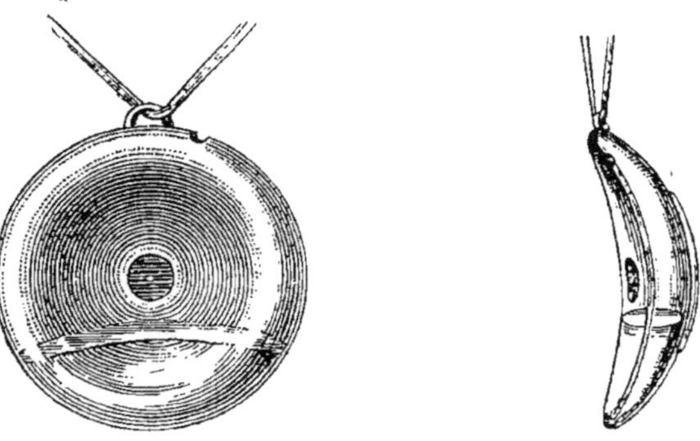

Fig. 115. — Bouteille pour recevoir le lait. Face et profil.

serviette ou compresse de vieux linge souvent renouvelée.

Les diathèses constitutionnelles ou accidentelles sont considérées comme des cas rédhibitoires par certains médecins. D'autres n'en jugent pas ainsi, prétendant que l'enfant se trouve atteint par le fait de sa filiation, ou qu'il a « bravé l'infection maternelle ». Dans l'un ou l'autre cas, l'allaitement maternel reste inoffensif. Le nourrisson — en vertu de ce principe, que les remèdes se transmettent par le lait, — bénéficie en outre de la médication suivie par sa mère.

En ce qui concerne les maladies aiguës ou chroniques, les médecins sont généralement d'avis de n'interdire l'allaitement que s'il en résulte épuisement pour la mère, ou insuffisance de nutrition pour l'enfant. Dans ce dernier cas, le biberon ou les potages suppléent à ce qui fait défaut pour le nourrisson.

On cite des faits prouvant l'inocuité parfaite du lait dans des cas de choléra, de variole, de pneumonie, etc.. Cependant il est plus prudent de s'en rapporter constamment à l'avis du médecin.

On ne peut que répéter cette vérité, sans cesse confirmée par l'expérience des faits, que le médecin seul est apte à décider si la mère peut nourrir.

III

MANIÈRE D'ALLAITER

Levée ou couchée, la mère, avant tout, recherche la position la plus commode.

Le dos légèrement renversé pour dégager la poitrine sans néanmoins peser sur les reins, les membres bien d'aplomb afin d'éviter l'engourdissement,

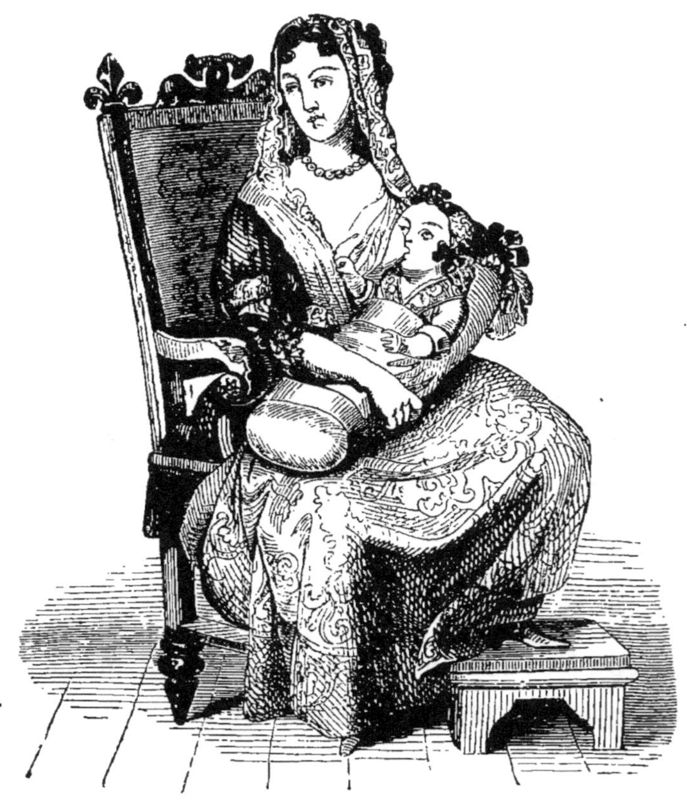

Fig. 116. — La nourrice du duc de Bourgogne (enfant bien allaité).

elle se préoccupe d'écarter toute cause de gêne et de
lassitude.

Elle s'assied de préférence sur une chaise basse,
l'un de ses pieds portant sur un tabouret assez haut

pour que sa jambe offre un point d'appui au bras qui supporte le nourrisson.

Le nouveau-né, mal habile à téter, a besoin d'une surveillance constante. Il est parfois indispensable d'exprimer sur ses lèvres quelques gouttes de lait, pour le décider à saisir la mamelle qu'on lui offre.

Les efforts nécessaires pour aspirer le lait le fatiguent promptement. Pour le peu que le lait coule difficilement, ou que le mamelon, trop petit ou mal fait, soit incommode à retenir, il le laisse échapper et souvent s'endort, rebuté qu'il est par des essais infructueux.

Il est donc utile que la mère, laissant le mamelon bien dégagé entre l'index et le doigt du milieu, presse doucement sa mamelle ou tout au moins qu'elle la maintienne dans la bouche du nourrisson.

Parfois, lorsque l'enfant tête avidement, il plaque son visage de telle sorte contre le sein, qu'il suffoque bientôt. Comme en suçant la mamelle sa bouche reste close, il ne peut respirer que par le nez ; la mère doit veiller à ce que rien n'empêche les narines d'aspirer l'air librement. Elle évite donc de trop serrer son nourrisson contre elle, et, s'il le faut, comprime sa mamelle pour faire saillir le mamelon.

Elle dégage ainsi le visage de l'enfant, en même temps qu'elle accélère ou modère la sortie du lait, pour éviter au nourrisson ou des efforts trop violents, ou l'étranglement qui résulte de gorgées trop volumineuses.

L'enfant, couché sur les genoux, sa tête reposant sur le bras maternel, est doucement approché du

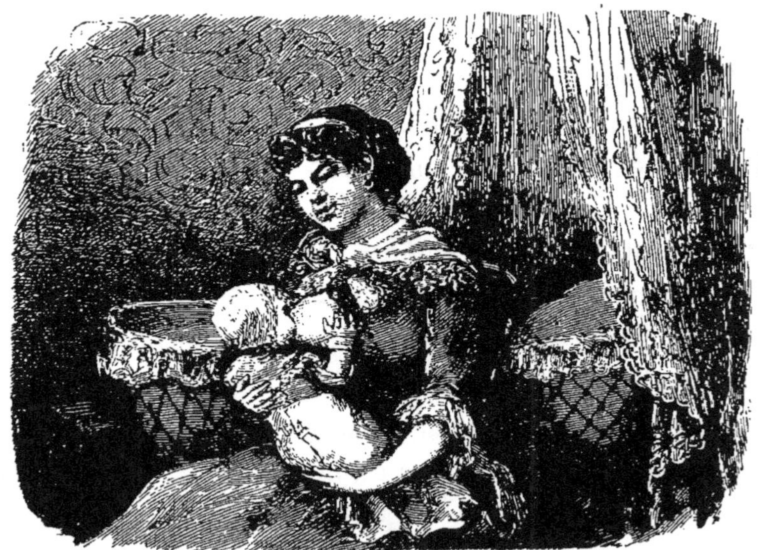

Fig. 117. — Enfant mal allaité.

sein. L'un de ses bras est libre de ses mouvements; l'autre, attiré sous l'aisselle de la mère, embrasse la taille de celle-ci, pour échapper à l'engourdissement qui se ferait bientôt sentir si ce bras restait pris sous le corps.

D'un coup d'œil il est facile de se convaincre que l'enfant simplement approché du sein et dénué de point d'appui pour sa tête ne peut téter longtemps.

D'autre part, la mère ainsi encombrée d'un poids incommode ressent plus de fatigue de l'allaitement.

Lorsqu'elle allaite au lit, la nourrice, soutenue par un double oreiller, se penche de côté et s'appuie sur le bras qui retient son enfant contre elle.

« Les femmes ne doivent jamais oublier ce principe fondamental de l'allaitement maternel : pour qu'un enfant tète bien, la mère et l'enfant doivent être à leur aise. C'est en vertu de ce principe que la femme qui nourrit ne doit pas avoir de corset[1]. »

Sur ce dernier point, le docteur Brochard n'est pas d'accord avec le plus grand nombre de ses confrères — ni surtout avec l'expérience des faits, — à moins pourtant qu'il ne fasse la distinction courante entre le corset cuirasse, haut de forme et fortement baleiné et le corset souple et lâche, vulgairement appelé du nom impropre de ceinture, pour ne pas effrayer les esprits timorés.

Presque toutes les femmes ressentent le besoin d'un support qui soutienne la flexibilité, voire la faiblesse du tronc, et le poids des mamelles chargées de lait rend ce besoin plus impérieux encore.

Il est nécessaire de donner les deux seins à chaque tétée, pour éviter que l'un d'eux s'engorge et même s'abcède. Si l'enfant ne tète pas assez pour les épuiser,

1. Docteur Brochard : *Guide pratique de la jeune mère*, page 62.

il est donc nécessaire de lui retirer l'un pour lui faire prendre l'autre, avant qu'il ne soit rassasié.

Comme la succion appelle le lait dans les mamelles, il arrive un moment où le liquide peut indifféremment monter de l'un ou de l'autre côté.

On voit des mères dont l'un des seins est atrophié ou malade et qui n'en mènent pas moins l'allaitement à bien avec le seul sein qui fonctionne.

Il importe donc d'interrompre la tétée avant que l'enfant, par des efforts réitérés, ait déterminé un nouvel afflux de lait, afflux détourné, dans ce cas, de sa direction normale. Généralement le nourrisson quitte de lui-même la mamelle dès que le lait n'en sort plus. Avertie qu'elle est par le laps de temps écoulé, la mère n'a donc qu'à saisir ce moment pour le changer de côté.

Mais l'enfant ne fait pas toujours des repas réguliers. Malgré toutes les précautions, il arrive qu'il ne veuille plus de l'autre sein. C'est alors celui-là qu'on lui tend le premier à la tétée suivante; l'équilibre est alors rétabli tant bien que mal.

Cette méthode est parfois préférable : c'est quand l'enfant n'a pas un appétit en rapport avec l'abondance du lait. D'après les théories émises sur la formation du lait, il vaut mieux alors ne lui laisser téter qu'une seule mamelle, afin qu'après avoir absorbé le lait séreux qu'elle contient, il profite du lait plus nourrissant qui lui succède.

Il y a des enfants faibles, ou plus vite fatigués, qui tirent quelques gorgées, puis prennent un temps d'arrêt. C'est à la mère de discerner si le nourrisson se repose ou bien s'il est repu. Elle se trouve ici entre deux écueils : ou l'interrompre mal à propos, ou le laisser s'endormir au sein.

Dans les premiers temps, on est obligé de lotionner la mamelle avec de l'eau tiède, avant que d'y mettre l'enfant; si on a peine à le décider à la prendre, on enduit de miel le mamelon; mais il se trouve des nouveau-nés qui s'en montrent alors plus que jamais dégoûtés.

On évite, dans ce cas, de leur rien donner pour apaiser leur soif, et on leur introduit de temps à autre le mamelon entre les lèvres. L'appétit aidant, ce n'est alors qu'une affaire de patience.

Cependant on est parfois forcé, pour apprendre à téter à l'enfant, de lui donner quelques biberons. Le lait coulant ici presque sans succion, le nouveau-né se montre moins rebelle.

Levert et après lui le docteur Gyoux mettent la mère en garde contre un défaut qui peut avoir de graves résultats : certains nourrissons, pour être demeurés trop longtemps sans téter, ou par suite d'un vice naturel, appliquent leur langue contre le palais et saisissent ainsi le mamelon, de sorte que, le tenant entre le dessous de la langue et la mâchoire inférieure ils se trouvent dans l'impossibilité de téter.

Il suffit dans ce cas d'abaisser la langue avec le petit doigt, ou le manche d'une cuiller à café, pour lui faire reprendre sa position normale, et d'introduire le mamelon par-dessus. Comme la langue se voit à fleur de lèvres lorsque l'enfant tète, il est facile de contrôler ce qui se passe.

S'il arrivait que la mère eût subi quelque secousse morale, une vive émotion, il serait prudent d'attendre qu'elle fût bien remise avant que d'allaiter l'enfant.

Il vaudrait même mieux qu'elle rejetât le premier lait. On a scientifiquement constaté des cas de convulsions et jusqu'à des cas de mort causés par le lait, ainsi vicié, que le nourrisson avait absorbé.

Quelques nourrices ont l'habitude d'exprimer le premier lait de leurs mamelles, sous le prétexte qu'elles le trouvent trop faible. Mais il est préférable de ne pas troubler l'ordre établi par la nature.

Après un excès de fatigue, un moment de repos est nécessaire, sinon pour rendre le lait à son état normal, — ses qualités n'en étant généralement pas altérées — du moins pour soustraire la mère à une sensation passagère d'épuisement.

La plupart des auteurs ne disent pas si l'on doit

allaiter avant ou après le repas. Mme Millet-Robinet et le docteur Allix avancent dans leur livre que l'allaitement peut troubler la digestion de la mère.

Si de la théorie on descend à la pratique, on voit des femmes qui se sentent incommodées d'allaiter à jeun. La succion du lait, s'ajoutant à la viduité de l'estomac, leur cause comme une défaillance.

On remarque d'autre part que les femmes du peuple donnent le sein tout en mangeant.

Ces deux cas sont les plus observés; cependant on a vu des exemples du premier cas. Il est à supposer que le moment favorable de l'allaitement change selon les tempéraments — ou plutôt que ces circonstances n'influent en rien sur la santé de ¡la nourrice dans le cours ordinaire des choses. —

IV

PREMIÈRE TÉTÉE

Les docteurs nous rapportent, que du temps passé, l'usage était de ne mettre l'enfant au sein que le troisième ou quatrième jour après sa naissance. En attendant, on lui donnait à « sucer du miel écumé de qualité supérieure ou du bon sucre, » ensuite on faisait « retomber dans la bouche de l'enfant quelques gouttes d'hydromel tiède[1]. »

1. Oribase : *OEuvres*, tome III, page 119. — Soranus : pages 70, 72, 77, 79.

Mais tout est bien changé. Maintenant les auteurs, d'accord en ceci avec les simples praticiens, jugent que « l'enfant doit être présenté au sein de sa mère dès qu'elle est reposée des fatigues de l'accouchement, ce qui est plus ou moins long, suivant que l'accouchement a été plus ou moins pénible [1] ».

Les médecins contemporains allèguent deux raisons : la première, c'est que l'enfant profite du colostrum, ce lait rudimentaire, laxatif et éminément passager, dont rien pour lui ne peut bien remplacer l'action salutaire.

Pendant la vie intra-utérine, une matière poisseuse, d'un vert tirant sur le brun, s'amasse dans les intestins de l'enfant. « C'est, dit le docteur Donné, un composé de mucus intestinal et de matière biliaire. »

On est obligé d'avoir recours à des purgatifs doux, — tels que le sirop de chicorée à la dose d'une cuillerée à café par jour, — pour obtenir l'évacuation de cette matière excrémentielle, si l'enfant ne doit pas téter sa mère.

Mais ces moyens artificiels ne remplissent qu'à demi les exigences auxquelles la nature avait pourvu ; ils remplacent mal le colostrum.

Ce colostrum, que les seins ne secrètent que peu de temps — de un à dix jours ordinairement — « est très propre à lubrifier la surface interne du conduit

1. E. Bouchut : *Hygiène de la première enfance*, page 59.

intestinal, à solliciter doucement ses contractions, à délayer le méconium, et, par cela même, à faciliter l'expulsion de cette matière [1] ».

Le docteur Gyoux attribue la couleur du colostrum — qu'il qualifie de roussâtre — à une certaine quantité de sang qui s'y trouve mêlée ; c'est à sa partie huileuse qu'il impute la vertu qui le distingue. A vrai dire, la seule chose qui importe, c'est que tous les docteurs sont d'accord pour reconnaître ses effets bienfaisants sur le nouveau-né.

La seconde raison c'est que « lorsqu'on tarde trop à faire téter l'enfant, les seins s'engorgent, les bouts s'aplatissent et deviennent durs, et l'enfant les prend très difficilement. De là naissent des gerçures qui font cruellement souffrir un grand nombre de femmes.

« Les mouvements de succion du nouveau-né, outre qu'ils assurent son entretien corporel, ont pour effet à ce moment de rendre les mamelons plus souples et plus saillants, leurs orifices plus libres, de favoriser et de régulariser la lactation ; autrement, quand la sécrétion du lait devient abondante, c'est-à-dire vers le troisième ou le quatrième jour, on pourrait avoir à craindre la fièvre — *véritable fièvre de lait dans ce cas* — qui viendrait mettre obstacle à la tétée [2] ».

1. E. Bouchut : *Guide pratique de la jeune mère*, page 69.
2. Mme Millet-Robinet et le docteur Allix : *Le Livre de la jeune mère*, pages 121 et 126.

Cependant il ne faudrait pas risquer de fatiguer la mère en la poussant à allaiter trop promptement, l'enfant ayant avant tout besoin de sommeil lorsqu'il vient de naître.

Le délai prescrit est de deux heures au minimum, de huit heures au maximum, dans les conditions ordinaires.

Il peut arriver que le lait ne monte que tardivement. Pour apaiser l'enfant, on lui donne alors quelques cuillerées d'eau tiède légèrement sucrée.

Si même la mère n'avait pas de lait pendant les trois ou quatre premiers jours, on ferait prendre au nouveau-né du lait de vache coupé d'eau tiède, dans la proportion d'un tiers de lait pour deux tiers d'eau. On y ajoute un peu de sucre et une très minime quantité de gros sel.

Autrefois, on aromatisait l'eau sucrée d'eau de fleur d'oranger; cet usage est encore suivi, mais les médecins le désapprouvant, il convient de s'en abstenir.

Si peu gonflés que soient les seins, ils contiennent presque toujours assez de colostrum pour apaiser la soif du nouveau-né.

V

RÉGIME DE LA MÈRE

Jean-Jacques Rousseau a dit : « La seule habitude qu'on doive laisser prendre à l'enfant est de n'en contracter aucune. » Pour résumer la question en deux mots, on pourrait modifier ainsi cette phrase célèbre : le meilleur régime consiste à n'en suivre aucun.

La femme qui nourrit peut et doit manger tout ce qui lui plait et tant qu'il lui plait, pourvu que, s'arrêtant à satisfaire son appétit et ses goûts, elle ne donne pas dans le travers soit de manger avec excès, soit d'absorber, par gourmandise, des aliments qui lui fassent mal.

Comme dans l'état ordinaire, elle recherchera les aliments les plus favorables à son tempérament, et en même temps les plus conformes à ses goûts, en vertu de ce principe que l'on digère mieux ce que l'on mange avec plaisir.

« Aucune substance, dit le docteur Donné, le plus expert peut-être de tous ceux qui ont écrit sur ce sujet, aucune substance alimentaire n'a la propriété de rendre le lait plus abondant chez les femmes, pas plus que d'en diminuer la quantité ; la seule règle à observer sous ce rapport est la suivante : toute espèce d'aliment qui est bien digéré, que la nourrice supporte bien, auquel son estomac est habitué, convient à la nourrice ; au contraire, les aliments réputés les plus sains, dont elle ne fait pas usage habituellement, qui sont trop substantiels ou trop excitants pour son tempérament, doivent être évités. Tout se réduit donc, pour les nourrices, comme pour tout le monde, à bien digérer ce qu'on mange et à ne pas manger avec excès.

« Ainsi il n'y a pas de raison de proscrire d'une manière absolue les fruits, la salade même, pas plus qu'il n'y a de motifs de rechercher particulièrement certains légumes ou certaines viandes ; c'est la bonne ou mauvaise digestion qui doit déterminer la chose.

« J'en dirai autant des différentes espèces de boissons ; le vin coupé d'eau est bon à celles qui en ont l'habitude, de même que la bière à celles qui en ont fait usage de tout temps, mais il n'y a pas de motif pour attribuer une vertu particulière à l'une ou à l'autre, ainsi que beaucoup de personnes le pensent encore de la bière, par exemple, pour favoriser la sécrétion du lait. Le cidre lui-même réussit très bien quand on le boit dès l'enfance.

« Pour le café, on sait qu'il forme aujourd'hui, avec le lait, le déjeuner habituel d'un grand nombre de femmes de la campagne, et il n'y a aucune raison de le refuser, à la condition de le prendre léger [1]. »

1. A. Donné : *Conseils aux mères*, page 169.

Tel est aussi l'avis du docteur Bouchut : « Les nourrices doivent manger de toutes les viandes, de tous les légumes ; elles peuvent prendre de la *salade*, des *fruits*, boire du vin, en petite quantité (une bouteille par jour avec de l'eau), de la bière, du cidre, si telle est leur habitude, en un mot, elles peuvent user de tout ce qu'elles digèrent sans se faire de mal.

« La seule chose à surveiller, c'est l'usage du vin et des liqueurs, car les nourrices qui s'enivrent donnent aux enfants un lait très excitant qui produit l'insomnie et quelquefois les convulsions. Il ne serait pas impossible que ces nourrices pussent ainsi exposer les enfants à être pris de méningite [1]. »

Mais comme le régime ne comprend pas que la seule alimentation, il est bon d'ajouter que la nourrice a besoin de dormir beaucoup et paisiblement : « Le sommeil et un sommeil calme, profond, suffisamment prolongé, est encore plus nécessaire à la réparation des forces que la nourriture elle-même [2]. »

Les veilles, les fatigues mondaines sont les plus grands obstacles que les femmes des classes élevées aient à rencontrer dans l'allaitement.

On recommande aux femmes qui allaitent de « prendre chaque jour, par tous les temps et surtout au soleil, un exercice modéré par la promenade à

1. E. Bouchut : *Hygiène de la première enfance*, page 232.
2. A. Donné : page 64.

pied. Cela leur est aussi nécessaire qu'à l'enfant qu'elles élèvent [1]. »

Oribase leur prescrit « d'éviter l'insuffisance des aliments, aussi bien que la réplétion et le trouble du ventre, et surtout la constipation trop prolongée, car le premier état donne lieu à une nutrition insuffisante et le second à une fatigante accumulation de résidus. »

La réapparition des règles et, ce qui est plus étonnant, une nouvelle grossesse ne sont pas, pour la mère, des raisons d'interrompre l'allaitement, si le nourrisson n'en semble pas incommodé. Néanmoins, dans ces deux occurrences, beaucoup de médecins prescrivent le renvoi de la nourrice. Le docteur Bouchut est d'un avis contraire dans le premier cas : « La nourrice, dit-il, doit continuer l'allaitement, et on ne le fera suspendre que dans le cas où, aux époques menstruelles, le nourrisson semblerait être malade, ce qui est rare. » En résumé, les bains tièdes, la propreté du corps, une bonne alimentation, la promenade, l'exercice, la paix morale, en un mot tout ce qui, dans l'ordre ordinaire, concourt à maintenir la femme en bonne santé, devient pour la mère qui nourrit des prescriptions à suivre.

Seulement elle ne devra absorber ni purgation ni remède d'aucune sorte, sans avoir obtenu au préalable l'assentiment de son médecin.

1. E. Bouchut : page 233.

CHAPITRE IV

Allaitement mixte.

Lorsque le lait maternel n'est pas assez riche ou assez abondant pour suffire aux besoins de l'enfant, ou encore lorsque la mère éprouve des symptômes de fatigue, on élève le nourrisson mi-partie au sein, mi-partie au biberon.

La mère prolonge l'allaitement jusqu'au sevrage, ou elle ne nourrit que pendant les premiers mois, selon qu'elle se sent plus ou moins en état de remplir ses fonctions de nourrice.

Il y a encore un autre genre d'allaitement mixte. Parfois une femme voit son lait se tarir, après un espace de temps qui varie de six semaines à six mois. L'enfant est alors mis au biberon, et il supporte d'autant mieux l'allaitement artificiel qu'il se trouve plus âgé. Les médecins attachent une importance énorme à ce que la mère nourrisse le nouveau-né au moins pendant les premières semaines, la mortalité étant surtout excessive à cette époque. Ce qu'ils apprécient alors dans le lait maternel, c'est le colostrum que l'enfant, à moins de circonstances tout à fait exceptionnelles, ne peut retrouver dans la mamelle d'aucune nourrice étrangère.

CHAPITRE V

Allaitement mercenaire.

I

DIFFÉRENTES SORTES DE NOURRICES

Les nourrices se divisent en deux catégories : les nourrices à la campagne et les nourrices sur lieu.

Celles-ci, logées et nourries dans la maison, allaitent et élèvent l'enfant sous les yeux de ses parents. Celles-là l'emportent chez elles, et, presque libres de tout contrôle, le nourrissent et le traitent à leur guise.

Ce simple aperçu des faits permet d'apprécier les avantages et les inconvénients de ces deux genres de nutrition. Mais il est juste d'ajouter qu'ils présentent entre eux de telles différences pécuniaires, que ce n'est plus une question de préférence à décider, mais une question d'argent à subir.

Cependant, comme il se trouve toujours des exceptions pour mitiger l'absolu de la règle, il arrive que des parents, assez riches pour prendre une nourrice sur lieu, se demandent si le nourrisson ne viendrait pas mieux dans l'air pur et fortifiant des champs que dans leur propre maison.

Il y a évidemment à consulter des considérations de personnes, de milieu, d'exigences sociales même, qui ne peuvent être bien appréciées que par le médecin et les intéressés.

Cependant, si la salubrité de la campagne entrait seule en ligne de compte, il y aurait lieu de répondre aux parents : que le défaut de soins intelligents, la privation de cette tendresse dont l'enfant a si grand besoin ; les mauvais traitements, ou tout au moins l'incurie à laquelle il est en butte en des mains mercenaires ; que la nourriture grossière qui succède au lait trop âgé de la nourrice, l'atmosphère vicié d'une chaumière le plus souvent malsaine ; les contagions locales ou accidentelles, mal combattues par des secours médicaux insuffisants ; enfin que les vicissitudes de température et la fatigue d'un voyage aux premiers jours de la vie font tant de victimes parmi les nourrissons, qu'un nouveau-né envoyé en nourrice est, aux yeux du vulgaire, un enfant voué à la mort.

« *La substitution d'enfant, le rachitisme, la consomption, la phtisie intestinale et la mort prématurée*, telles sont les conséquences très fréquentes de l'envoi des enfants en nourrice, dit le docteur Bouchut.

« La médecine sait combien est grande la mortalité des enfants qu'on envoie en nourrice, et cela par suite des mauvais traitements qu'on leur fait subir ; elle a même bien des fois élevé la voix en faveur de ces pauvres victimes de l'infanticide légal, en appelant sur elles l'attention de l'autorité.

« Sa voix a été entendue, et si les petits enfants continuent à partir pour la campagne, emportant les espérances et le bonheur d'une mère qu'ils ne reverront peut-être plus, un semblant de surveillance médicale a été établi[1]. »

On ne peut nier qu'il revienne de nourrice de beaux et vigoureux enfants. Mais, comme le dit si bien le docteur Bouchut : « sans prétendre, comme quelques médecins, que *tout enfant envoyé en nourrice loin de sa mère est un enfant qu'on envoie à la mort*, on peut dire qu'il a de grandes chances de succomber[2]. » C'est une de ces extrémités auxquelles on ne se résigne que contraint et forcé par la nécessité ; mais qu'on accepte alors comme la volonté de Dieu, avec cette soumission, mêlée malgré tout d'espérance, que donne le sentiment du devoir accompli.

L'enfant allaité par une nourrice sur lieu échappe à la majeure partie des dangers signalés. Cependant, pour lui, l'inconvénient du lait trop âgé subsiste toujours.

Les mauvais traitements qu'il endure, le défaut d'affection, le manque de soins éclairés, les trangres-

---

1. E. Bouchut: *Hygiène de la première enfance*, pages 204 et 209.
2. *Idem*, page 207.

sions aux lois hygiéniques dont il a à souffrir sont en raison inverse du zèle que met la mère à remplir envers lui ses obligations.

Mais quelque surveillance qu'elle exerce, elle ne peut empêcher qu'il ne soit, par moments, livré sans défense à la merci de la nourrice, pas plus qu'elle ne peut éviter, pour elle-même, les gênes, les tracas, qui résultent forcément de l'allaitement mercenaire.

II

CHOIX DE LA NOURRICE

Il est rare que l'on trouve à propos une paysanne connue de longue date, qui se trouve en état de nourrir quand on en a besoin.

On prend donc la nourrice sur la recommandation de personnes avec lesquelles on est en relation d'amitié ou d'affaires ; on va la chercher aux bureaux établis, ou on la reçoit de la main du médecin ou de la sage-femme.

Dans ces différents cas, la famille s'est toujours proposé d'avance certaines conditions que la nourrice est tenue de remplir pour être agréée. Les médecins mêmes se sont créé un type :

« Elle doit avoir de vingt à trente ans ; plus jeune, elle aurait moins d'expérience ; plus âgée, elle aurait moins d'aptitude, sa santé accusée par des proportions heureuses, le coloris du teint, la blancheur et l'intégrité des dents, rien ne doit laisser à désirer.

« La couleur brune des cheveux est une condition favorable, mais elle doit être en harmonie avec celle de la peau ; des cheveux noirs avec une peau très fine, blanche et rosée, sont en effet assez souvent la livrée du lymphatisme et même de la scrofule.

« La constitution doit être saine et vigoureuse, le tempérament sanguin. La santé exempte de toute tare héréditaire ou personnelle ; son lait doit être abondant, de bonne qualité, d'un âge qui ne s'éloigne pas trop de celui de l'enfant. Il faut exiger de l'organe qui le fournit une conformation telle que le nourrisson s'y attache aisément et en tire, sans trop d'efforts, l'aliment qui lui est destiné.

« Son caractère enjoué, son humeur égale, son attachement à ses devoirs, sa patience, sa moralité complètent ce type que la théorie se propose et que la pratique poursuit en vain [1]. »

Ce portrait est reproduit trait pour trait dans le *Livre des jeunes mères*.

Le docteur Bouchut, lui, fait bon marché de l'intégrité des dents. La coloration rouge et la fermeté des gencives sont, à ses yeux, de meilleurs indices. « Il y

_____
1. Fonssagrives : *Entretiens familiers sur l'hygiène*, page 68.

a, dit-il, des femmes dont les dents sont mauvaises et qui cependant sont d'excellentes nourrices [1]. »

Il prend ses nourrices de vingt à trente-cinq ans et leur demande d'avoir déjà nourri. Il préfère les nourrices à cheveux bruns ou noirs « plutôt que blonds et rouges ; ces dernières ont beaucoup de lait, mais il est séreux et occasionne facilement de la diarrhée [2] ».

Le docteur Donné juge au contraire « la nuance du teint ou des cheveux tout à fait insignifiante ». Il prescrit de prendre une nourrice agréable, mais « non pas jolie, cette condition ne doit jamais être recherchée, elle est plus à craindre qu'à envier. » Revenant plus loin sur ce détail, il ajoute : « Je crains un degré de beauté trop prononcé ; il est rare qu'une femme très belle ne s'occupe pas un peu trop d'elle-même et, dans tous les cas, il est à craindre que d'autres ne s'en occupent plus qu'il ne convient pour sa sûreté au milieu du monde où elle doit vivre [3]. »

Pour lui, l'âge convenable est de dix-huit à trente-quatre ans ; cependant « au delà de trente-quatre ans, on trouve encore quelquefois de bonnes nourrices [4]. »

On attache une certaine importance à ce que la nourrice ait déjà élevé un nourrisson. Ce point a quelque valeur, sous le rapport de l'expérience

1. E. Bouchut : *Hygiène de la première enfance*, page 218.
2. A. Donné : *Conseils aux mères*, page 81.
3. *Idem*, page 80.
4. *Idem*, page 126.

acquise, mais on n'en peut rien augurer quant à la bonté du lait. Des mères qui ont mené à bien un premier allaitement se voient, sans cause appréciable, hors d'état d'en entreprendre un second — et *vice versa*.

Sous le rapport des soins donnés, la preuve est loin d'être convaincante. Il faudrait faire la part de la mère ou seulement des circonstances, pour attribuer justement à la nourrice l'honneur qui lui revient.

L'examen de l'enfant de la nourrice est encore moins concluant, s'il se peut, que l'examen du précédent nourrisson. C'est un fait avéré que l'enfant profite encore au sein de sa mère, alors que le nourrisson étranger y dépérit.

De plus, les bons soins dont elle entoure son enfant, en faisant preuve de son amour pour lui, peuvent donner à craindre qu'elle n'éprouve un sentiment de haine pour le petit étranger auquel sa pauvreté la force à vendre son lait et ses soins.

D'ailleurs on n'est pas toujours bien sûr que l'enfant que l'on présente soit celui de la nourrice. Il y a des femmes qui font métier de louer ainsi de beaux nourrissons. Les certificats, les renseignements ne sont pas constamment des moyens de contrôle suffisants : on sait ce que valent en général l'une et l'autre chose.

Plus on médite sur ce sujet, plus l'on pèse les rai-

sons et les contradictions des différents auteurs,
mieux on apprécie la justesse de cette réflexion du
docteur Gyoux. « La meilleure nourrice est celle
dont le lait et les soins font profiter l'enfant, de sorte
que c'est seulement après coup, c'est-à-dire une fois
l'allaitement effectué, que l'on peut juger de la nourrice [1] ».

« Toute femme que l'on se propose de choisir pour
nourrice, dit le docteur Donné, doit être soumise à un
examen complet de la part du médecin. Aucune
recommandation, aucune assurance ne peuvent
inspirer une confiance suffisante, ni dispenser d'un
examen direct, seul capable de donner une entière
sécurité [2]. »

En somme, étant données les difficultés du choix,
les connaissances médicales qu'il exige, les irrépa-
rables conséquences qui en peuvent résulter, les
parents agissent sagement en s'en rapportant au
médecin.

Il y a encore un autre point à régler; le médecin
consulté ne veut pas toujours en décider, quoique
tous les auteurs soient à peu près unanimes sur ce
sujet. La nourrice doit-elle être fille ou mariée?

Le docteur Gyoux est celui qui tranche le plus
nettement cette question délicate. « Si l'on doit

1. Ph. Gyoux : *Éducation de l'enfant*, page 149.
2. A. Donné : *Conseils aux mères*, page 116.

prendre la nourrice chez soi, il est préférable qu'elle ne soit pas mariée, afin qu'elle puisse donner tous ses soins au nourrisson, n'ayant pas elle-même le souci d'un ménage. De plus, on pourra plus facilement la maintenir dans la continence et préserver ainsi l'enfant de certains inconvénients.

« Il en est autrement si la nourrice prend le nourrisson chez elle, car alors un ménage offre pour la famille de l'enfant plus de sécurité et de garantie que n'en offrirait la condition du célibat [1]. »

Le docteur Donné emploie beaucoup de circonlocutions pour arriver néanmoins à la même conclusion. Chose singulière, malgré la timidité de la forme, c'est son texte qui renferme les considérants les plus décisifs : « On pense que des nourrices dans cette position, étant plus libres de leur personne, n'ayant aucune préoccupation de leur ménage, n'étant pas sous l'empire d'un mari, seront plus faciles à conduire, s'attacheront davantage à leur nouvelle position et à leur nourrisson, et que surtout on n'aura pas à craindre avec elle les exigences de leur mari, les inconvénients de ses visites et le danger de les perdre avant la fin de la nourriture, par suite d'un caprice ou d'un ordre auquel elles seraient forcées de se soumettre. »

1. Ph. Gyoux : *Éducation de l'enfant*, page 147.

On note en passant cet aveu important : « J'en ai moi-même recommandé quelques-unes qui ont été d'excellentes nourrices et dont la conduite a été depuis irréprochable [1]. »

A l'encontre du docteur Gyoux, qui se prononce absolument et sans réserve, le docteur ne recommande que ces « filles de campagne, honnêtes d'ailleurs, auxquelles on ne peut reprocher qu'une faute que l'on est porté à excuser, en raison de leur simplicité et des circonstances où elle a été commise. »

Il établit une grande distinction entre elles et « les filles des villes; pour celles-ci, et sans autre considération, je n'hésite guère à les exclure [2]. »

Le docteur Brochard, beaucoup plus explicite que le docteur Gyoux, est tout aussi positif : « Les travaux du docteur Monnot ne laissent aucun doute à cet égard. Notre savant confrère a parfaitement démontré que lorsqu'une femme mariée se place comme nourrice sur lieu, son ménage est presque toujours un ménage perdu, son nouveau-né, sevré prématurément, presque toujours un enfant sacrifié. Souvent même plusieurs de ses enfants meurent ainsi successivement pendant qu'elle est en place. Les observations que j'ai faites à ce sujet dans l'arron-

---

1. A. Donné : *Conseils aux mères*, pages 124 et 125.
2. *Idem*, pages 24 et 25.

dissement de Nogent-le-Rotrou confirment entièrement celles de notre savant confrère.

« Un grand nombre de femmes ne veulent pas,
de peur d'encourager le vice, prendre pour nourrices des filles-mères. Elles ont tort. On vient de voir
qu'il est peu moral de prendre une femme mariée.
Dans beaucoup de cas et sous tous les rapports, une
fille-mère est préférable.

« Il est bien entendu que je ne parle pas ici des
filles-mères des grandes villes, perdues par la vie
des ateliers et des manufactures. Mais dans les campagnes, dans les contrées agricoles surtout, on
trouve des filles qui ont commis une faute et qui ne
sont pas pour cela des filles perdues. Elles font souvent d'excellentes nourrices.

« Heureuses de quitter le village témoin de leur
faute, entourées de bons exemples dans une maison
honnête, ces filles reviennent souvent au bien. J'ai
vu presque toujours des filles-mères que j'avais placées comme nourrices rester dans les familles comme
domestiques.

« J'en connais qui sont ainsi dans des maisons depuis
quinze ou vingt ans.

« J'ai, dans ma carrière médicale, envoyé un grand
nombre de nourrices à Paris. Presque toujours, je
me suis repenti d'y avoir envoyé d'honnêtes mères
de famille.

« Je me suis, au contraire, souvent applaudi d'avoir envoyé des filles-mères[1]. »

La question de pays a peu de valeur pour la nourrice sur lieu. Cependant, à Paris, on préfère généralement la Bourguignonne.

Au contraire, le pays est une considération d'un grand poids quand il s'agit d'une nourrice à la campagne.

La salubrité du climat et des eaux est le premier point cherché ; les pays secs sont préférables aux pays marécageux.

Les pays d'élevage et de production agricole sont les plus estimés, pour la raison que le lait et les œufs, ces premiers aliments de l'enfant, s'y trouvent en abondance et à bon marché.

Le docteur Bouchut recommande la Normandie, la Picardie et la Bourgogne. Il repousse l'Orléanais, le Berri et la Sologne, à cause des fièvres intermittentes qui y règnent presque constamment.

De même, les travaux des champs et la nécessité de tenir un ménage mettent la nourrice dans les conditions les plus favorables à l'allaitement d'un enfant étranger.

---

1. Docteur Brochard, *Guide pratique de la jeune mère*, pages 71 et 72.

III

COUTUMES OBSERVÉES

Pour la nourrice, à la campagne, les gages sont de vingt à soixante francs par mois, selon la condition et la fortune des parents. La pauvre servante trouve même nourrice à dix francs par mois.

En dehors de ce prix, la nourrice a droit, pour le sucre et le savon, à une somme débattue d'avance à l'amiable. Parfois ces deux objets lui sont fournis en nature.

Les cadeaux sont facultatifs, jamais exigibles. Mais on manque rarement d'apporter un menu présent à la nourrice en venant voir l'enfant, — à moins toutefois que ces visites ne présentent le caractère périodique d'une inspection convenue.

La nourrice reçoit presque toujours un cadeau de quelque importance en ramenant l'enfant pour le rendre à ses parents.

La première dent est aussi l'occasion d'un présent, cette fois de la part de la marraine.

Au baptême, la boîte de dragées, enrichie d'une pièce d'or ou d'argent, rentre dans les droits consacrés : c'est le seul tribut que la nourrice prélève sur le parrain.

L'enfant est remis à sa nourrice avec une layette

plus ou moins confortable, dont les pièces sont renouvelées au fur et à mesure des besoins.

Si naïve paysanne qu'elle soit, la nourrice s'entend admirablement à exploiter les parents. Le docteur Brochard en cite une qui eut « le talent de se faire payer des mois de nourrice dix-huit mois après la mort de son nourrisson ».

Il va de soi que les visites du docteur à l'enfant ou les remèdes qu'il prescrit sont soldés par les parents, sans même que la nourrice ait à les consulter sur l'opportunité d'appeler un médecin. Seulement elle est tenue de les prévenir dès les premiers symptômes d'indisposition.

Selon les coutumes locales, le voyage de retour de la nourrice est soit à sa charge, soit à celle des parents. Mais le voyage qu'elle fait pour amener son nourrisson en visite, ou pour le rendre définitivement, est aux frais des parents, à moins de convention contraire.

La nourrice sur lieu a les mêmes avantages que les domestiques ordinaires. Ses gages varient de quarante à quatre-vingts francs par mois. « Ce n'est que dans les très bonnes maisons, dit le docteur Donné, qu'ils s'élèvent à soixante-dix et quatre-vingts francs; le nombre de familles où l'on donne cent francs est extrêmement restreint, et on pourrait facilement les compter dans Paris ».

Il ajoute cette réflexion : « Il est bon qu'on sache qu'une ânesse que l'on prend chez soi pour avoir son lait se loue ordinairement soixante francs par mois, et on paye même quelquefois jusqu'à cent francs pour cette location ».

La nourrice sur lieu a droit à des étrennes lorsqu'elle est en place au jour de l'an. Elle ne peut légitimement prétendre qu'à la boîte de baptême et aux deux présents de la première dent et de la fin de l'allaitement.

Les auteurs du *Livre des jeunes mères* proscrivent absolument tout autre présent ou gratification, et l'expérience des faits leur donne hautement raison :

« On a tort de combler une nourrice de cadeaux pendant l'allaitement. Plus elle en aura, plus elle en voudra ; et alors elle proportionnera les soins qu'elle donnera à son élève aux cadeaux qu'on lui fera ; et comme il est dans la nature humaine de n'être jamais satisfait, comme le plus sûr moyen de faire naître de nouveaux désirs est de contenter ceux qui ne seraient pas justes, les exigences de la nourrice deviendront extrêmes, sans que pour cela son zèle augmente. Il nous paraît préférable de lui faire entendre dès le commencement de l'allaitement qu'on ne lui fera de cadeaux qu'à des époques déterminées : à la première dent et à la fin de l'allaitement [1]. »

1. Mme Millet-Robinet et le Docteur Allix : *Le Livre des jeunes mères*, pages 150 et 151.

La nourrice est dans l'obligation de blanchir le linge de l'enfant; elle doit, de plus, lui donner tous les soins qu'il réclame.

Certains auteurs prescrivent de la faire coucher dans la chambre de la mère, de l'accompagner à la promenade et de lui interdire toute communication avec les domestiques.

D'autres, au contraire, conseillent de n'en rien faire, cette contrainte de tous les instants, cette défiance humiliante étant de nature à irriter la nourrice, à faire naître en elle une sourde inimitié, dont le malheureux nourrisson est toujours la victime. De plus, l'ennui qu'elle ressent est susceptible d'altérer son lait.

Une surveillance occulte, la possibilité de toujours constater à l'improviste ce qu'elle fait, donnent généralement de meilleurs résultats.

Le docteur Donné désapprouve « la vie de belle dame » qu'on fait mener aux nourrices dans les grandes maisons. L'oisiveté dans laquelle on les tient, l'étiquette qu'on leur impose, l'état de représentation qu'on les oblige à garder, leur inspire un ennui si profond que leur santé finit par s'altérer. Le docteur Brochard est du même avis.

Toutes les observations sur le régime alimentaire de la mère qui nourrit sont applicables à la nourrice, — à cette différence près que celle-ci a souvent besoin d'être surveillée pour rester dans les bornes de la tempérance et de la modération. On devra aussi s'attacher à changer le moins possible ses habitudes et la tenir en garde contre une nourriture trop succulente, trop substantielle et échauffante pour elle.

Le travail lui est meilleur que l'oisiveté des grandes maisons, et la promenade à pied est plus favorable pour son lait que l'exercice qu'elle prend dans la voiture du maître.

IV

CHANGEMENT DE NOURRICE

Un préjugé, extrêmement répandu, fait redouter, à l'égal d'une catastrophe, un changement de nourrice.

« Un changement de nourrice, dit van Swieten, équivaut, pour un nouveau-né, à une maladie. » Mais, de l'aveu même des médecins, cette appréciation est quelque peu exagérée.

Les docteurs sont d'avis de ne pas changer la nourrice pour la seule raison que ses règles reparaissent ou que son lait diminue. « Il faut, par conséquent, lorsqu'une nourrice a moins de lait, tombe malade, ou lorsqu'elle aperçoit ses époques revenir prématurément, ne pas trop se hâter de la remplacer. Il est nécessaire d'attendre un peu pour connaître la nature du mal, son influence sur la composition du lait et son action sur l'accroissement et le poids de l'enfant[1]. »

C'est d'après la diminution du poids de l'enfant, ou plutôt c'est seulement sur l'avis formel du médecin que l'on doit se décider à changer de nourrice.

Ce que les docteurs redoutent pour l'enfant, ce n'est pas le changement de lait, c'est la possibilité de troquer une nourrice passable contre une pire nourrice. L'enfant ne peut que gagner à un lait nouveau, si ce lait est plus abondant et plus conforme à son tempérament.

Seulement on recommande aux parents de ne pas prévenir la nourrice de leur résolution, de crainte que le nourrisson n'ait à pâtir de sa colère, ou tout au moins que son lait ne s'altère sous l'influnce de la contrariété qu'elle éprouverait.

Les mères ont donc tort de tant appréhender ce changement, et surtout de s'en laisser faire un moyen d'intimidation par des nourrices impérieuses ou intéressées.

---

1. E. Bouchut: *Hygiène de la première enfance*, pages 298-353.

CHAPITRE VI

Allaitement artificiel.

I

MODES DIVERS

Par allaitement artificiel, on entend l'alimentation de l'enfant par le lait d'un animal, administré directement au pis ou par l'intermédiaire d'un vase quelconque.

L'ânesse, la chèvre, la brebis, sont les animaux préférés en raison de la grosseur et de la forme de leurs trayons, que le nouveau-né peut facilement saisir et retenir.

Mais, entre ces différents animaux, c'est la chèvre qui, le plus souvent, est choisie pour nourrice, à cause de sa moindre valeur, de l'abondance de son lait et de la facilité avec laquelle on pourvoit à son entretien. De plus, elle se familiarise au point d'offrir d'elle-même sa mamelle à son nourrisson d'adoption, et elle est susceptible d'éprouver pour lui un réel attachement.

Cependant l'allaitement au pis est, malgré tout, si peu pratique, qu'on ne l'emploie que très exceptionnellement.

On fait prendre à l'enfant le lait à la cuiller, au verre, au petit pot, etc., mais plus généralement au biberon.

Cette dernière façon se rapproche davantage de l'allaitement maternel, en ce qu'elle exige un effort de succion qui exerce les muscles et détermine l'afflux de la salive : deux points essentiels pour le développement et pour la bonne digestion de l'enfant.

Le verre et la cuiller ne peuvent servir à alimenter le nourrisson que très accidentellement, tant ils sont d'un usage incommode.

Les vases spéciaux pour le faire boire varient de

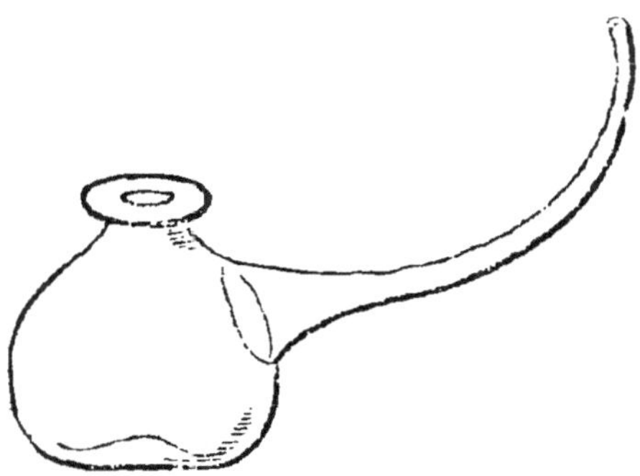

Fig. 118. — Tétine en verre d'Ambroise Paré.

forme et de matière selon les pays : l'objectif est toujours d'offrir à l'enfant un orifice qu'il puisse saisir facilement et de garder la faculté de manier et de pencher le récipient sans que le liquide s'en échappe.

Ainsi, dans le nord de la France, on trouve « le

sabot, » vase de faïence, de verre ou de porcelaine, affectant à peu près la forme d'un sabot, dont le bout percé tient lieu de téterelle. Depuis la vulgari-

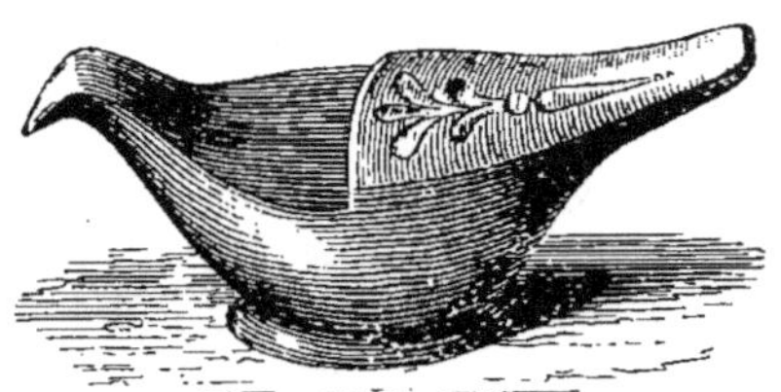

Fig. 119. — Sabot.

sation du biberon, le sabot ne sert plus qu'à faire manger la bouillie à l'enfant.

II

CHOIX DU BIBERON

Le biberon est vieux comme le monde, si l'on en juge par les biberons que les peuples disparus ont légués à nos musées. On a trouvé dans des tombes d'enfants celtes ou gaulois les biberons qui avaient servi à les allaiter.

Nos biberons modernes, en dépit des éloges prodigués par la réclame, sont encore loin d'atteindre à la perfection du genre. Leur côté défectueux est toujours l'impossibilité de les bien nettoyer.

Il y a un certain nombre d'années, on trouvait dans le Cambrésis un modeste biberon de verre, du prix de vingt ou trente centimes, qui réalisait toutes les conditions désirables : c'était une bouteille ovale ter-

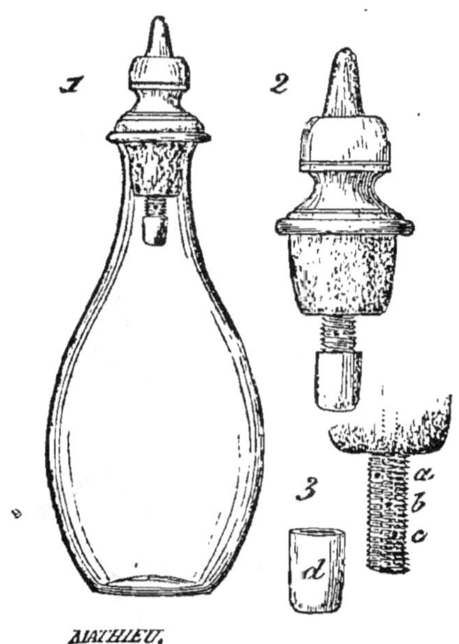

Fig. 120. — 1. Biberon Mathieu. — 2. Son mamelon ayant la tige centrale munie d'un pas de vis et d'un chapeau à écrou destiné à boucher les trous ABC de la fig. 3 et qui servent à laisser passer plus ou moins de liquide. D chapeau.

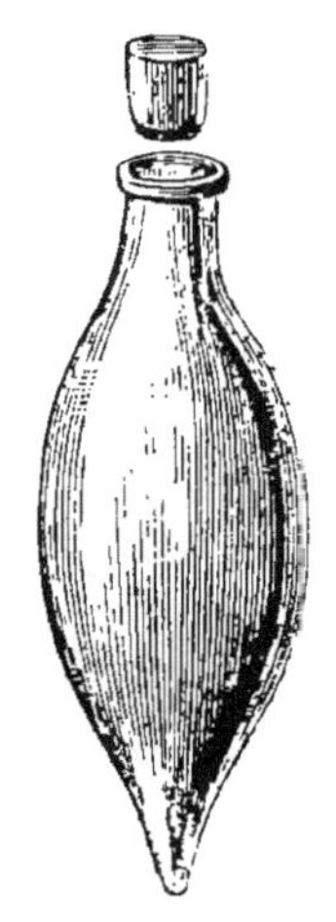

Fig. 121. — Biberon Cambrésien.

minée d'un côté par un mamelon, et, au bout opposé, par un goulot fermé d'un bouchon ordinaire.

Pour remplir ce biberon, on le tenait d'une main, le mamelon en bas, obstrué par l'un des doigts, tandis que l'on versait le liquide par le goulot. Celui-ci bouché, le lait ne s'échappait du mamelon que par l'effet de la succion, laquelle exigeait plus ou moins de force, selon que le goulot était plus ou moins hermétiquement fermé.

Au contraire, le bouchon une fois enlevé, le liquide,

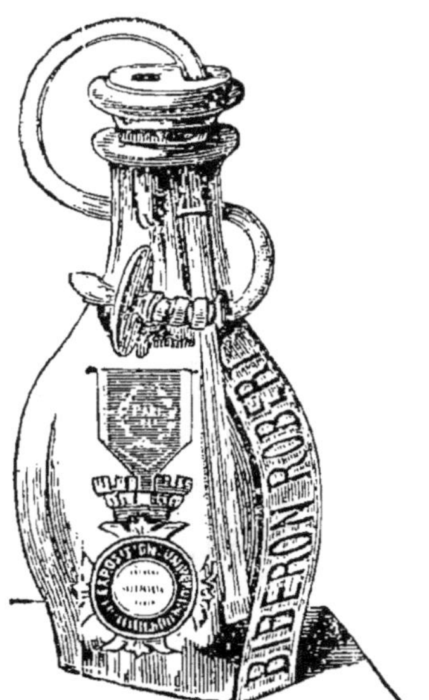
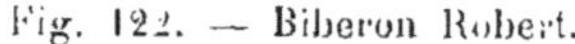

Fig. 122. — Biberon Robert.

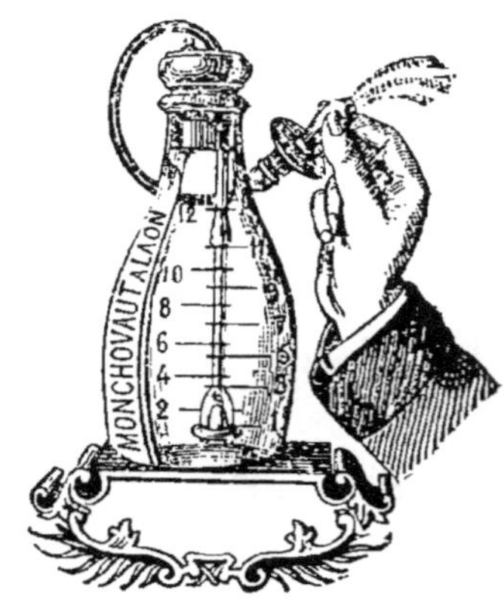

Fig. 123. — Biberon Monchovaut.

refoulé par l'air qui pénétrait, s'écoulait rapidement par la perforation du bas. De quelque côté que l'on tînt le biberon, aucun résidu n'y pouvait demeurer, le liquide aboutissant forcément à l'une ou l'autre des deux issues.

Pour le nouveau-né, le mamelon de verre était garni d'un bout de parchemin, fait de deux pièces cousues et souvent renouvelé. L'enfant, grandissant, prenait le mamelon à même.

Les nourrissons élevés au moyen de ce biberon venaient tout aussi bien que les enfants au sein. Mais comme l'inventeur ne disposait pas de réclame suffisante, il est à supposer que son invention a disparu

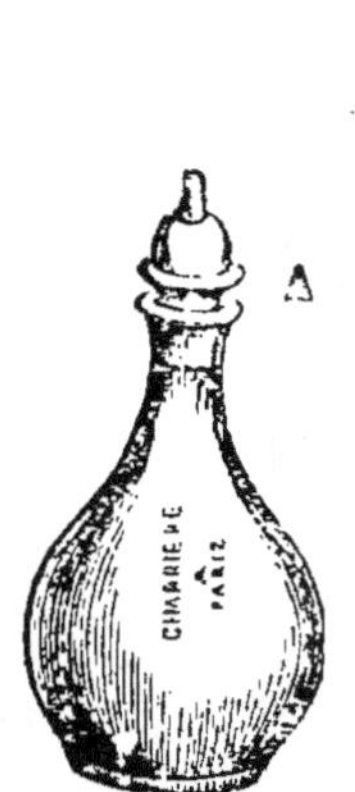

Fig. 125. — Biberon Charrière.

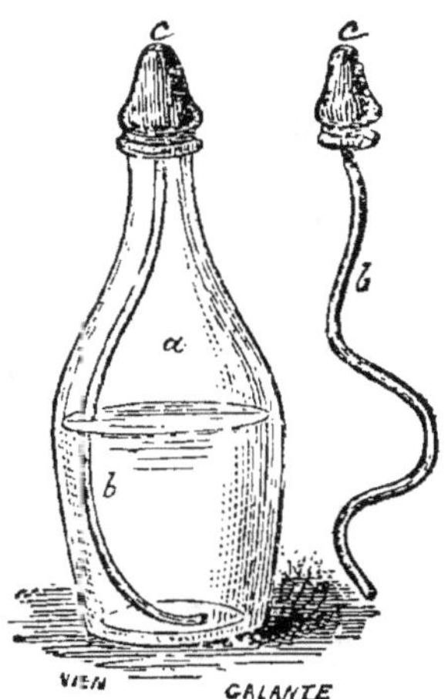

Fig. 126. — Biberon Galante. A vase de verre, B tube plongeur, C tétine.

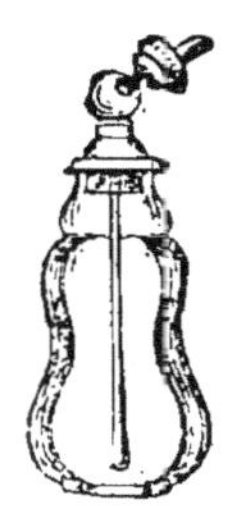

Fig. 127. — Biberon à tube pliant de Thiers.

avec lui. Tout au moins est-elle restée cantonnée dans ce coin de la France.

La grande vogue est maintenant au biberon officiel de Berlin, le biberon Robert, et à ses congénères, les biberons de verre à bouts mobiles de caoutchouc.

Ceux-là sont très commodes pour la nourrice, qui n'a qu'à déposer le mamelon dans la bouche de l'enfant et la carafe à son côté, pour se trouver débarrassée de toute surveillance. Mais cette faculté même est un grave inconvénient. Souvent le mamelon échappe au nourrisson, ou le tube s'appliquant au fond ne livre plus passage au lait, et lorsque la femme de garde s'en aperçoit, le liquide s'est refroidi, ou, tout au moins, l'enfant s'est fatigué à téter à vide.

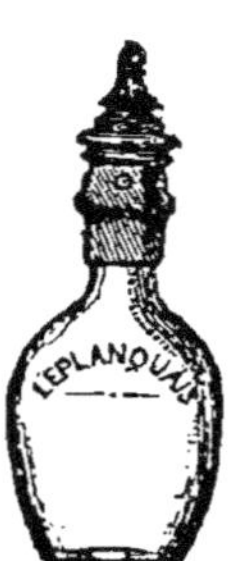

Fig. 128. — Biberon Leplanquais.

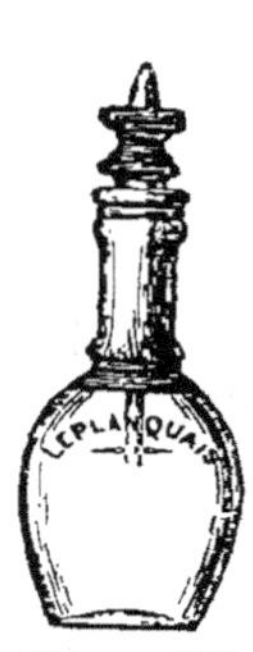

Fig. 129. — Biberon Leplanquais à godet flexible aérifère avec tube plongeur à rotule.

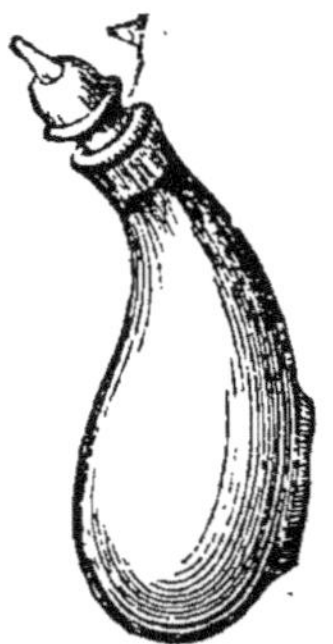

Fig. 130. — Biberon anglais.

De plus, le caoutchouc vulcanisé se ramollit et contracte une mauvaise odeur et un goût aigre. D'ailleurs cette complication de tubes et de conduits rend impossible un nettoyage satisfaisant.

Toutes les carafes des biberons ont le défaut capital de n'offrir qu'une ouverture ou, si elles ont un mamelon de verre, de présenter le goulot au centre. Il en résulte que ni le lait ni l'eau de rinçage ne s'écoulent complètement.

En outre, elles sont généralement munies d'un

fond dont la rainure circulaire forme au dépôt du lait un récipient inexpugnable.

Tant que l'on n'aura pas remédié à ces inconvénients, par l'adoption d'un biberon tout en verre, dont la forme ovale se termine insensiblement en

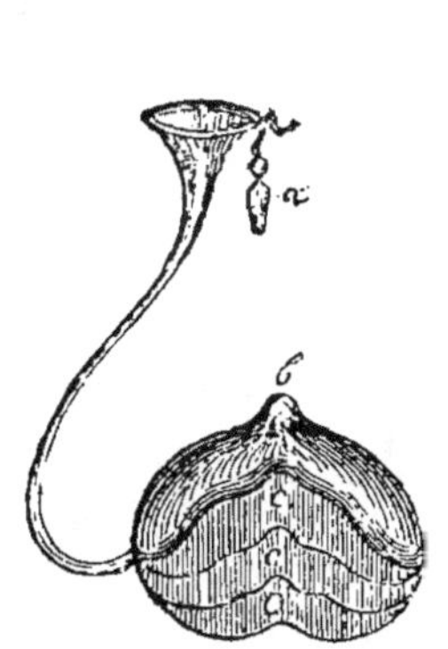

Fig. 131. — Sein artificiel de Galante. A bouchon desiné à fermer le tube pendant l'allaitement. B mamelon. CCC développement successif de l'appareil lorsqu'on y introduit un liquide par la partie écrasée du tube d'introduction.

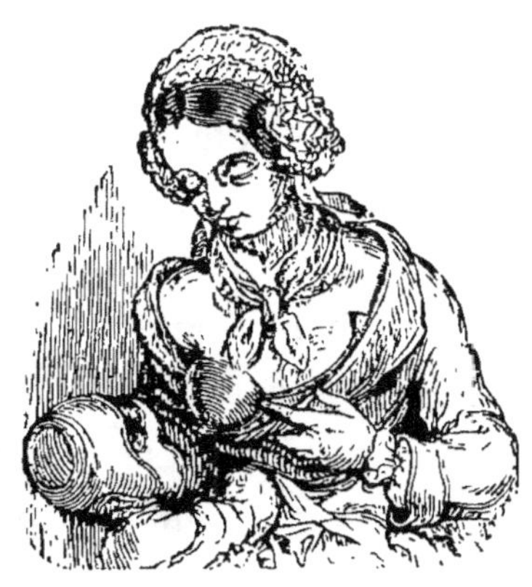

Fig. 132. — Sein artificiel appliqué sur la poitrine.

mamelon et en goulot, opposés l'un à l'autre, l'allaitement artificiel restera dans les désastreuses conditions actuelles.

Le docteur Bouchut parle avec éloge du sein artificiel inventé par Galante; néanmoins il semble que cet appareil soit déjà tombé dans l'oubli.

III

PRÉPARATION DU BIBERON

C'est dans le biberon même que l'on prépare le breuvage. On y met la dose de sucre et de gros sel, puis le lait nécessaire; on y ajoute deux tiers d'eau assez chaude pour obtenir une température d'environ quinze degrés l'été et vingt degrés l'hiver — chiffres indiqués par le docteur Bouchut — et l'on agite le contenu du biberon pour bien opérer le mélange.

Mais comme il serait peu commode de mesurer la chaleur du liquide, on se borne communément à le goûter, en tirant soi-même une gorgée. C'est d'ailleurs un soin à prendre chaque fois, pour s'assurer que le mamelon fonctionne bien.

L'enfant n'a pas la muqueuse plus impressionnable que l'adulte; ce qui n'est pas trop chaud pour l'un ne l'est pas pour l'autre. On en vient vite à reconnaître la température convenable, au seul contact des doigts.

On ne prépare que la quantité nécessaire à chaque repas; ce que l'enfant a laissé ne doit pas servir. Cependant le biberon de nuit, que l'on remplit le soir et qui tient chaud, posé qu'il est sur la théière d'eau bouillante de la veilleuse, peut être offert au nourrisson jusqu'au matin.

Le lait du biberon est coupé soit d'eau pure, soit d'eau d'orge, d'eau de gruau ou d'eau panée. Plus tard, on ne l'allonge que de moitié, puis d'un tiers, enfin on le donne pur, — mais toujours avec une adjonction de sucre et de gros sel.

Le docteur Bouchut a minutieusement réglé les quantités de lait que l'enfant élevé au biberon doit absorber chaque jour :

« Le premier jour de la vie, on donnera deux cuillerées de lait et une cuillerée d'eau sucrée dans les vingt-quatre heures.

« Le second jour, huit cuillerées de lait et deux cuillerées d'eau sucrée.

« Le troisième jour, vingt-cinq cuillerées de lait et cinq cuillerées d'eau sucrée pour vingt-quatre heures, en dix tétées.

« Le quatrième jour, on donnera trente cuillerées de lait et dix d'eau sucrée.

« A la fin du premier mois, environ six cents grammes de lait et cent grammes d'eau pour vingt-quatre heures.

« Au deuxième mois, six cent cinquante grammes de lait et cinquante grammes d'eau.

« Au troisième mois, sept cent cinquante grammes de lait et cinquante grammes d'eau.

« Au quatrième mois, huit cent cinquante grammes de lait et cinquante grammes d'eau.

« De même au cinquième mois.

« Puis on arrive au sixième mois, à neuf cent cinquante grammes de lait et un peu d'eau. C'est alors qu'on peut commencer les potages[1]. »

Ce tableau laisse dans le vague un point très important : on se demande s'il s'agit du lait prêt à être consommé, c'est-à-dire additionné d'eau, de sel et de sucre, ou si ces ingrédients doivent être ajoutés à la quantité de lait donnée. A en juger par l'ensemble des chiffres, cette dernière version serait la véritable. Un rapprochement entre ce tableau et le tableau analogue du docteur Cumming, que le docteur Bouchut reproduit à la page 106, confirme cette hypothèse.

De plus, en indiquant la quantité d'eau que l'on peut donner à l'enfant en dehors du biberon, pour apaiser sa soif, le docteur dit d'abord de « l'eau sucrée », puis simplement « de l'eau ». On ne sait s'il sous-entend toujours de l'eau sucrée ou s'il ordonne alors de l'eau pure. Ce point est moins futile qu'il ne le semble au premier abord ; certains médecins jugeant l'eau pure nuisible, la font additionner ou de sucre, ou de miel, ou de quoi que ce soit.

A part les cinq ou six premiers jours, ni les autres auteurs ni les médecins ordinaires ne prescrivent de

1. E. Bouchut : *Hygiène de la première enfance,* page 252.

quantité déterminée. L'enfant tète le biberon à sa faim.

IV

NETTOYAGE DU BIBERON

Le nettoyage du biberon est le point capital de l'allaitement artificiel. Le lait est le liquide encrassant par excellence, et le plus faible résidu de vieux lait fait office de ferment pour tourner le lait frais. Le lait le plus pur et le plus nouveau s'aigrit au contact de la moindre parcelle de lait corrompu, et un champignon spécial, qui empoisonne l'enfant, y prend promptement naissance.

Ce n'est guère qu'à ces causes que l'on peut attribuer les mauvais résultats de l'allaitement artificiel. Le docteur Gyoux cite un fait qui vient à l'appui de cette assertion : une petite fille, élevée au biberon, fut gravement atteinte de vomissements et de diarrhée, quoique les prescriptions du docteur au sujet du biberon fussent exécutées ponctuellement. Une première fois, lui-même ne vit rien d'anormal; mais à un second voyage, « en cherchant à dévisser deux pièces composant l'embout que les parents avaient cru adhérer l'une à l'autre, nous découvrîmes le secret cherché. La pièce était couverte de moisissures verdâtres ayant une odeur rance et un goût aigrelet ; la suite démontra que là était bien la cause de la maladie de l'enfant, puisque, sans autre traitement qu'un changement de biberon, elle guérit et se porta bien désormais[1]. »

Tant que les formes actuelles n'auront pas été modifiées, quoi que l'on fasse, on courra de tels risques.

Après chaque tétée, le biberon, soigneusement démonté de toutes pièces, est plongé dans un récipient d'eau fraîche ; les conduits et le tube sont nettoyés à l'aide d'un menu goupillon ; puis, au moyen d'une succion, on attire un courant d'eau au travers, moyens très insuffisants, si l'on réfléchit à la nature poisseuse et collante du lait.

On introduit dans la carafe de l'eau fraîche ou tiède et des coquilles d'œuf écrasées, puis l'on agite longuement. Le verre étant bien net, on le vide, on procède au rinçage et on laisse égoutter. Tous les procédés usités pour les carafes ordinaires sont d'ailleurs applicables à celle-ci.

1. Ph. Gyoux : *Éducation de l'enfant,* page 167.

CHAPITRE VII

Sevrage.

I

ÉPOQUE DU SEVRAGE

Pour bien faire, il faudrait que l'enfant eût toutes ses dents lorsqu'on le sèvre, c'est-à-dire lorsqu'on le prive définitivement du sein ou du biberon.

Le docteur Brochard voudrait que le nourrisson ne fût sevré qu'à l'âge de dix-huit ou vingt mois. Mais la plupart de ses confrères, prenant en considération la difficulté que la mère éprouve parfois à conduire l'allaitement jusque là, indiquent le sevrage comme convenable du douzième au dix-huitième mois. Au-dessous de cet âge, l'enfant court grand risque de la vie.

Il y a des docteurs qui conseillent de substituer à l'allaitement au sein, lorsqu'il n'est plus possible, l'allaitement au biberon, pour atteindre la limite d'âge la plus élevée.

Étant donnée cette faculté de compléter un allaitement par l'autre, il semble que l'on n'ait qu'à marquer absolument un âge uniforme, mais on a d'autres complications à résoudre. Ainsi, certains enfants, beaucoup plus avancés sous le rapport de la dentition, ont, en conséquence, besoin d'une alimentation plus conforme à leur développement. Ceux-ci souffrent d'une nutrition insuffisante. Pour eux, l'allaitement a ce grave défaut d'apaiser leur faim sans les sustenter convenablement. L'enfant qui tète préfère le sein ou le biberon aux aliments nouveaux qu'on lui offre.

D'autre part, si, forçant sa répugnance, on le contraint d'accepter l'alimentation nouvelle qu'on veut lui imposer, on risque de surcharger son estomac d'aliments encore trop substantiels pour lui. Les affections inflammatoires — la mort parfois — sont la conséquence d'une telle imprudence.

A défaut du médecin, qui est, en somme, le meilleur juge dans toutes ces questions, la mère ne devra procéder qu'avec une extrême circonspection ; ne jamais perdre de vue ce double danger de donner trop ou trop peu, et bien observer constamment l'état physique et moral de l'enfant, pour que l'on puisse enrayer le mal dès le premier symptôme.

La dentition s'effectuant par groupes, il faut choisir une période de repos afin de ne pas ajouter aux troubles causés par la poussée des dents ceux qui peuvent résulter du sevrage, ou tout au moins pour ne pas aggraver les premiers.

« Le travail d'évolution des canines étant, en général, plus laborieux que celui des autres dents, il faut, si la chose est possible, attendre, pour sevrer un enfant, qu'il ait *seize* dents. Si cela ne se peut, il faut attendre qu'il en ait *douze*, attendre au moins qu'il en ait *six*.

« Dans ce cas, il faut sevrer l'enfant immédiatement après la sortie de la deuxième dent ou immédiatement après la sortie de la sixième, parce que, entre la sortie de la deuxième dent et la sortie de la troisième, et entre la sortie de la sixième et la sortie de la septième, il y a presque toujours un intervalle assez long pendant lequel *le travail de la dentition est entièrement suspendu.*

« Si, pour un motif puissant, il fallait sevrer un enfant n'ayant qu'*une* dent, il faudrait à tout prix attendre la sortie de la *deuxième* dent, après laquelle il y a un temps de repos assez long dans le travail dentaire[1]. »

Le temps des chaleurs est aussi à éviter « à cause des diarrhées qui règnent pendant cette époque, et auxquelles est plus exposé l'enfant au moment où son mode d'alimentation est changé[2]. »

C'est aussi l'avis du docteur Brochard : « Il ne faut

----

1. Docteur Brochard : *Guide pratique de la jeune mère,* pages 95 et 96.
2. Ph. Gyoux : *Éducation de l'enfant,* page 186.

jamais sevrer un enfant pendant l'été. Les diarrhées auxquelles les nouveau-nés sont sujets pendant les grandes chaleurs deviennent, au moment du sevrage, promptement mortelles [1]. » Il recommande de sevrer les enfants au printemps, à l'automne, ou même l'hiver.

Au contraire, les auteurs du *Livre des jeunes mères* disent que la saison importe peu, mais que cependant il vaut mieux choisir le printemps ou l'été. Les raisons alléguées par les autres auteurs sont trop concluantes pour n'être pas écoutées.

II

MANIÈRE DE SEVRER

Le sevrage n'est réellement dangereux et difficile que quand l'enfant, encore trop jeune, se trouve complètement au lait.

Si l'on a pris soin, ou plutôt si l'on a eu le temps d'introduire peu à peu dans son régime les aliments qui doivent être les siens désormais, le sevrage n'est plus, à vraiment parler, que le retranchement d'un aliment favori, devenu inutile. L'enfant éprouve la privation d'un goût et d'une habitude, il ne souffre pas d'un besoin non satisfait.

1. Docteur Brochard : *Guide pratique de la jeune mère*, page 96.

On commence par lui supprimer les tétées nocturnes, puis celles du milieu du jour; la tétée du matin et enfin celle du soir.

Lorsqu'il crie pour réclamer le sein ou le biberon, on lui donne de l'eau sucrée d'abord; les jours suivants, on lui offre de l'eau pure, pour apaiser sa soif, qui naît de l'habitude plutôt que d'un besoin réel.

D'ordinaire, en quelques jours l'opération est terminée. Il est même meilleur, au dire de certains médecins, de la mener rapidement.

D'autres cependant préfèrent que la mère s'y prenne longuement, pour que son lait diminue peu à peu et se tarisse de lui-même. L'enfant ne trouvant que des mamelles de plus en plus arides se désaccoutume de lui-même d'y puiser.

Quelques docteurs prescrivent de faire boire à l'enfant, la nuit, aussi bien que le jour, du lait de vache au verre. Mais l'autre système est plutôt préférable.

Il y a des enfants qui persistent à demander le sein. On est obligé d'user d'expédients. La mère, ou la nourrice, enduit le mamelon d'une substance amère avant que de le lui laisser saisir.

On emploie l'extrait de gentiane ou de quinquina étendu d'eau ; une forte infusion de quassia-amara, etc. L'aloës sert aussi ; mais ses propriétés purgatives peuvent présenter des inconvénients. Cependant le docteur Donné en faisait constamment usage « avec succès », dit-il.

III

RÉGIME NOUVEAU

Il est utile d'introduire le plus possible le lait, soit comme boisson, soit comme potages dans l'alimentation de l'enfant sevré, si toutefois on a de bon lait à lui donner.

Si le sevrage est prématuré, on s'en tiendra uniquement aux féculents ; plus tard on en viendra aux aliments déjà mentionnés dans le chapitre de l'alimentation.

Si le sevrage a lieu en temps normal, et que l'enfant ait suffisamment de dents, on lui préparera les aliments usuels, appropriés à l'état de sa dentition, réservant pour lui les viandes les plus tendres. Désormais tous les aliments qu'il sait mâcher et qui conviennent à son tempérament formeront son régime ordinaire.

On s'attachera à le plier à la régularité du repas de la famille ; on y parviendra en ne lui donnant que du pain sec pour apaiser sa faim dans l'intervalle, si tant est qu'il ait vraiment besoin de manger.

C'est surtout aux approches du repas que l'on devra

lui tenir rigueur ; à ce moment une simple tartine, un fruit, un menu gâteau suffisent pour « lui couper l'appétit », comme disent les nourrices.

Lorsque le dîner est par trop éloigné du second déjeuner, on lui fait faire un léger goûter vers quatre heures. Il est même bon d'en user ainsi ; l'intervalle

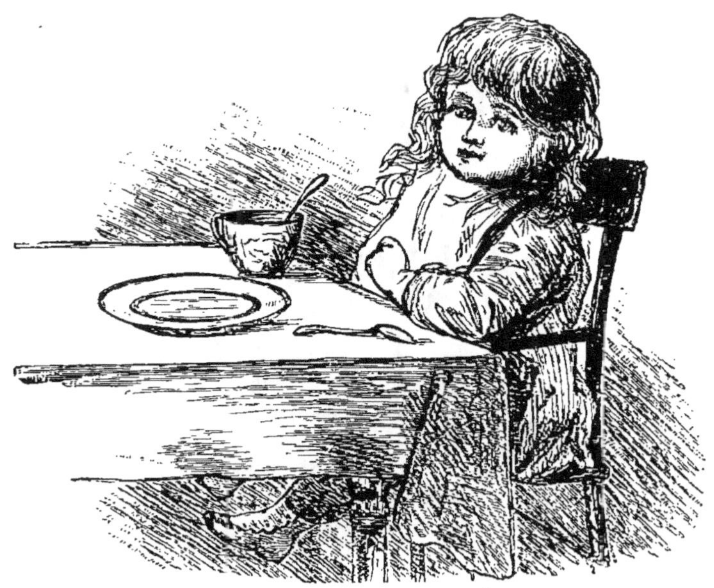

Fig. 132. — Fauteuil usuel.

du déjeuner au dîner moderne semble un peu long pour un petit enfant.

De même au matin, on le fera déjeuner d'une tasse de lait ou de chocolat, si la coutume de la maison est de ne déjeuner qu'à onze heures.

Les hygiénistes préfèrent que son repas le plus

substantiel ait lieu vers midi. Ils prescrivent, pour le soir, un potage et quelques aliments légers, qui ne chargent pas sa nuit d'une digestion laborieuse.

Sitôt que l'enfant est admis à la table de famille, il

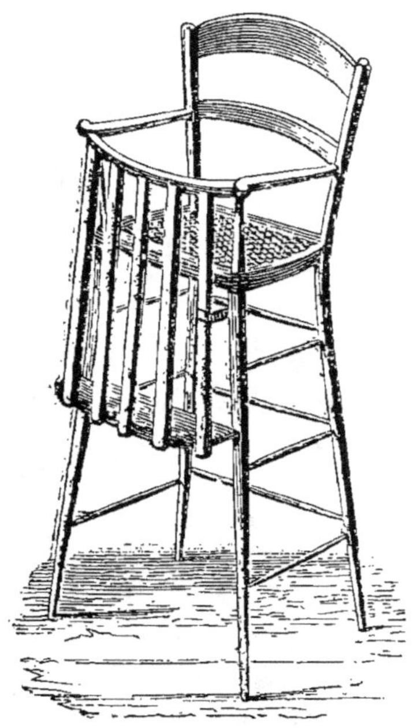

Fig. 133. — Fauteuil flamand.

devient nécessaire de le placer sur le haut fauteuil que chacun connaît.

Ce fauteuil est par tous les pays d'une forme analogue ; cependant, en Flandre, il présente une particularité qui mériterait d'être adoptée plus communément. C'est une rangée de barreaux de bois, qui se fixent d'un bout à la tablette et de l'autre bout à un marche-pied mobile. Ils forment un grillage qui s'ouvre pour livrer un passage à l'enfant et se referme sur lui ; le grillage l'empêche de glisser par devant et de choir rudement par terre, ainsi qu'il n'arrive que trop souvent avec le fauteuil ordinaire ; de plus l'enfant, sans se trouver tellement à l'étroit qu'il en ressente aucun gêne, n'a pas même assez d'espace pour se retourner et grimper sur le siège.

IV

SOINS NÉCESSAIRES A LA MÈRE

La plupart des auteurs qui ont traité de l'hygiène des petits enfants s'abstiennent de parler des précautions que doit prendre la mère en cessant de nourrir. Les docteurs Bouchut, Brochard et Allix consacrent quelques lignes à ce sujet.

Le docteur Allix indique, dans l'état normal, seulement une gêne passagère.

Au contraire, le docteur Bouchut constate que « les seins se gonflent et deviennent durs et douloureux ; ils coulent plus ou moins abondamment suivant les femmes, et cet état peut se prolonger longtemps[1] ». Il ordonne, de même d'ailleurs que ses

1. E. Bouchut : *Hygiène de la première enfance*, page 349.

confrères, de couvrir les seins d'ouate, afin d'éviter qu'un refroidissement n'amène un engorgement inflammatoire suivi d'abcès.

On trouve dans les livres de médecine des prescriptions identiques à celles que le docteur Bouchut dicte aux mères :

« Dans cet état, il faut qu'elles mangent moins et qu'elles boivent de la tisane faite avec une *infusion de pervenche*, avec la *décoction de canne de Provence*, avec la *décoction de chiendent nitrée* (environ deux grammes de nitrate de potasse par litre, selon le docteur Allix), qu'elles prennent deux paquets par jour de 50 centigrammes d'acétate de potasse dans de l'eau sucrée, du bouillon d'oseille, etc. Elles doivent enfin se purger une ou deux fois, à peu de distance, soit avec 50 grammes de citrate de magnésie, soit avec 20 grammes d'*huile de ricin préparée à froid* dans du café noir sucré, soit avec de l'eau de *Pullna*, une bouteille en deux jours[1]. »

Ce dernier purgatif est celui que préfère en ce cas le docteur Brochard. Il le recommande à la dose d'un grand verre, tous les deux jours, le matin à jeun ; il fait prendre à la mère, une heure après, un verre de lait chaud.

Une fois son lait tari, la nourrice est soumise à un

---

1. E. Bouchut : *Hygiène de la première enfance*, page 349.

régime fortifiant qui puisse dissiper la fatigue causée
par l'allaitement. Le docteur Bouchut ordonne « le
séjour à la *campagne* ou *aux bords de la mer*, le
quinquina, l'arséniate de soude* et les *préparations
ferrugineuses* [1] ».

1. E. Bouchut : *Hygiène de la première enfance*, page 349.

SIXIÈME PARTIE

LA DENTITION

I

ÉPOQUE DE LA DENTITION

Certains nouveau-nés ont présenté le phénomène d'une dentition plus ou moins achevée au moment de la naissance. Louis XIV avait quatre dents, lorsqu'il naquit; Richard III d'Angleterre, Mazarin, Mirabeau et d'autres personnages historiques vinrent au monde avec des dents.

Par contre, les médecins — le docteur Bouchut entre autres — ont observé chez des enfants de deux ans et plus — d'ailleurs parfaitement conformés — des mâchoires encore dénuées de dents [1].

Ce simple préambule donne la mesure de l'incertitude qui règne sur ce sujet. Néanmoins, tout en constatant ces faits, les docteurs s'accordent à pré-

---

1. E. Bouchut : *Traité pratique des maladies des nouveau-nés et des enfants à la mamelle*, pages 449 et 450.

ciser des époques pour l'évolution normale des dents.

L'un des plus éminents d'entre eux, le docteur Bouchut, a dressé le tableau suivant :

Ordre de succession.	Époque d'apparition du follicule. (*après la conception.*)	Époque d'éruption.
Incisives centrales inférieures..	65 jours.	7e mois.
Incisives centrales supérieures.	70 —	10e —
Incisives latérales inférieures...	80 —	16e —
Incisives latérales supérieures..	85 —	20e —
Prémolaires inférieures........		24e —
Prémolaires supérieures........		26e —
Molaires inférieures........ ...	du 85e au 100e jour.	28e ..
Molaires supérieures..........		30e — [1]
Canines inférieures............		du 30e au 35e mois.
Canines supérieures.......... .		

L'époque réglementaire de la sortie des dents reste un point controversé. Tandis que le docteur Bouchut l'indique au septième mois dans son tableau et du cinquième au septième mois dans son *Hygiène de la première enfance*, le docteur Brochard l'a fixée du septième au huitième mois, le docteur Allix entre le sixième et le huitième mois, le docteur Hufeland du huitième au dixième mois, le docteur Gyoux enfin vers le sixième mois pour les filles, vers le septième

---

1. E. Bouchut : *Traité pratique des maladies des nouveau-nés,* page 447.

pour les garçons, tout en reconnaissant que cette précocité chez les filles est fort problématique.

En somme, le tableau du docteur Allix semble le plus judicieux, en ce sens qu'il présente une moyenne entre les opinions extrêmes. Selon lui les dents percent ainsi qu'il suit :

« Entre 6 et 8 mois, les deux incisives inférieures du milieu (appelées internes ou médianes);

« 8 et 10 mois, les quatre incisives supérieures;

« 12 et 14 mois, les deux incisives inférieures (appelées externes ou latérales) et les quatre petites molaires internes;

« 18 et 20 mois, les quatre canines;

« 28 et 34 mois, les quatre petites molaires externes[1]. »

II

MARCHE DE LA DENTITION

La première dentition se compose de vingt dents : huit incisives, quatre canines et huit molaires, symétriquement réparties à chacunes des mâchoires supérieure et inférieure.

Ces dents sont appelées dents de lait ou dents ca-

---

1. Mme Millet-Robinet et le docteur Alix : *Le Livre des jeunes mères.*

duques, parce qu'elles sont condamnées à tomber vers la septième année.

Les quatre molaires qui poussent à l'enfant vers l'âge de quatre ou cinq ans ne sont pas comprises dans la première dentition. Elles font partie des dents de la seconde époque, lesquelles sont destinées à durer toute la vie.

Le travail de la première dentition s'opère en cinq groupes. Le docteur Brochard classe les groupes de même que le docteur Alix ; mais si les deux docteurs sont d'accord quant à l'ordre de l'éruption, ils sont en divergence quant aux époques.

L'évolution de chaque groupe est suivi d'un intervalle de complet repos. Puis le travail latent reprend, les accidents locaux ou généraux reparaissent.

Les uns disent que l'enfant souffre moins et court moins de danger lorsqu'il est plus jeune ; les autres prétendent le contraire.

Ceux-ci fondent leur opinion sur ce que l'enfant étant plus fort résiste mieux. Ceux-là appuient leurs dires sur cet argument, que la dentition n'est tardive que parce qu'elle s'effectue péniblement.

En somme, l'on peut tirer des conclusions logiques d'un point comme de l'autre ; mais la vérité, c'est que la nature accomplit son œuvre à son heure, et donne, tour à tour, aux uns et aux autres les plus flagrants démentis.

L'on aurait donc mauvaise grâce à inquiéter une mère par des prévisions que rien ne justifie et qui, le plus souvent, sont reconnues fausses après l'événement.

Les soins hygiéniques donnés au nourrisson, la

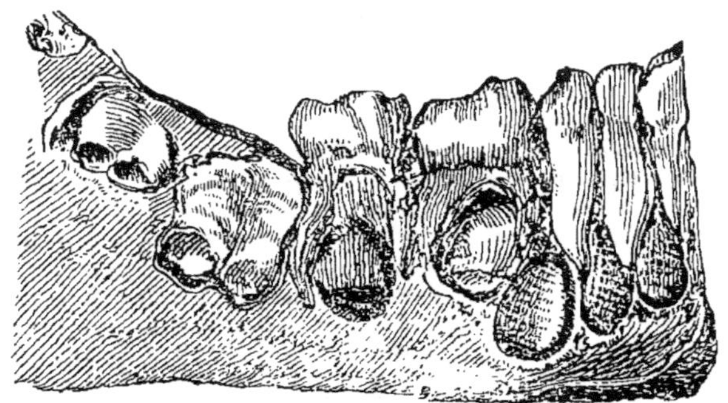

Fig. 134. — Évolution des dents.

bonne alimentation qu'il reçoit sont des garanties de sécurité rarement trompeuses.

Les accidents possibles sont de deux genres : les uns locaux, les autres généraux.

« Les accidents généraux ou *accidents sympathiques* sont : l'*assoupissement*, les *convulsions*, la *pseudo-méningite*, l'*épilepsie*, certaines maladies de la peau qu'on appelle *feux de dents*, l'inflammation des conjectives, la diarrhée *ulcéreuse* et l'inflammation aigüe ou chronique de l'intestin, avec ou sans anémie ; enfin quelquefois la bronchite[1] » ; toutes choses que le médecin seul est apte à traiter.

1. E. Bouchut : *Traité pratique des maladies des nouveau-nés et des enfants à la mamelle*, page 452.

L'illustre et excellent docteur Fabre, dans les cas de vomissements et de diarrhées les plus désespérés, ordonnait une potion qui a sauvé et qui sauve encore chaque jour de nombreux enfants. En voici la formule :

> Sirop Diacode . . . .   8 grammes.
> Sirop simple. . . . .   8 grammes.
> Eau de laitue. . . . .   90 grammes.
> Eau de fleur d'oranger. . .   5 gouttes.

Si l'enfant est à toute extrémité, on lui fait prendre d'heure en heure une cuillerée à bouche de cette potion. Dans les cas ordinaires, on ne lui en donne que deux, trois ou quatre cuillerées par jour, selon qu'il est plus ou moins gravement atteint.

Cette simple potion suffit pour rendre l'enfant à la santé, sans qu'il soit besoin de recourir à la médication compliquée de cataplasmes, de lavements, de vésicatoires, recommandée par les plus grands médecins.

Pendant la dentition, les plus légères indispositions ont une propension fâcheuse à devenir fatales, la mère attentive doit surveiller la santé de l'enfant avec une vigilance toujours en éveil.

Cependant il ne faut pas perdre de vue que l'évolution dentaire est presque forcément accompagnée d'un état de malaise. La mère se trouve placée entre le double écueil d'une sécurité imprudente ou d'une inquiétude exagérée. Le docteur Brochard est, à ce sujet, le meilleur guide qu'elle puisse suivre :

« Les enfants qui font des dents doivent être soigneusement préservés des variations de la température. On doit éviter chez eux la diarrhée et la constipation. Si une diarrhée légère est, pendant l'éruption des *dents,* un phénomène naturel, quelquefois même salutaire, qui ne doit pas inquiéter la mère, cette diarrhée doit éveiller son attention si elle est intense, si elle s'accompagne d'affaiblissement, d'amaigrissement et surtout si la température atmosphérique est très élevée. Il faut dans ce cas appeler le médecin.

« Presque tous les enfants toussent pendant la dentition. Il faut les tenir un peu plus chaudement que d'habitude, ne pas les sortir le soir. On leur donne du sirop de gomme, quelque tisane adoucissante blanchie avec du lait, etc. Pour peu que la bronchite s'accompagne de fièvre, d'oppression, la mère ne doit plus, dans les soins qu'elle donne à son nouveau-né, s'en rapporter à ses simples connaissances; comme dans le cas précédent, elle aura recours aux conseils de son médecin.

« Les convulsions et les affections cérébrales, toujours du domaine de la médecine, sont les accidents généraux les plus graves de la dentition. En attendant le médecin, on donne un lavement à l'enfant, on lui met des compresses d'eau froide sur la tête et on couvre ses jambes de sinapismes[1]. »

Les accidents locaux sont l'inflammation et le gonflement des gencives, l'inflammation de la muqueuse buccale ou stomatite simple, les aphthes, « et sur les lèvres des ulcérations qui se recouvrent de productions couenneuses et parasitaires.

« Il y a des circonstances dans lesquelles la gencive est si rouge et si gonflée à l'endroit où se trouve la dent près de sortir, que l'on a cru devoir remédier à la tension des parties par une petite opération chirurgicale. On a conseillé le débridement des gencives. Cette opération se pratique avec un petit instrument spécial fait comme la flamme des vétérinaires ou avec un bistouri. Elle consiste dans une incision cruciale ou dans une incision elliptique qui enlève un petit lambeau de gencives au lieu de sortie de la dent. Opération pour opération, il vaut mieux employer la dernière, car l'autre est souvent inutile. Les bords de l'incision cruciale se réunissent, et si la cicatrisation s'opère, la sortie de la dent est retardée. C'est une opération facile et peu dangereuse qui peut rendre quelquefois de grands services. Elle remédie à la tension extrême des gencives, en produisant une

---

1. Docteur Brochard : *Guide pratique de la jeune mère*, pages 156 et 157.

petite perte de sang qui est salutaire, et elle amène la sortie de la dent[1]. »

Dans le cours ordinaire des choses, les accidents locaux se bornent à une inflammation des gencives, qui, sans être bien grave, fait néanmoins souffrir l'enfant. Il devient irritable et nerveux ; l'appétit souvent lui manque.

L'allaitement alors est une précieuse ressource. Le lait, le plus souvent, est le seul aliment que l'enfant veuille bien accepter ; c'est aussi le seul qui lui convienne réellement dans ces moments de crise, d'autant que la succion — à ce que dit le docteur Hufeland — est un excellent moyen « pour user la gencive qui couvre la dent et pour diminuer la tension douloureuse des parties[2]. »

« Dès le troisième mois de la vie à la mamelle, le jeune enfant salive abondamment et mâchonne tout ce qui est à sa portée. Les gencives, encore roses et pâles, sont bordées d'un bourrelet mince de la muqueuse qui annonce que la première dent est encore loin de paraître. Peu à peu, cependant, ce bourrelet s'affaisse sur lui-même et disparaît, la dent fait saillie sur la gencive qui s'amincit et bientôt lui livre passage. Il en est chaque fois ainsi ; mais de temps à

1. E. Bouchut : *Traité pratique des maladies des nouveau-nés*, pages 451 et 452.
2. Hufeland : *Conseils aux mères*, page 122.

autre, avec ces phénomènes, il se produit de la rougeur et de la chaleur dans la bouche, une salivation abondante, un agacement, une irritabilité considérable, de l'insomnie, des cris, un état de fièvre, qui ne tarde pas à se dissiper [1]. »

On peut calmer la douleur que l'enfant ressent et en même temps faciliter le travail qui s'opère, en frictionnant les gencives avec du miel; il faut, si les douleurs persistent, demander un conseil médical.

Miel rosat................	50 grammes.
Poudre de safran........	0,50 centigrammes.
Laudanum de Sydenham...	10 gouttes.

On a recours à d'autres moyens pour aider à la sortie des dents. Remarquant que l'enfant tient alors presque constamment ses doigts dans sa bouche, ou qu'il y porte tout ce qu'il peut saisir, on a conjecturé qu'il en devait ressentir du soulagement.

Les uns recommandent les hochets de métal ou de matière dure; les autres les défendent, prescrivant dans ce cas une croûte de pain ou une racine sèche de guimauve; leur opinion est plus généralement adoptée; elle se base d'ailleurs sur des observations concluantes:

1. E. Bouchut: *Hygiène de la première enfance*, pages 308 et 309.

« On peut donner à mordre à l'enfant un morceau de racine de guimauve ou de racine de réglisse. Il s'en échappe à la fin un liquide adoucissant qui peut calmer l'inflammation des gencives. De plus la pression de ces parties favorise la sortie de la dent et apaise un peu la douleur que les malades éprouvent.

« Il vaut mieux employer des substances qui s'amollissent en s'humectant, comme des figues sèches, une croûte de pain, etc., plutôt que de conseiller l'usage des hochets d'ivoire, de verre ou de corail. Ces corps durs peuvent au contraire irriter les gencives, endurcir peut-être leur tissu et retarder plutôt que favoriser l'éruption des dents[1]. »

1. E. Bouchut : *Traité pratique des maladies des nouveau-nés et des enfants à la mamelle*, page 451.

SEPTIÈME PARTIE

LA VACCINATION

I

ÉPOQUE DE LA VACCINATION

Le docteur Ysabeau prescrit de faire vacciner l'enfant dès ses premiers jours. Il allègue à ce propos qu'une épidémie peut éclater à l'improviste et que l'enfant, atteint si jeune, est presque toujours perdu. Il cite, à l'appui de son opinion, le système analogue d'un habile praticien, A. Dubois, lequel « avait vacciné des centaines d'enfants âgés seulement de quelques heures, et toujours l'opération avait également bien réussi[1]. »

Cependant la généralité des médecins est d'avis de ne pas vacciner si promptement l'enfant, à moins qu'il n'y ait une épidémie régnante. Presque tous ordonnent de remettre la vaccination au deuxième ou troisième mois.

---

1. Ysabeau : *Le Médecin du foyer*, pages 17 et 18.

Le docteur Gyoux n'allègue, pour la reculer jusqu'au deuxième mois, que la fatigue qui en résulterait pour le nouveau-né. Mais le docteur Brochard ajoute d'autres raisons à celle-là :

« Le tissu cellulaire est alors trop lâche, trop aqueux, l'opération réussit moins bien. Cela pourrait d'ailleurs gêner l'enfant pour téter. Il faut attendre que le nouveau-né ait pris un peu de force. »

Cependant il insiste pour que l'opération soit faite au plus tard au quatrième mois. Ses confrères recommandent seulement de ne pas tarder si longtemps que le travail de la dentition soit alors commencé.

II

VACCIN

On s'en rapporte communément au médecin pour le choix du vaccin. Cependant comme des idées plus ou moins justes sont répandues, à ce sujet, dans le public, les parents insistent parfois près du docteur pour faire employer le vaccin qu'ils préfèrent.

Il y a diverses sortes de vaccin.

Le cow-pox, dont les boutons apparaissent spontanément sur le pis de certaines vaches.

Le vaccin provenant d'une génisse inoculée.

Le vaccin pris sur un enfant qui l'a reçu de la génisse.

OEUVRES DE TOPFFER

PREMIERS VOYAGES EN ZIGZAG

OU EXCURSIONS D'UN PENSIONNAT EN VACANCES DANS LES CANTONS SUISSES ET SUR LE REVERS ITALIEN DES ALPES

Magnifiquement illustrés, dessins de l'auteur, 53 grands dessins par CALAME et 650 gravures dans le texte. 1 vol. grand in-8 . . . . 12 fr.

NOUVEAUX VOYAGES EN ZIGZAG

A LA GRANDE-CHARTREUSE, AU MONT-BLANC, DANS LES VALLÉES D'HERENZ, DE ZERMATT, AU GRIMSEL ET DANS LES ÉTATS SARDES

Illustrés, 48 gravures tirées à part, 320 sujets dans le texte, dessins originaux de Topffer. 1 vol. gr. in-8 . . . . 12 fr.

LES NOUVELLES GENEVOISES

Illustrées, dessins de l'auteur, d'un grand nombre dans le texte et de 40 hors texte. 1 vol. grand in-8 jésus . . . . 10 fr.

Albums formant chacun 1 volume grand in-8 jésus oblong à . . . 7 fr. 50

Monsieur Jabot. 1 vol.	**Monsieur Pencil.** 1 vol.
Monsieur Vieux-Bois. 1 vol.	**Le docteur Festus.** 1 vol.
Monsieur Crépin. 1 vol.	**Albert.** 1 vol.

Histoire de M. Cryptogame. . . . 1 vol.
RELIÉ, DORÉ SUR TRANCHE: LE VOLUME. . . . . 10 fr. 50

ALBUMS POUR LES ENFANTS

Format in-4o, impr. en chromo, cart., dos toile, couv. chromo . . . 6 fr.
  relié toile, tranche dorée, plaque spéciale. . . . . 8 fr.

Je saurai lire. Nouvel Alphabet méthodique et amusant, illustré de nombreuses grav. chromo, par LIX, 1 vol.	**Pucinet. — La Belle aux cheveux d'or. — L'Oiseau bleu.** Huit chromolithographies; dessins de M. COTTIN. 1 vol.
Je sais lire. Texte et illustr., gravures chromo, par le même auteur. 1 vol.	**Choix de Fables de La Fontaine.** Illustrations grav. chromo, par GRANVILLE. 1 vol.
Petit Voyage en France. Conversation familière, instructive et amusante. grav. chromo. 1. vol.	**Contes de Perrault.** Gravures chromolithographie de LIX. Nombreuses illustrations par STAAL, YAN'DARGENT. 1 vol.
Contes de Mme d'Aulnoy. *Gracieuse et*	

VOYAGES DANS L'INDE

Par le prince A. SOLTYKOFF; illustrés de magnifiques lithographies à deux teintes par DERUDDER, etc., d'après les dessins originaux de l'auteur. 1 beau vol. grand in-8, 20 fr.; net. . . . . 15 fr.

VOYAGE EN PERSE

Par LE MÊME, illustré, dessins de l'auteur. 1 vol. gr. in-8. 10 fr.; net. 7 fr. 50

PROCÈS BAZAINE

Récit complet des débats avec le Rapport complet du général de Rivière. Illustré. Notice biographique et historique, par LE FAURE. 3 volumes in-8. . . . . 15 fr.

VIGNOLE — TRAITÉ ÉLÉMENTAIRE PRATIQUE D'ARCHITECTURE

Ou étude des cinq ordres d'après JACQUES BAROZZIO DE VIGNOLE. Ouvrage divisé en 72 planches, comprenant les cinq ordres, avec l'indication des ombres nécessaires au lavis, le tracé des frontons, etc., et des exemples relatifs aux ordres; composé, dessiné, par J. A. LEVEIL, architecte, ancien pensionnaire du roi à Rome, et gravé sur acier, par HIBON. 1 vol. in-4 . . . . . 10 fr.

TRAITÉ HISTORIQUE ET DESCRIPTIF, CRITIQUE ET RAISONNÉ DES ORDRES D'ARCHITECTURE

Avec un nouveau système simplifié, accessible à toute nature de matériaux, une biographie des architectes et un vocabulaire, 32 planches, par DE SAINT-FÉLIX. 1 vol. in-4 cartonné, dos toile angl. . . . . 10 fr.

COLLECTION D'OUVRAGES ILLUSTRÉS POUR LES ENFANTS
82 jolis volumes gr. in-18 anglais à 2 fr. 50
Reliés en toile rouge, dorés sur tranches, 3 fr. 50

ANDERSEN. *La Vierge des glaciers,* etc. 1 vol.
— *Histoire de Valdemar Daæ, Petite Poucette,* 1 vol.
— *Le Camarade de voyage, Sous le saule, Aventures de Chardon,* illustr. 1 vol.
— *Le Coffre volant, les Galoches du bonheur,* etc. 1 vol.
— *L'Homme de neige, le Jardin du paradis, les deux Coqs,* etc. 1 vol.
BAYART (*Histoire du bon chevalier sans peur et sans reproche, le Gentil seigneur de*), composé par Le Loyal Serviteur. 2 vol.
BELLOC (Mme Louise Sw.). *La Tirelire aux histoires.* 2 vol.
— *Histoires et Contes de la grand'-mère.* 1 vol.
— *Contes familiers.* par Maria Edgeworth, 1 vol.
— *Grave et Gai, Rose et gris.* 1 vol.
— *Lectures enfantines.* 1 vol.
— *Contes pour le premier âge.* 1 vol.
BERNARDIN DE SAINT-PIERRE *Paul et Virginie, la Chaumière indienne.* 1 vol.
BERQUIN. *Abrégé de l'Ami des enfants et des adolescents.* 1 vol.
— *Sandford et Merton.* 1 vol.
— *Le petit Grandisson,* etc. 1 vol.
— *Théâtre choisi.* 1 vol.
BOCHET (Mlle L.). *Le premier Livre des enfants, Alphabet illustré.* 1 vol.
BOISGONTIER (Mme Adam). *Choix de Nouvelles,* tirées de Mme de Genlis et de Berquin. 1 vol.
BOUILLY. *Contes à ma fille.* vol.
— *Conseils à ma fille.* 1 vol.
— *Les Encouragements de la jeunesse.* 1 v.
— *Contes populaires.* 1 vol.
— *Contes offerts aux enfants de France.*
— *Les jeunes élèves.* 1 vol.
— *Causeries et Nouvelles Causeries.* 1 v.
— *Contes à mes petites amies.* 1 vol.
BUFFON *illustré (le petit).* Histoire et description des animaux. 1 v.
Morceaux, extr. par Humbert. 1 v.
CAMPE. *Histoire de la découverte et de la conquête de l'Amérique.* 1 vol.
COZZENS. *Voyage dans l'Arizona.* 1 v
— *Voyage au Nouveau Mexique.* 1 vol.
MAISTRE (comte Xavier de). *Œuvres complètes.* 1 vol.
DESBORDES - VALMORE (Mme).
— *Contes et Scènes de la vie de famille.* 2 v.
— *Les Poésies de l'enfance.* 1 vol.

FENELON. *Aventures de Télémaque.* 1 v.
FLORIAN. *Fables.* 1 vol.
— *Le Don Quichotte de la jeunesse.* 1 vol.
FOE. *Robinson Crusoé.* 1 vol.
FOURNIER. *Animaux historiques.* 1 v.
GENLIS. *Les Veillées du château.* 2 v.
GRÉGOIRE. *Histoire de France élémentaire,* cartes et gravures. 1 v.
GRIMM. *Contes.* 1 vol.
HERICAULT (Ch. d') et **L. MOLAND.** *La France guerrière.* 4 vol. se vendant séparément.
— *Vercingétorix à Duguesclin.* 1 vol.
— *Jeanne d'Arc.* — *Henri IV.* 1 vol.
— *Louis XIV. La République.* 1 vol.
— *Rivoli à Solférino.* 1 vol.
HERODOTE. *Récits historiques,* extraits par M. L. Humbert. 1 vol.
HERVEY. *Petites Histoires.* 1 vol.
JACQUET (Abbé). *L'Année chrétienne.* Un saint pour chaque jour de l'année. 2 vol.
LA FONTAINE. *Fables.* 1 vol.
LAMBERT. *Lectures de l'enfance.* 1 v.
BEAUMONT (Mme Le Prince de). *Le Magasin des enfants.* 2 vol.
LOISEAU DU BIZOT. *Cent petits Contes pour les enfants bien sages.* 1 v.
MANZONI. *Les Fiancés.* 2 vol.
MONTGOLFIER (Mlle A. de). *Mélodies du printemps.* 1 vol.
MONTIGNY. *Grand'mère chérie.* 1 v.
LES MILLE ET UNE NUITS des familles. 2 vol.
MILLE ET UNE NUITS de la Jeunesse. 1 vol.
NODIER. *La Neuvaine de la Chandeleur, le Génie Bonhomme,* etc. 1 v.
PERRAULT, AULNOY (Mme d'). *Contes des fées.* 1 vol.
PLUTARQUE. *Vie des Grecs célèbres.* par L. Humbert. 1 vol.
SACHOT. *Inventeurs et inventions.* 1 v.
SCHMIDT. *Contes.* 4 vol.
SILVIO PELLICO. *Mes Prisons,* suivies des *Devoirs des hommes,* 1 v.
SEVIGNE. *Lettres choisies.* 1 vol.
SWIFT. *Voyages de Gulliver.* 1 vol.
THEATRE DE L'ENFANCE ET DE LA JEUNESSE. 1 vol.
VAULABELLE. *Ligny-Waterloo.* 1 v.
WISEMAN (Cardinal). *Fabiola.* 1 v
WYSS. *Robinson suisse.* 2 vol.
UN PAPA. Nouveaux cent petits contes illustrés, imprimés sur gros caractère. 1 vol.

COLLECTION DE 39 BEAUX VOLUMES ILLUSTRÉS

GRAND IN-8 RAISIN, à 10 fr. le volume.

Cette charmante collection se distingue, non seulement par l'excellent choix des auteurs et l'élégance du style, mais encore par un grand nombre de gravures dans le texte et hors texte exécutées par les premiers artistes. Jamais livres édités à ce prix n'ont offert autant de belles illustrations.

Demi-reliure, maroquin, doré sur tr., le vol. 14 fr. Toile, doré, fers spéc. 13 fr.

ANDERSEN. *Contes danois.* Traduits pour la première fois du danois par MM. MOLAND et ERNEST GRÉGOIRE. 1 vol.
— *Nouveaux Contes danois,* traduits par les mêmes. 1 vol.
— *Les Souliers rouges et autres contes,* traduits par les mêmes. 1 vol.

BAYART (*La très joyeuse, plaisante et récréative histoire du Gentil seigneur de*), composée par LE LOYAL SERVITEUR. Nouv. édition. Introduction par L. MOLAND. 1 vol.

BELLOC (Mme LOUISE SW.). *La Tirelire aux histoires.* Lectures choisies, 1 vol.
— *Le Fond du sac de la grand'mère,* contes et histoires, 1 vol.

BELLOT. *Voyage aux mers polaires,* exécuté à la recherche de Sir John Franklin, avec carte. 1 vol.

BERNARDIN DE SAINT-PIERRE. *Paul et Virginie,* suivi de la *Chaumière indienne.* Nouv. édit. 1 vol.

BERQUIN (OEUVRES DE). *L'Ami des enfants.* 1 vol.
— *Sandfort et Merton.* — *Le petit Grandisson.* — *Le Retour de Croisière.* — *Les Sœurs de lait.* — *Les Joueurs.* — *Le Page.* — *L'Honnête Fermier.* 1 vol.

BERTHOUD (HENRY). *La Cassette des sept amis,* 1 vol.
— *Les Hôtes du logis,* 1 vol.
— *Soirées du docteur Sam,* 1 vol.
— *Les Féeries de la Science,* 1 vol.
— *Le Monde des insectes,* 1 vol.
— *L'Homme depuis cinq mille ans.* 1 v.
— *Contes du docteur Sam,* 1 vol.

BUFFON *des familles.* Histoire et description des animaux, extraites des *Œuvres de Buffon* et de *Lacépède.* 1 vol.

COZZENS. *La Contrée merveilleuse,* voyage dans l'Arizona et le Nouveau Mexique. Trad. de W. BATTIER. 1 vol.

XAVIER DE MAISTRE (Comte). *Œuvres complètes.* Voyage autour de ma chambre, etc. 1 vol.

DESNOYERS (L.). *Aventures de Robert-Robert et de son fidèle compagnon Toussaint Lavenette.* 1 vol.

FABRE. *Histoire de la bûche,* récits sur la vie des plantes, 1 vol.

FENELON. *Aventures de Télémaque.* 1 vol.

FLORIAN. *Le Don Quichotte de la Jeunesse,* 1 vol.
— *Fables,* 1 vol.

FOE (D. DE). *Aventures de Robinson Crusoé.* 1 vol.

GALLAND. *Les Mille et une Nuits des familles,* contes arabes. 1 vol.

GENLIS *Les Veillées du château.* 1 v.

JACQUET (abbé). *Vie des Saints les plus populaires et les plus intéressants,* avec l'approbation de plusieurs archevêques et évêques. 1 v.

LE PRINCE DE BEAUMONT (Mme). *Le Magasin des enfants.* 1 vol.

LEVAILLANT. *Voyages dans l'intérieur de l'Afrique.* 1 vol.

NODIER (CHARLES). *Le Génie bonhomme. — Séraphine. — François les bas bleus. — La Neuvaine de la Chandeleur,* etc. Introduction par L. MOLAND. 1 vol.

PERRAULT, AULNOY (Mme D'), **LE PRINCE DE BEAUMONT** (Mme) et **HAMILTON.** *Contes des Fées.* 1 vol.

SCHMIDT. *Contes.* Traduction de l'abbé MACKER, la seule approuvée. 2 beaux volumes. Chaque volume se vend séparément.

SILVIO PELLICO. *Mes Prisons,* suivi des *Devoirs des hommes.* Traduction par le comte H. DE MESSEY ; revue par le vicomte ALBAN DE VILLENEUVE. 1 vol.

SWIFT. *Voyages illustrés de Gulliver.* 1 beau vol.

WISEMAN (cardinal). *Fabiola ou l'Église des Catacombes.* Traduction par Mlle NETTEMENT, 1 vol.

WYSS. *Robinson suisse,* avec la suite donnée par l'auteur, traduit par Mme ELISE VOIART ; notice de CHARLES NODIER. 1 vol.

BIBLIOTHÈQUE CHOISIE

Collection des meilleurs ouvrages français et étrangers, anciens e modernes, format grand in-18 (dit anglais), divisée par séries. La première et la deuxième série contiennent des volumes de 400 à 500 pages, de 3 fr. 50 c. et 3 fr. le volume. La troisième série est composée de volumes à 2 fr. dont beaucoup sont ornés de vignettes.

PREMIÈRE SERIE. — VOLUMES GRAND IN-18 JÉSUS A **3 FR. 50**

Bellot (J.-B.). *Journal d'un voyage aux mers polaires*, portrait, carte. 1 vol.

Béranger (**Œuvres completes de**)
— *Chansons anciennes*. 2 vol.
— *OEuvres posthumes. Dernières chansons* (1834 à 1851). 1 vol.
— *Ma Biographie. Ouvrages posthumes de Béranger*. Suivis d'un appendice 1 vol.

Bible (Sainte). traduite en français par LEMAISTRE DE SACY. 2 forts vol.

Bossuet. *Méditations sur l'Evangile*. 1 v.
— *Élévations à Dieu*. 1 vol.
— *Traité de la connaissance de Dieu et de soi-même*. 1 vol.
— *Oraisons funèbres, Panégyriques*. 1 vol
— *Sermons*. Edition complète. 4 vol.
— *Traité de la concupiscence. — Maximes et réflexions sur la comédie. — La logique. — Traité du libre arbitre*. 1 vol.

Charpentier. *La littérature française au dix-neuvième siècle*. 1 vol.
— *Étude sur Cicéron*. 1 vol.

Darboy. *Femmes de la Bib'e*. 1 vol.

De Pardieu (M. le comte CH.). *Excursion en Orient*. 1 vol.

Dufaux. *Ce que les maîtres et les domestiques doivent savoir*. 1vol.

Dupont (PIERRE). *Chansons et poésies*. 4e édition, augmentée. 1 vol.

Elget. *Guide pratique des Ménages*. 1 vol.

Favre (JULES). *Conférences littéraires*. 1 v.

Flourens (**Œuvres de**). — *De l'unité de composition et du débat entre Cuvier et Saint-Hilaire*. 1 vol.
— *Examen du livre de M. Darwin, sur l'origine des espèces*. 1 vol.
— *Ontologie naturelle*. 3e éd., revue. 1 v.
— *Psychologie comparée*. 1 vol.
— *De la Phrénologie* et des études vraies sur le cerveau. 1 vol.
— *De la Longévité humaine*. 1 vol.
— *De l'Instinct et de l'intelligence des animaux*. 4e édition. 1 vol.
— *Histoire des travaux et des idées de Buffon*. 1 vol.
— *Cuvier. Histoire de ses travaux*. 1 v.
— *Des manuscrits de Buffon*. 1 vol.

François de Sales (Saint). *Lettres à des gens du monde*. 1 vol.

Garnier (Le Dr P.). *Le Mariage*. 1 vol.
— *La Génération universelle*. Lois, secrets et mystères chez l'homme et la femme. 1 vol. avec figures.
— *Impuissance physique et morale* chez les deux sexes. 1 vol. avec figures.
— *La Stérilité humaine et l'Hermaphrodisie*. 1 vol. avec figures.
— *Onanisme*, seul ou à deux. 1 vol.

Geruzez. *Essais de littérat. franç.* 2 vol.

James (Dr **Constantin**). *Toilette d'une dame romaine*. 1 vol.

Jouvencel (PAUL DE). *Genèse selon la science*. 2 vol. avec figures.
— *La Vie* (sa nature, son origine). 2e édition, revue. 1 vol.
— *Les Déluges* (développements du globe et de l'organisation). 1 vol.

Lamartine. *Histoire de la Révolution de 1848*. 4e édition. 2 vol.

Lamennais. *L'Imitation de Jésus-Christ*. Belle édition, 1 vol. avec gravures.

Machiavel. *Le Prince*, Traduction GUIRAUDET, notes de M. DÉROME. 1 vol.

Martin (AIMÉ). *Education des mères de famille*. Ouvrage couronné par l'Académie française. 1 vol.

Mennechet (**Œuvres de Ed.**). — *Matinées littéraires*. Cours complet de littérature moderne. 5e édition. 4 vol.
— *Nouveau cours de littérature grecque*, revu et complété par M. CHARPENTIER. 1 v.
— *Nouveau cours de littérature romaine* revu et complété par M. CHARPENTIER. 1 v.
— *Histoire de France*, depuis la fondation de la monarchie. Ouvrage couronné par l'Académie française. 2 vol.

Nageotte. *Histoire de la Littérature grecque*. 1 vol.

Necker de Saussure (Mme). *Education progressive*, ou étude du cours de la vie. 2v.

Ollivier (Ouvrage de M. EMILE).
— *Lamartine*. 1 vol.
— *Principes et conduite*. 1 vol.
— *Le ministère du 2 janvier*. Discours. 1 v.
— *L'Eglise et l'Etat* au concile du Vatican. 2 vol. (Par exception, 8 fr.)
— *Thiers à l'Académie*. 1 vol. . . 1 fr.
— *De la liberté des sociétés*. 1 v. 50 cent.
— *Le Pape est-il libre à Rome ?* 1 v. 1 fr.
— *Le concordat est-il respecté ?* 1 v. 1 fr..

Prévost. *Manon Lescaut*. Notice par J JANIN. 150 grav. par Tony Johannot. 1 v.

Ricard (ADOLPHE). *L'Amour, les Femmes, le Mariage*. 4e édition. 1 vol.

Sainte-Beuve (**Œuvres de**). — *Causeries du lundi*. 15 vol.
— *Portraits littéraires et derniers portraits*, suivis des *Portraits de femmes*. Nouvelle édition. 4 vol.
— *Tables des Causeries du lundi et des Portraits littéraires*. 1 volume.
— *Discours* prononcé au Collège de France. 1 vol. . . . . 75 cent.

Tallemant des Réaux. *Historiettes*. par M. MONMERQUÉ. 10 tomes en 5 vol. 10 portraits gravés sur acier.

Un amateur. *Le Whist* rendu facile, suivi des *Traités du whist de Gand, du boston de Fontainebleau*. 1 vol.